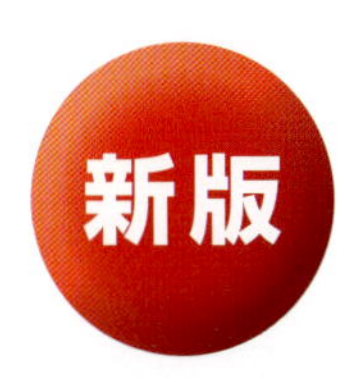

わかる
音響の基礎と腹部エコーの実技

菅 和雄 編著

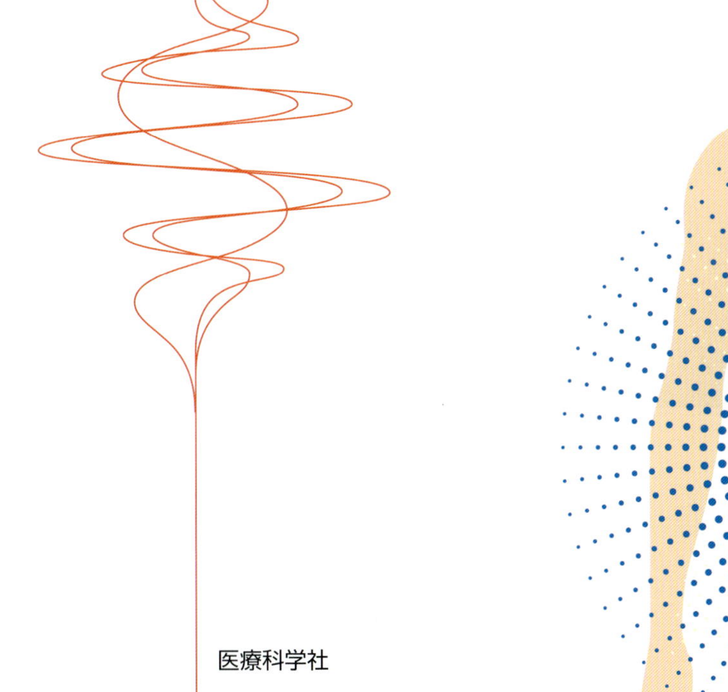

医療科学社

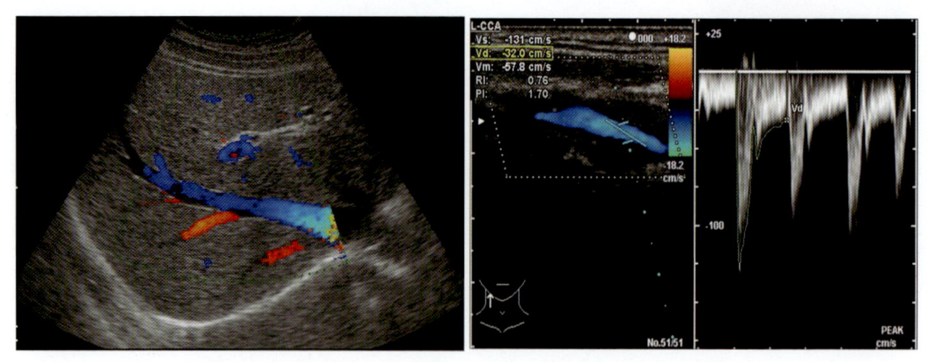

CHAP.4　図13 c、d（52ページ）　ドプラーモードの例

カラードプラーイメージでは血流の方向性が表示される。右の2分割写真ではプローブ側から遠ざかる血流の方向を表し、パルスドプラでは基線より下に流速表示される（スイッチで反転している場合もあるので、カラーバーの上下を注視のこと）。

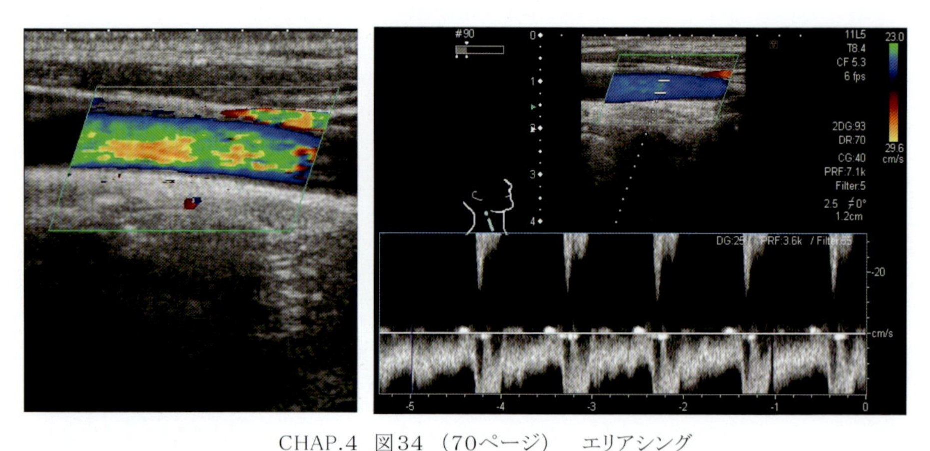

CHAP.4　図34（70ページ）　エリアシング

カラードプラでは乱流がなければ青系のみのカラー表示となるが、エリアシングによって方向性が異なるはずの赤系が混じっている。パルスドプラではベースライン調整も悪いことからエリアシングがみられ、最高流速が折り返されて反対方向への流速と表示されている。

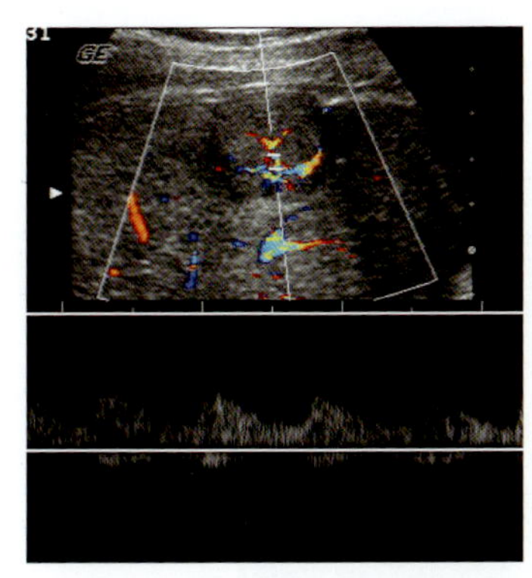

CHAP.7　図22右　(133ページ)
2cm程度の HCC。腫瘤辺縁に拍動性の血流を認める。

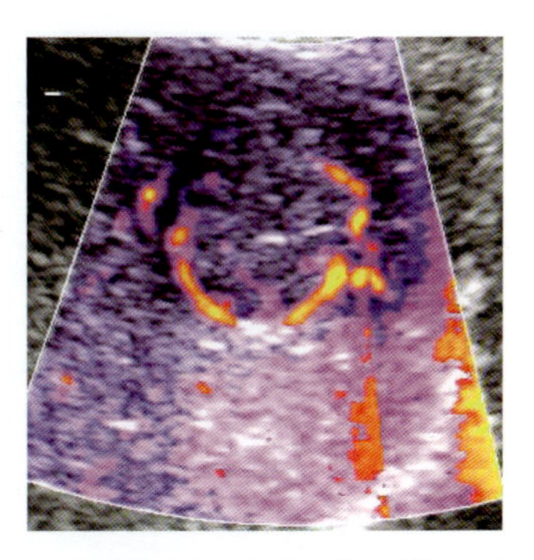

CHAP.7　図24b　(134ページ)　HCC
周囲を取り巻くような信号およびそこから内部に流入する血流信号が認められた。

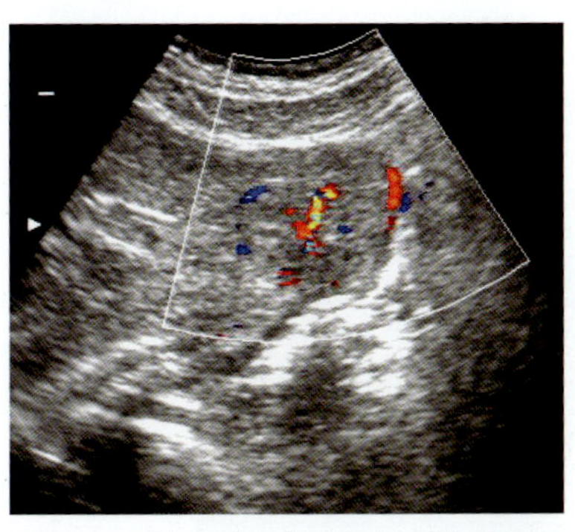

CHAP.7　図32右　(140ページ)　FNH
腫瘍内部から車軸状に走行する血流。

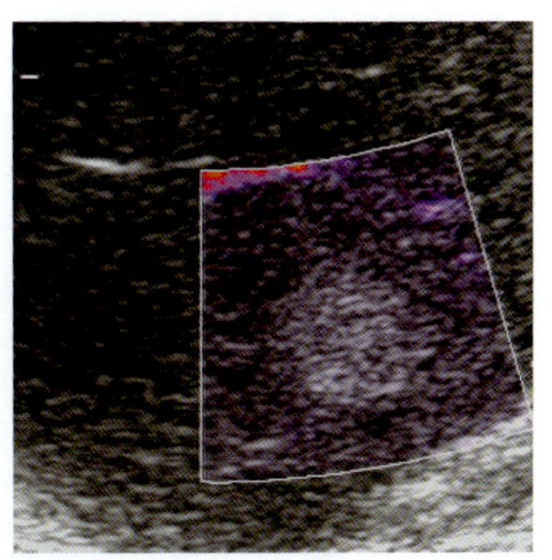

CHAP.7　図33右　(141ページ)
腺腫様過形成。内部に血流信号がみられなかった。

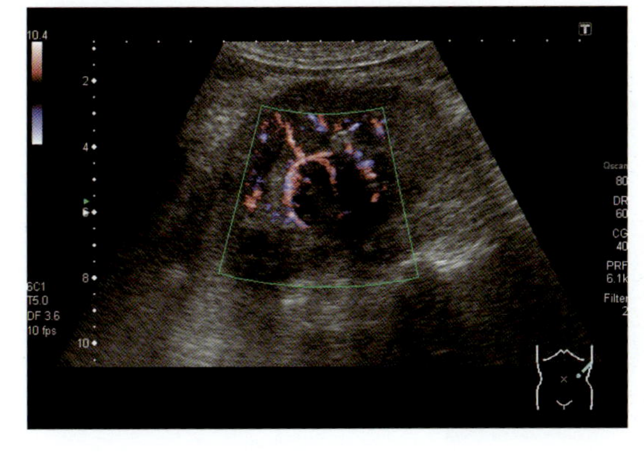

CHAP.10　図13右　(191ページ)
腎細胞癌。腫瘤をバスケット状に取り囲む血流信号がみられる。

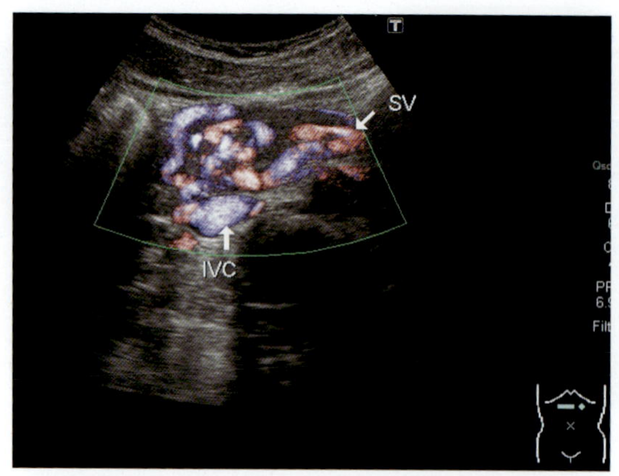

CHAP.11 図8右 (P215) 肝外門脈閉塞症
肝門部および膵頭部周囲での海綿状変化がみられる。

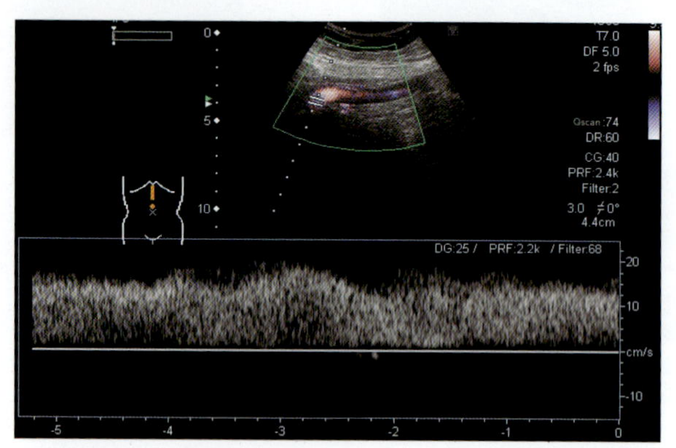

CHAP.11 図9右 (215ページ) 臍傍静脈の再開通
肝円索に随伴した臍静脈へ向かう遠肝性の定常波血流(門脈血流)がみられる。

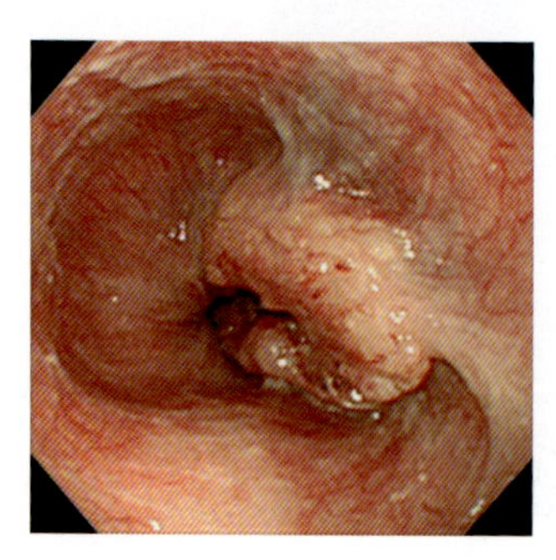

CHAP.13 図5右下 (238ページ)
食道癌(type2)内視鏡像

序　文

2001年初秋と記した初版の序文では、ハーモニックイメージ、超音波検査用造影剤、３Ｄイメージなどを話題とした。昨今ではハーモニックイメージは普及機にも搭載され、デジタル装置として周波数の容易な変更、フォーカス機構の改良が行われ、各メーカー、各装置に特徴的な機能へと反映されている。これらの技術によってボリュームデータを得ることも可能となり、３Ｄから４Ｄへと、また、極めて近い将来には扇状走査をプローブ自体で行うことで 技能依存性（skill dependence）を緩和し、客観性の向上した画像を提供するものと推察する。

装置の性能向上、ひいては画質の向上は検査範囲の拡大に繋がってゆき、下肢動静脈や頸動脈検査を施行する施設も増加している。頸動脈検査では甲状腺も否応なしに目に入り、腺腫様甲状腺腫など、肝臓内であればただならぬ占拠性病変だと、特に腹部エコー検査に長く携わってきた諸兄などで驚きを覚えた方が多いのではないかと思う。このために、甲状腺の関連成書購入や、勉強会参加などと勉強の範囲も山ほどに拡大することになる。

また、最近では消化管エコーも注目され、学会のセッションに参加しようとしても入場しきれないほどである。ところで、超音波で消化管が描出できるか？ある国家試験にこのように出題されたら、描出できないのを正解とするのが現状である。多くは、描出されるとしても粗大病変がある場合や、炎症の進んだ虫垂炎の例などと認識されている。たしかに超音波検査は、消化管の早期癌や微細病変を積極的に検索するための第１選択とする検査法ではないが、消化管という構造物がそこにある以上は、モニタの中に描写されているはずである。周波数を高く、ズームやダイナミックレンジの調整などの工夫と目を凝らすことで描出能が高められ、容易に観察もできるようになる。私たちが日常見慣れる肝臓の超音波画像であっても、見慣れない者にとってはザラザラとした、臓器も不明な画像とみなされる。これと同じことで、不明瞭ともいえる消化管の画像について見慣れる努力が必要である。発想の転換も重要で、胃の超音波画像を得るに、バリウム透視検査による発泡剤やバリウムで拡張したカタチや胃小区像を思いこんではならず、内容物がない状態の胃をイメージしなくてはならない。発想の転換を含め、これらすべてが skill なのである。装置の機能によって skill-dependence を緩和させると前述したが、検査範囲の拡大にともなって病態などの知識習得や意識的な skill についてはますます要求される。

本書は、腹部超音波検査をこれから学ぼうとする医療系学生、医師、診療放射線技師、臨床検査技師、看護師など初心者諸兄の教科書、実習テキストとして画像を深く理解ならびに推察できるよう画像収集までの過程である音響の基礎を充実させた。また、臓器別に基礎、基本走査法と超音波解剖、病態、症例を収載し、特に広い見識で画像を観察、検索する必要のために病態の解説も多くした。典型症例の供覧は経験にも値するといってよく、可能な限りを収載。参考の項では日常的に使用される略語や超音波サインについての収載を行った。

本書は、学生の教科書から卒業した後の参考書として、超音波検査や関連画像検査に携わっている方にとっても臨床現場で手元に置く参考書となり得るよう、広く永く使用していただけるよう執筆したつもりである。

ファーストチョイスでありながら精密検査も行われる超音波検査であるが、本書が生かされることで、検査精度や診断能の一助となるようskill up されることが執筆者ならびに編集協力者一同の望みである。そして、さらにその一助となるよう、本書売り上げによる利益等一切を超音波の発展のために研究会に寄付するものである。

末尾になりましたが、本書の発行にあたりご尽力いただいた超音波画像研究会関係諸氏諸兄に心より厚く御礼申しあげます。

2008年初秋

菅 和雄

目　次

CHAPTER 5 画像の基礎とアーチファクト

CHAPTER 6 走査法の基礎

CHAPTER 9 膵臓

CHAPTER 10 腎・尿路

CHAPTER 11 脾・門脈系

CHAPTER 12 骨盤腔

CHAPTER 13 消化管

CHAPTER 14 腹腔、その他

CHAPTER 15 検査の参考

CHAPTER 1
概　要

概 要

1. 超音波とは

職業柄か、超音波(ultrasonic)と聞くと超音波診断装置を思い浮かべるが、日常の生活にも超音波が数多く利用されている。眼鏡店でレンズ等の洗浄に用いる超音波洗浄器、テレビのチャンネルリモコン、クルマではバックミラーの防滴など、ほんの一例である。

これらの超音波機器では応用される物理的現象が異なることも多く、超音波診断装置は媒質境界面での反射により位置情報を得るエコーロケーションと呼ばれる通信的な応用である。この通信的な応用はイルカ同士の通信、コウモリ、山猫などでもよく知られている。また、通信的応用以外では強力超音波によるキャビテーション(cavitation:空洞現象)や吸収による発熱など動力的応用として様々な分野に利用される。

超音波の利用

- ■ 超音波を送受する動物
  - イルカ(20～120kHz)
  - コウモリ(44～100kHz)
- ■ 生活への利用
  - 超音波乾燥機(1～10kHz)
  - 超音波洗浄器(20～200kHz)
  - 超音波加湿器(1MHz)
  - バックミラーの防滴
  - 乗用車のバックセンサ(17～19kHz)
  - 魚群探知機(50～200kHz)
- ■ 産業・調査への利用
  - 超音波溶接機(50～200kHz)
  - 超音波探査(～25Hz)
  - 非破壊検査
  - 海象波高(観測)
- ■ 医療への利用
  - 超音波診断装置
  - 超音波ネブライザ(100kHz～2MHz)
  - 超音波洗浄装置(～数百kHz)
  - 超音波メス
  - 衝撃波結石破砕装置
    extracorporeal shock wave lithotripter:ESWL
  - 温熱療法
  - 歯石除去(超音波スケーラー 30kHz～1MHz)

応用される超音波の物理現象

■ 動力的応用
- cavitation、発熱
  溶接機、カッター、結石破砕、メス、殺菌
- 振動
  超音波風呂、眼鏡洗浄

■ 通信的応用
- 反射波の利用･･･エコーロケーション
  ソナー、魚探、超音波診断
- 反射波の利用･･･その他
  非破壊検査、厚み計、測深計、血流計
- その他
  チャンネルリモコン

一般に超音波とは、人が聞くことのできる周波数領域(20～20kHz)以上の高周波音とすることが多いが、土質調査などは数十kHz、超音波乾燥機では10kHz程度の周波数を用いており、産業界では『聞くことを要しない音』を超音波と呼んでいる。

一方、20Hz以下の超低周波音(infrasonic wave)も人間には聞くことのできない音である。

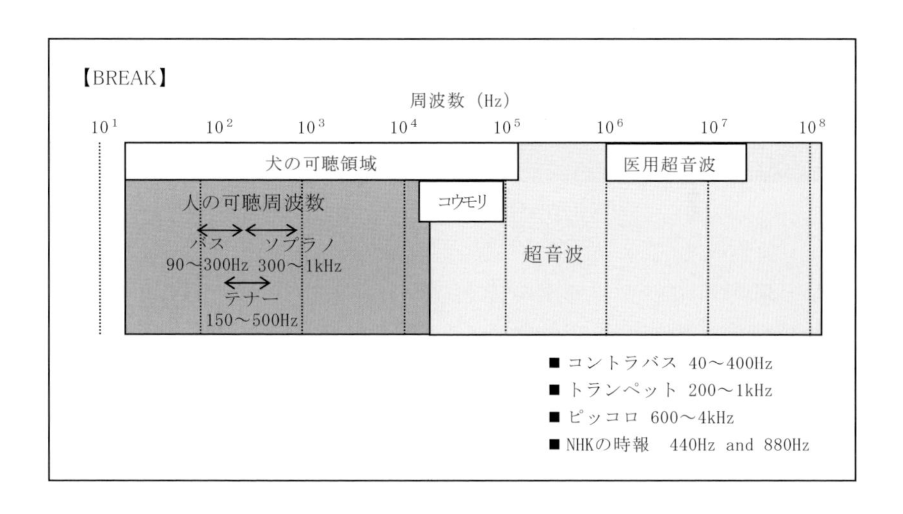

2. 超音波検査の特徴

超音波検査は今や『聴診器代わり』ともいわれ、スクリーニングから精密検査まで、検査領域も消化器（管）、循環器、産婦人科、表在（皮膚、乳腺、甲状腺など）、眼科、脳神経、整形外科の領域や骨密度測定と多岐に亘っている。このような医療現場への浸透は、次のような特徴を有するためと考えられる。

① 特別な準備をせず操作が簡単（走査は難易であるが）。
② 低侵襲性検査である。
③ 実質、脈管、胆管、弁などの描出に優れる。
④ 実時間（リアルタイム）の動態画像が観察できる。
⑤ 装置が小型で移動性に優れる（自由度の大きさ）。
⑥ 血流イメージなどにより血液の逆流・乱流、腫瘍内の血管構造などの情報が得られる。

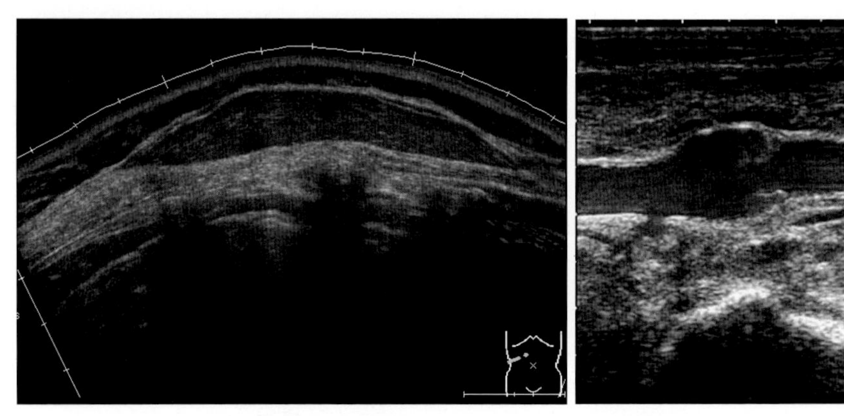

右腹部の脂肪腫（パラミックビュー）と膝窩静脈

一方、欠点として

① 肺など臓器によっては描出ができないものもある。
② 視野が狭く、部位同定がつきにくい客観性に乏しい画像といわれる。
③ 検者の技量により検査精度や診断能の差が大きい『skill dependence』な検査である。

ここで、②と③については努力によって解消に向かう事項であることを強調したい。

３．超音波診断装置の変遷

1880 P.&J. Curie 圧電効果の発見（電気石 tormarine）

タイタニック号沈没（1912年4月15日）や第一次世界大戦を背景に、海中の氷山や障害物、潜水艦の探知の研究が進む。

1917 P.Langevin ソナー（sonar:sound navigation ranging:水中音波探知装置）の開発、潜水艦探知用パルスエコー装置として利用。

1925 Pirece 超音波干渉計の開発

1932 Debye 超音波音場の可視化の研究

1942 Dussik 超音波を医学に応用（脳室の同定）

1949 Howry 超音波断層像の開発

1949 Ludwig 腹部に超音波検査を応用（胆石を対象）

1951 和賀井ら* 反射法の研究（Ａモード）

1952 Wild Ｂモード法による乳がんの二次元断面像の描出

1954 Edler,Hertz 心臓に超音波検査を応用

1955 Jaffe PZTの圧電効果を発見

和賀井ら 電動式児童断層装置（Ｂモード）

1957 里村,仁村 ドプラ法の開発

1958 I.Donald コンタクトコンパウンド走査による初の臨床例報告（英グラスゴー大学）

1964 竹内久弥 単一プローブによる接触セクタによる胎児頭蓋像

1965 田中元直 超音波心断層法の発明

1968 井出 グレースケール超音波法の開発

1971 Bom,Somer,内田,萩原,入江 リアルタイム電子走査装置の発明

1972 Holm,Goldberg 穿刺用振動子の開発

1982 滑川ら リアルタイム二次元ドプラ映像法の発明

＊ 和賀井敏夫（順天堂大学医学部外科教室研究生）、田中憲二（同教授）、菊池喜充（東北帝大電気通信研究所教授）、内田六郎（日本無線金属探傷器開発技師）･･･いずれも当時

現在では装置のデジタル化が進み、ハーモニックイメージを備えた装置が汎用機として市販され、高分解能でアーチファクトが低減した画像を提供してくれる。また、バッテリー駆動が可能な小型装置、スライス方向の分解能改善とスイープスキャンを可能とする二次元配列素子、音速が可変である装置、低音圧型の新世代造影剤が販売されるなど今なお進化の最中である。

CHAPTER 2
音響の基礎

音響の基礎

「ヤッホー」と叫んだ声の音速を仮に340m/sとして、山に反射したこだまが２秒後に返ってきたとすると片道の距離は340mと計算できる。こだまの大きさ（信号の強度）を明るさ（輝度）とし、音波が返ってくるまでの時間を距離（体表面からの深さ）としたものがＢモード(Brightness:輝度)画像の成り立ちである。

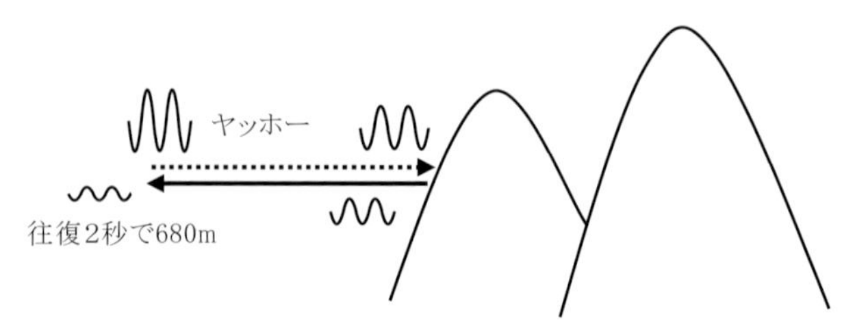

超音波画像は、アーチファクト(artifact:虚像)の集合体といってもよく、超音波の発生や物理的性質、臓器・組織の性状、病態を十分理解しておかないとならない。

例として、Ｂモード画像で肝臓の実質のように描出される小輝点群はスペックルパターン(speckle pattern)またはスペックルノイズ(･･･noise)と呼ばれ、超音波の後方散乱波が干渉することで発生する模様であり、肝実質そのものを描出したものではない。しかし、Ｂ型肝炎など特徴のあるスペックルパターンが示現されるものもある。また、胆石の超音波像は構成成分や内部が層状か放射状かによって胆石の表面や内部、後方の画像が変化し、それによって治療方針が変わる。次に、腫瘍の大きさを計測する場合、温度で音速が変わることで計測値が微妙に変わる可能性もある（あるとしてもピクセル数や計測による統計誤差の影響のほうが大きいが･･･）。しばしば自然界にみられる蜃気楼やオーロラに相当する現象（画像）も観察される(mirage phenomenon など)。このようなアーチファクトは他のモダリティでは診断、読影、検査を阻害する悪玉因子とされるが、超音波検査においてはその病態に対して特徴的サインを示現し、診断などを幇助する善玉因子であることが多い。

まずは音響の基礎を理解することが重要であることはいうまでもない。

1．弾性率･･･歪みにくさ

音の速さや振動の伝播速度は弾性率に関係し、①伸び、②体積、③ずれ（ずり）の３種類に対する弾性率が知られる。

（１）伸び弾性率（ヤング率：E）

図１のように、ある物体へ力をかけると長さΔLが増減分として歪む。このとき、元へ戻そうとする性質を弾性、元に戻らない性質を塑性と呼ぶ（図２）。単位面積に作用する力は垂直応力と呼ばれ、Pa（パスカル:Pa＝N/m^2）で表される。歪む割合に、ある定数を乗じた値（E･ΔL/L）は応力と比例関係にあり（フックの法則）、このときの比例定数Eをヤング率（伸び弾性率）と呼ぶ。
また、比例限界を超えた応力については塑性を示し、やがて破壊する。

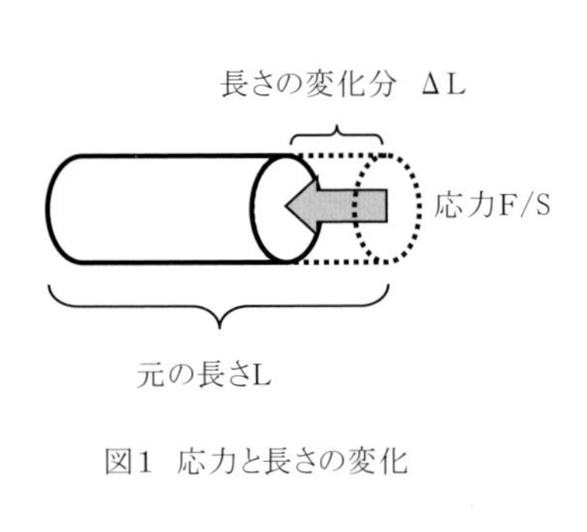

図1　応力と長さの変化

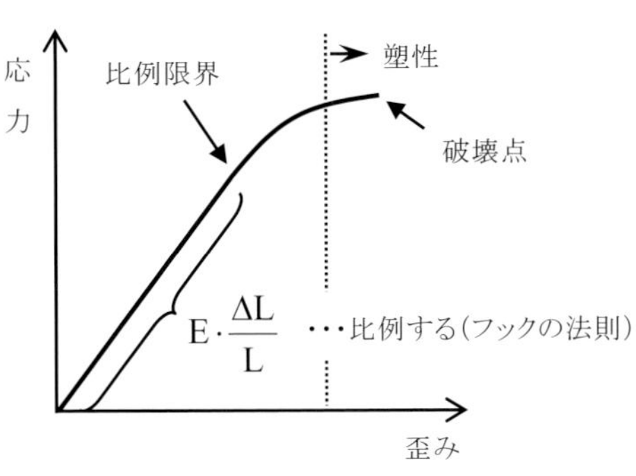

図2　応力と歪み

（２）体積弾性率：k

伸び弾性率と同様に体積の変化で考え、ある物質に周囲から受ける一様な圧力と体積の歪みとの関係は、次のように表される。

$$\Delta P = k \cdot \frac{\Delta V}{V} \qquad \Delta P：圧力 \qquad \frac{\Delta V}{V}：体積の歪み$$

kは体積弾性率で圧縮のしにくさを表す定数、逆数の1/kが圧縮率でもある。いま、立方体の三面に同一の力をかけて歪みを得る場合を一面への力ごとで考える（図３）。

X方向へ応力F/sで引っ張るとき、X方向に対しては伸びの歪となるが、YおよびZ方向へは縮む（マイナスになる）歪となる。X方向への歪に対するYまたはZ方向の歪む（逆符号）比率をポアッソン比と呼び、σ（シグマ）で表す。

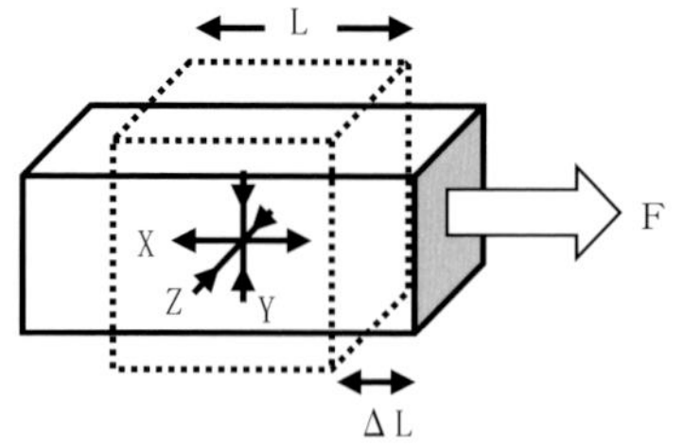

$$\text{ポアッソン比}\sigma = \frac{\text{垂直方向への縮歪み}}{\text{加えた力の伸び歪み}}$$

図3　立方体への応力と歪み

X方向へ引っ張る力FをかけるときX方向への歪はフックの法則により

$$\frac{F}{S} = E \cdot \frac{\Delta L}{L}$$

$$\frac{\Delta L}{L} = \frac{1}{E} \cdot \frac{F}{S} \quad \cdots ①$$

Y方向への縮む歪は上記 $\frac{\Delta L}{L}$ に $-\sigma$ を乗じ、$\frac{\Delta d}{d}$ として

$$\frac{\Delta d}{d} = -\sigma \cdot \frac{1}{E} \cdot \frac{F}{S} \quad \cdots ②$$

同様にZ方向へも $\frac{\Delta d}{d} = -\sigma \cdot \frac{1}{E} \cdot \frac{F}{S} \quad \cdots ③$

①〜③の右項を合計して $(1 - 2\sigma) \cdot \frac{1}{E} \cdot \frac{F}{S}$

同様に、YおよびZ方向での引っ張る力による歪を算出して合計すると体積の歪み率が得られる。

$$3 \cdot (1 - 2\sigma) \cdot \frac{1}{E} \cdot \Delta P = \frac{\Delta V}{V}$$　（ここでΔPはXYZ方向への平均応力）

$$\Delta P = \frac{E}{3(1 - 2\sigma)} \cdot \frac{\Delta V}{V}$$

従って、体積弾性率とヤング率の関係は $k = \frac{E}{3(1 - 2\sigma)}$ であり、$\Delta P = k \cdot \frac{\Delta V}{V}$ と表される。体積弾性率は超音波の伝播速度に密接に関係する。

（3）ずれ（ずり）弾性率 G

紙を切るときのはさみのように、紙に対して相反する平行な方向に働く力を剪断応力やずれ（ずり）応力と呼び、菱形に歪みが起こる。このときの歪みにくさは、歪む角度θに対するずれ応力F/s で表される（図4）。

$$G(N/m^2)=\frac{F/S}{\theta}$$

また、歪む角度 θ を $\frac{\Delta x}{h}$ に代えて次のように表す場合もある。

$$G(N/m^2)=\frac{F/S}{\Delta x/h}$$

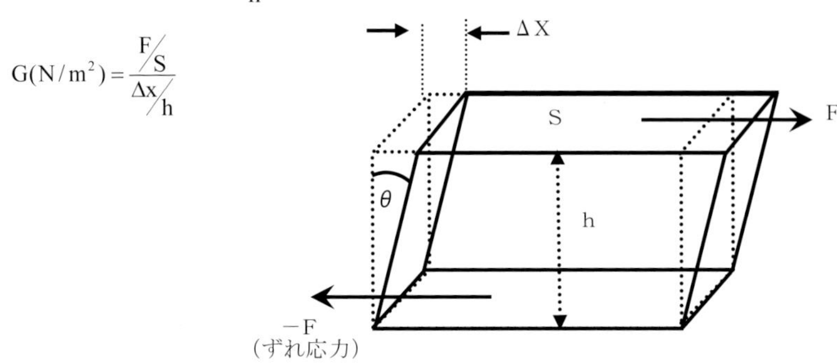

図4　剪断応力と歪み

各弾性率を表1に示す。音の伝播については体積弾性率とずれ弾性率が密接に関係する。また、弾性率とは硬さを表すといってもよく、弾性率が大きいほど伝播速度が大きくなる。

表1　弾性率

物質	ポアソン比	ヤング率 N/m^2	体積弾性率 N/m^2	ずれ弾性率 N/m^2
鋼鉄	0.30	15.23×10^{10}	10.98×10^{10}	8.0×10^{10}
アルミニウム	0.345	7.03×10^{10}	7.55×10^{10}	2.61×10^{10}
鉛	0.44	1.61×10^{10}	4.58×10^{10}	0.56×10^{10}
ポリスチレン	0.340	0.383×10^{10}	0.400×10^{10}	0.143×10^{10}
ゴム	0.49	$1.5〜5.0\times10^{-4}$	—	$5〜15\times10^{-5}$

2．波動とは

池に石を投げたとき中心（波源）より同心円状に波面が進行する。これは水そのものが進行しているわけではなく、高低する運動（運動エネルギー）が伝わる（伝播）状態である。このように空間や連続的な物質内のある一点における状態変化が周囲に次々と伝播する現象を波動と呼ぶ。ガンマ(γ)線など電磁波は媒質がなくとも進行が可能であるが、音には伝播する物質（媒質）がなくてはならない。

（1）横波と縦波（波動の振動方向）

媒質の各点の振動方向が波動の進行方向に対して直角であるものを横波（高低波）、同方向であるものを縦波（疎密波・圧縮波・弾性波）と呼ぶ（図５）。前者はエックス(X)線など電磁波に代表され、後者は音や超音波に代表される。また、海面の表面の微細な点が回転するような波動は表面波と呼ばれる。

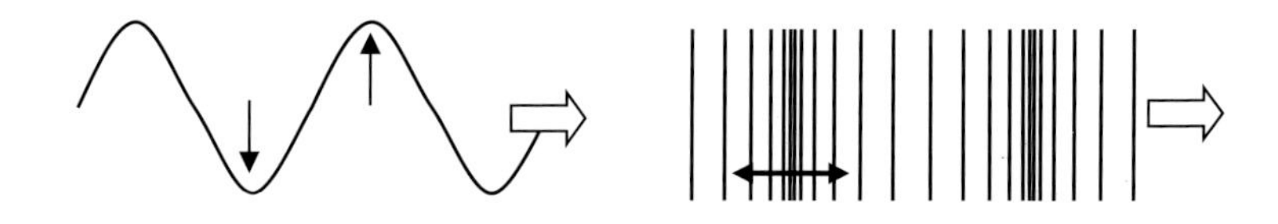

図5　横波（左）と縦波（右）

（2）縦波の正弦波表示（その１）

疎密の状態変化を正弦波としたもので一般的に用いられている（図６下）。このとき密である部分は圧力が大きいとも示される。

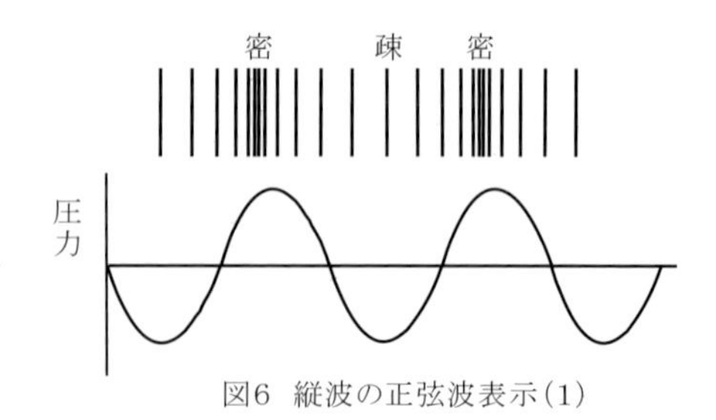

図6　縦波の正弦波表示（1）

（３）縦波の正弦波表示（その２）

横波の場合は実際の波動と相似しているが縦波の場合は進行方向をｘ軸、これと直交するｙ軸に振動変位点をとって表す。図７(a)は疎密波の模式図であるが、媒質の点1～9の振動変位を表した(b)で点2～4は波動の進行方向2’～4’に変位点があるので(c)のｙ軸正方向に変位幅を、逆に進行方向の逆に変位点があるもの(6’～8’)を負方向にプロットする。

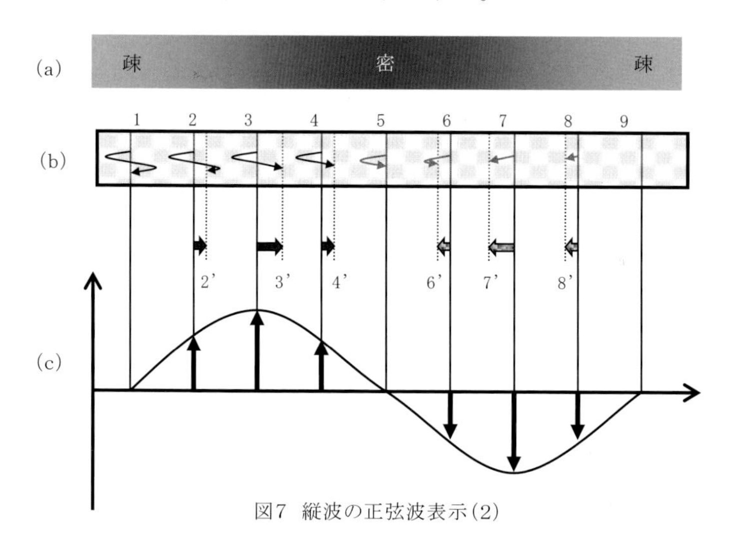

図7　縦波の正弦波表示(2)

このとき、変位点4’と6’の密度は高く圧力も高い。逆に8’と次との間隔は疎となり、密度も圧力も低い。図６とは表現を異にするもので、疎密および圧の高低の位相が異なることに注意を要す。

【BREAK】キャビテーション(cavitation)

1気圧で水が沸騰する温度は100℃で、これを沸点(boiling)と呼ぶ。また、20℃1気圧から瞬時に40分の1の気圧に変化させても沸騰が起こり、これをキャビテーション(空洞現象)と呼ぶ。

キャビテーションは、液体中に溶解する気体の微小気泡化を気体キャビテーション、水分が気化して気泡を発生する真性

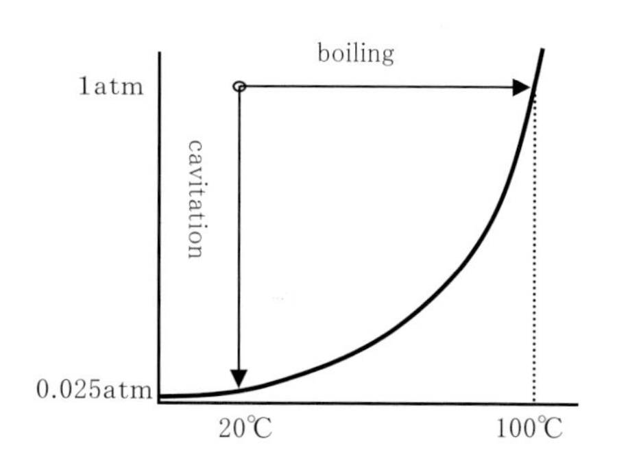

キャビテーションとに区分される。ある音圧以上の超音波では負の音圧時に気泡が発生し、正の音圧でその気泡が圧壊する現象がみられる。圧壊が起きると局部に非常に高い温度上昇と大気圧の数百倍におよぶ圧力のために周囲組織の損傷・死滅が生じる可能性がある。

（４）周波数（frequency）

図８の音響変数において、振動する波に対して山から山（または谷から谷）までを長さで表したものが波長λ(mm)、時間で表したものは周期T、他に角度でも表される。また、単位時間１秒間に存在する山（または谷）の数を周波数f(Hz)と呼び、周期Tと周波数fは逆数の関係となる。

$$f = \frac{1}{T}$$

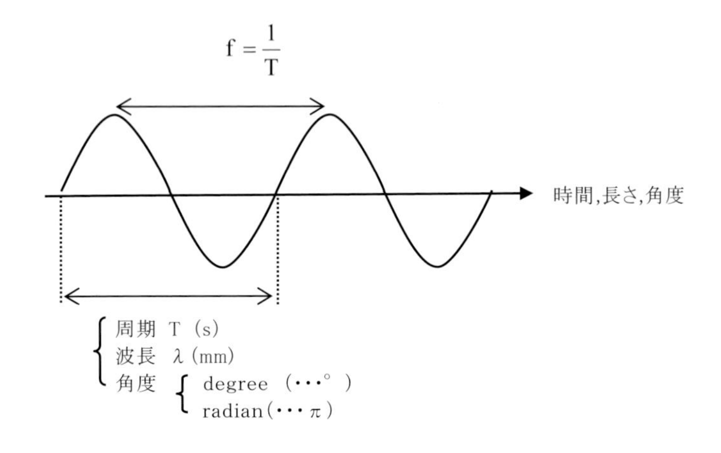

図8 波長と周期

（５）球面波と平面波（波面の形）

波面とは、同一時間にある同一振幅の点を結ぶ線をいう。図９左のように、点状音源から発生する音波は360度方向に伝播する球面波と呼ばれ、音源からの距離の逆二乗則により強さが減衰する。また、音源より一方向にのみ進行するものを平面波と呼び、点状音源を多数直線状に配列して音波を発生させると、それぞれの球面波の外側はフレネル－ホイヘンスの原理*によりある距離までは平面波として伝播し、吸収や散乱によって減衰してゆく。

＊ 波面には無数の素元波が存在するとしたもの。

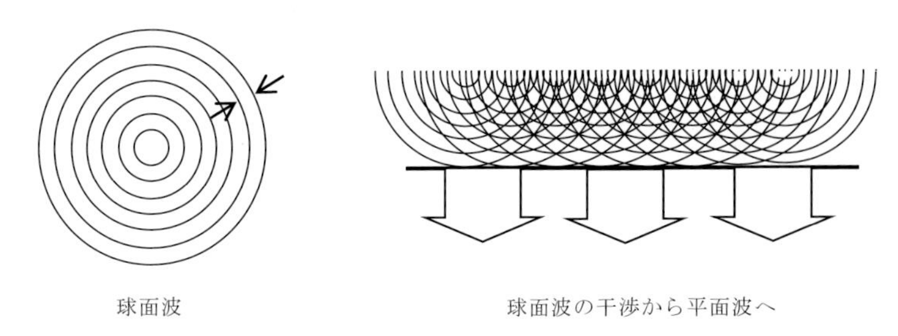

図9　球面波と平面波

図９左に示す波面と次の波面との距離（↑）は波長としても表される場合がある。また、これを時間で表すと周期になる。

３．音波、超音波とは

超音波であっても物理的性質は可聴領域の音波とほとんど同様であるためこの項では音波と超音波を混在して述べる。

（１）音の速さ（velocity）

一般に音速は気体、液体、固体の順で速く、弾性率が大きく、密度が小さいほど速い。固体中では縦波と横波とが以下の式のもとで伝播する。

縦波　$\sqrt{\dfrac{k + \dfrac{4}{3}G}{\rho}}$　　横波　$\sqrt{\dfrac{G}{\rho}}$

G：ずれ弾性率
k：体積弾性率（N/m^2）
ρ：密度（kg/m^3）

また気体の音速は、気圧や密度、比熱比によって以下のように表される。

$$c = \sqrt{\gamma \cdot \frac{P}{\rho}}$$

P：気圧（W/m^2）
ρ：密度（kg/m^3）
γ：比熱比
（単原子分子気体1.67、２原子分子1.4、多原子分子～1.3）

空気中の音速は一般に340m/sといわれるが、温度によった 331.5＋0.6t（℃）の実験式も知られる。

一方、液体の音速は大まか1,000～1,500m/sの範囲にあり、温度、圧、溶質の種類や濃度（淡水で1,450、海水で1,500m/s）によっても異なる（図10）。

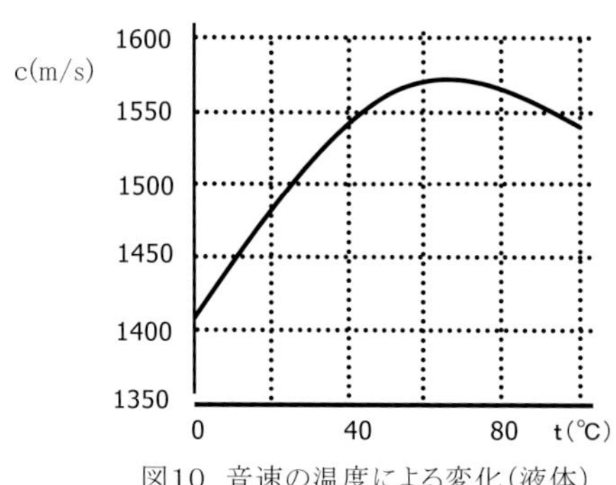

図10　音速の温度による変化（液体）

また、固体以外では横波・表面波はすぐに減衰し、縦波のみの伝播となる。このことから超音波の音速は次のように表され、密度ρ(kg/m³)が小さく、体積弾性率k(N/m²)が大きいと音速も速い。

$$c = \sqrt{\frac{k}{\rho}}$$

c:音速(m/s)　k:体積弾性率(N/m²)　ρ: 密度(kg/m³)

音速の温度による変化は、気体では絶対温度の平方根、液体では１℃あたり2～5m/sの変化、固体では温度が高くなると速度が低下する。

（２）超音波の周波数

ダイナマイトの爆発音(20Hz以下)による地下資源の探査を『超音波探査』、食品乾燥では可聴領域(～10kHz)であっても『超音波食品乾燥機』と呼ばれ、産業界などでは『聴くことを目的としない音』と解釈されるようである。

一方、『人間に聴こえないほど高い音程（周波数）の音』が超音波(ultrasonic、ultrasound)の定義とされ、人間の可聴周波数である20kHzを超える音波とされる。

超音波診断装置に用いられる周波数は現在のところおよそ2～30MHzであるが、検査部位や深さなどによって周波数を変えて使用される。

【BREAK】接頭語SI単位の10の整数乗を表す記号で、16種類が定められている。

10^{18}	エクサ	exa	E		10^{-18}	アト	atto	a	殺那(せつな)
10^{15}	ペタ	peta	P		10^{-15}	フェムト	femto	f	須臾(しゅゆ)
10^{12}	テラ	tera	T	兆(ちょう)	10^{-12}	ピコ	pico	p	漠(ばく)
10^{9}	ギガ	giga	G		10^{-9}	ナノ	nano	n	塵(じん)
10^{6}	メガ	mega	M		10^{-6}	マイクロ	maicro	μ	微(び)
10^{3}	キロ	kilo	K	千(せん)	10^{-3}	ミリ	milli	m	毛(もう)
10^{2}	ヘクト	hecto	h	百(ひゃく)	10^{-2}	センチ	centi	c	厘(りん)
10	デカ	deca	d a	十(じゅう)	10^{-1}	デシ	deci	d	分(ぶん)

（３）音の強さ

① 音圧　P（Pa：パスカル、N/m^2）

音の示す圧力変化の量をいい、Pa(パスカル)の単位で表す。

$$1Pa = 1N/m^2 = 10\mu b$$(マイクロバール)

音圧は最大値や平均値など用いるが、一般には実効音圧P_eが用いられ、考え方は交流電圧の実効値と同様である。音圧（響）変数をP(t)、これを２乗した値P(t)の時間Tで平均した値、いわゆる root mean square で実効音圧P_eは、

$\sqrt{\frac{(P_{max})^2}{2}} = 0.707\ P_{max}$ または $\sqrt{\frac{1}{T}\int_0^T P(t)^2 dt} = 0.707\ P_{max}$ である（図11）。

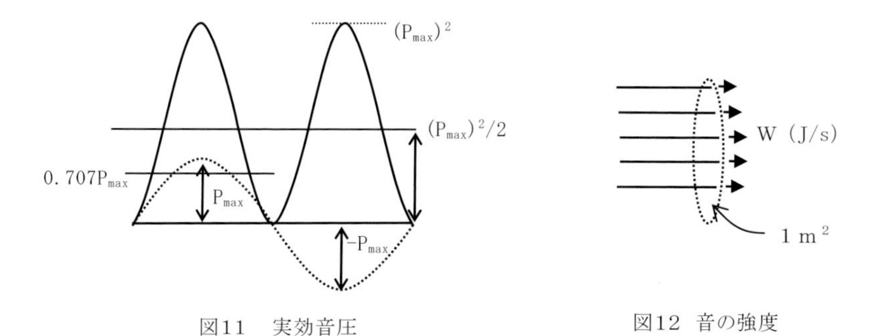

図11　実効音圧

図12 音の強度

②　強度（音の強さ）I（W/m^2：ワット毎平方メートル）

ある点における特定方向の音の強度Ｉは図12のように、その進行方向に直角な面での単位面積あたり通過するエネルギー（W/m^2）として表され、振幅（音圧）の平方に比例する。

$$\boxed{強度 \propto (振幅)^2}$$

また、1Wは1J/sであるからＪ（ジュール）を用いて毎秒あたり通過する強度を表すと、1J/(m^2･s)でもある。

音の強さはパルスの最大値か実効値または平均値をとるかによって変わってくるが、実用上は以下の種類の強度が用いられる（図13参照）。

■ 空間ピーク時間平均強度 I_{SPTA}(mW/cm^2)

音場内の時間的平均強度が最大となる場所（点）または、特定の区画内でそれが最大となる音場内の１点における時間的平均音響強度の値。熱的指標(TI)に相当。

■ 空間平均時間平均強度 I_{SATA}(mW/cm^2)

時間的平均音響強度をビーム断面積で平均した値。

■ 空間ピーク時間ピーク強度　I_{SPTP}(mW/cm^2)

音場内の時間的ピーク音響強度が最大となる場所（点）または、特定の区画内でそれが最大となる音場内の１点における時間的ピーク音響強度の値。

■ 空間平均時間ピーク強度 I_{SATP}(mW/cm^2)

時間的ピーク音響強度をビーム断面積で平均した値。

■ 空間ピークパルス平均強度 I_{SPPA}(mW/cm^2)

音場中で最大となる音圧の点でひとつのパルスの音響強度を積分しパルス幅で平均した値。

■ 最大強度 maximum intensity I_m(W/cm^2)

音圧最大パルスで半波長の時間平均値。

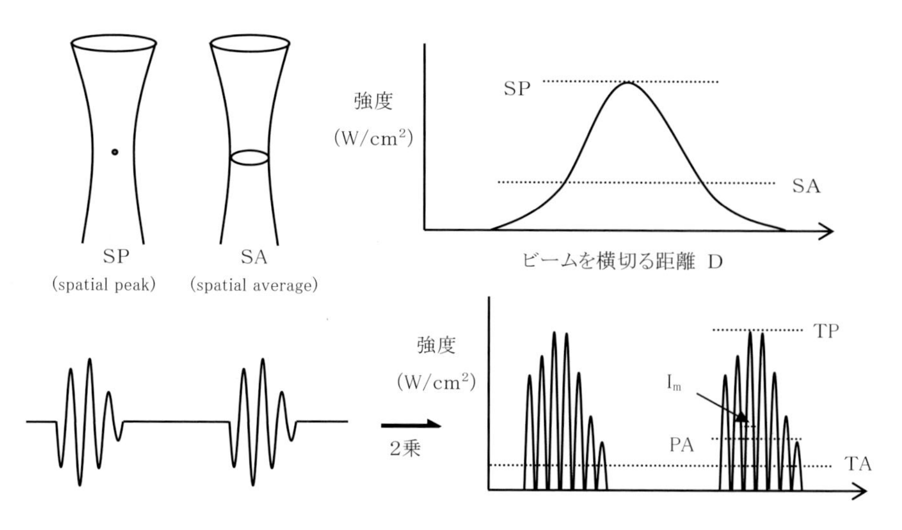

図13　実用上の音響強度
(TP:temporary peak　TA: temporary average　PA:pulse average)

③ 強さのレベル P (dB：デシベル)

目的音の強さをI、基準音の強さを I_0 (＝10^{-12} W/m²) としたとき、$10\log\left(\frac{I}{I_0}\right)$

で表される。また、目的音圧をP、基準音圧*を P_0 としたとき、

$10\log\left(\frac{I}{I_0}\right)=10\log\left(\frac{P^2}{{P_0}^2}\right)=20\log\left(\frac{P}{P_0}\right)$ と表される。

＊ 基準音圧20μPa(健常者が聞き取れる周波数1kHzでの最小の平均的音圧)

【BREAK】覚えたい単位
＊ 周波数　Hz (hertz)　s^{-1}
＊ エネルギー・仕事　J (joule)＝N・m＝m^2・kg・s^{-2}
＊ 仕事率・電力　W (watt)　J/s＝m^2・kg・s^{-3}
＊ 力　N　(newton)　　J/m＝m・kg・s^{-2}
　1kgの物体に1m/s^2の加速度を生じさせる力　旧　dyn, 10^5dyn＝1N
＊ 圧力 Pa (pascal)　N/m^2＝m^{-1}・kg・s^{-2}
　1m^2に1Nの力が作用する圧力または応力
　旧　bar, 1bar＝10^6dyn/cm^2＝10^5N/m^2＝10^5 Pa

4．超音波の媒質内での挙動

音波は一部の反射、吸収、散乱、拡散などによって減衰しながら媒質を伝播してゆく。このときの諸過程について述べる。

（1）伝播と波長の変化

音の速さは伝播速度と呼ばれ、c (m/s)により表される。自動車の走行を例にとれば、『ある走行距離に費やした時間の関係が平均速度』と同様、伝播した距離L (cm)をそれに要した時間t(s)で除すことにより表される。

$$c = \frac{L}{t}$$

ただし、超音波診断の場合は、媒質までの距離をLとすれば反射波が伝播する距離もLであり、往復に要した時間をtとして以下の数式の考え方をする。

$$c = \frac{2L}{t}$$

【BREAK】―計算例―

1,540m/sの超音波が発信から受信まで100μs要したとすれば片道の距離はいくらか。

$$1{,}540 = \frac{2L}{100 \times 10^{-6}}$$

$$L = \frac{1{,}540 \times 100 \times 10^{-6}}{2} = 0.077(\mathrm{m}) = 7.7(\mathrm{cm})$$

解）片道（深さ）は7.7cmとなる。

次に、一波長の小さなレベルで考え、距離を波長λ、要する時間を周期Tとすれば以下のように表される。

$$c = \frac{\lambda}{T} \qquad c = f \cdot \lambda$$

また、腹部超音波検査で一般に使用される3.5MHzでの波長は、伝播速度を1,530m/sとして以下のように計算し0.437mmとなる。この波長と周波数は後述する距離分解能や音波の減衰に大きく関係する。

$$\lambda = \frac{1{,}530}{3.5 \times 10^{6}} = 4.37 \times 10^{-4}(\mathrm{m}) = 0.437(\mathrm{mm})$$

ここで重要なことは、伝播速度は表４のように媒質に固有の音速があり、この媒質を伝播するときに変化するのは波長であって、周波数は変化しないということである（周波数はドプラ効果のみで変化）。

（２）減衰(attenuation)

音波が物質中を伝播する際、振幅や強度が減少することを減衰と呼び、後に述べる近距離音場での平面波は吸収による熱変換、それ以降の遠距離音場での球面波は拡散による減衰、これに加えて散乱や反射などによって音波の強さは次第に減少してゆく。

① 吸収減衰(absorption)

10MHzまでの平面波では吸収が主となって減衰する。減衰は指数関数に従い、距離L(cm)を伝播した際の強度Iは始めの強度をI_0、減衰定数をαとして以下の数式で表される（表２）。

$$I = I_0 \cdot e^{-\alpha L}$$

表2 減衰定数

媒質	減衰定数α〔$dB \cdot cm^{-1} \cdot MHz^{-1}$〕
空気	12
血液	0.2
脳	0.2
脂肪	0.8
軟部組織(平均)	1.0
腎臓	0.9
頭蓋骨	13
筋肉	2.0
水	0.002

② 周波数依存減衰(frequency dependent attenuation：FDA)

超音波検査に用いる周波数領域において、減衰する量ΔP(dB)は減衰定数をα（$dB \cdot cm^{-1} \cdot MHz^{-1}$)、通過距離をL(cm)、周波数f(MHz）として以下の式で表される。軟部組織では、1MHzでは1cmあたり1dBの減衰となる。このように周波数に依存した減衰を周波数依存減衰と呼ぶ。

$$\Delta P = \alpha \cdot L \cdot f$$

一方、透過深度とは始めの強度の半分(50%)に減衰する厚さと定義され、半減層とも呼ばれる。

$$透過深度(cm) = \frac{3}{周波数}$$

以上より超音波検査に用いる周波数領域は、皮膚面から観察部位までの深さや観察臓器の大きさによって表３のように使い分けしなければならない。最近のデジタル超音波診断装置では一本のプローブでも種々の周波数が使用可能である。これは、プローブの広帯域化により、使用目的の中心周波数を任意に選択できる機構によるものである。

表3　主な検査部位と使用する周波数

部　位	周波数 MHz
心　臓	2.5 ～ 3.5
腹　部	2.5 ～ 5
表　在	5.0 ～ 12
内視鏡	7.5 ～ 20
IDUS	10 ～ 30

③ 拡散減衰(diffusion attenuation)

音源が球面波で進む際の幾何学的な減衰をいう。拡散減衰では、距離が２倍になれば4分の1、３倍になれば9分の1というように距離の倍率の逆二乗で減衰する。

（３） 反射(reflection)

音響学的性質の異なる物質の境界面では、反射（境界面平滑）・散乱（境界面が粗）・屈折の現象がみられる。反射の強さは、その媒質の密度ρと音速ｃの積である音響インピーダンスZの差が大きいほど強く起こる。

$$音響インピーダンス\ Z(kg \cdot m^{-2} \cdot s^{-1}) = \rho \cdot c$$

音響インピーダンスの単位は次のようにN(ニュートン)を用いる場合もある。

$$N(ニュートン) = m \cdot kg \cdot s^{-2}$$

$$\frac{kg \cdot m^{-2} \cdot s^{-1}}{m \cdot kg \cdot s^{-2}} = N \cdot m^{-3} \cdot s$$

$$音響インピーダンス\ Z(N \cdot m^{-3} \cdot s)$$

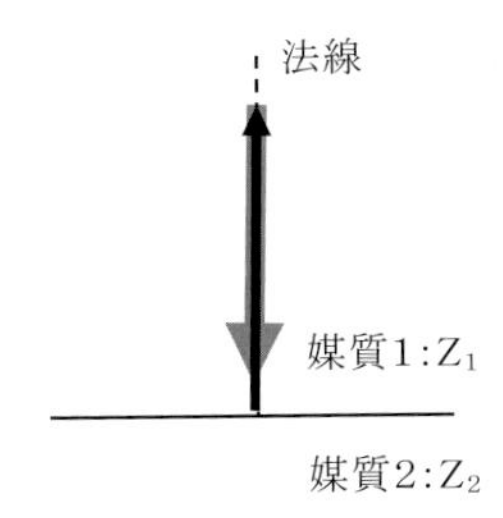

媒質１から媒質２へと進むとき、境界面での音圧の反射率Rpおよび強度の反射率Riは、音響インピーダンスＺとしたとき次の式により表される。

$$音圧反射率\ Rp = \frac{Z_2 - Z_1}{Z_2 + Z_1}$$

$$反射強度\ Ri = Rp^2 = \left(\frac{Z_2 - Z_1}{Z_2 + Z_1}\right)^2$$

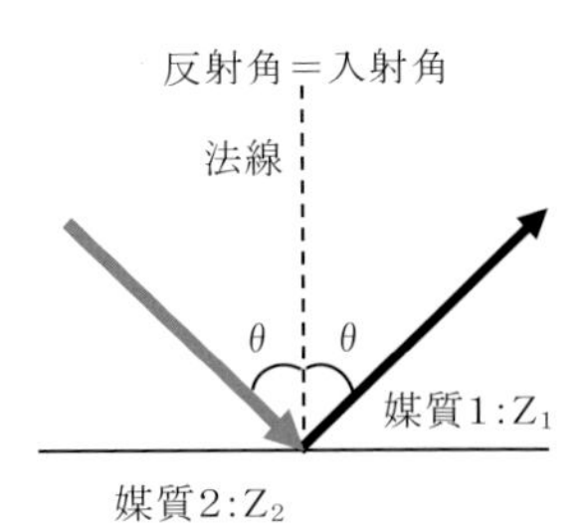

図14　垂直入射と斜入射での反射

例として軟組織と骨で36.7%、軟組織と脂肪で７.28%、音響インピーダンスが大きく異なる前者の方が強く反射する。

反射面に対して斜入した場合の反射率などについては次のとおりである。また、$Z_1 > Z_2$のとき音圧反射率Rpは負となり、図15のように反射波の位相が反転する。

$$音圧反射率\ Rp = \frac{Z_2 \cos\theta - Z_1 \cos\theta}{Z_2 \cos\theta + Z_1 \cos\theta}$$

$$反射強度\ Ri = Rp^2 = \left(\frac{Z_2 \cos\theta - Z_1 \cos\theta}{Z_2 \cos\theta + Z_1 \cos\theta}\right)^2$$

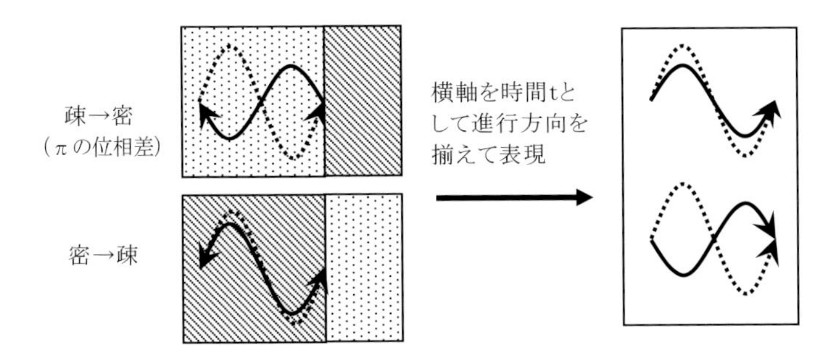

図15　音響インピーダンスの違いによる位相の反転

表4　媒質の違いによる音響特性

媒　質	音速(m/s)	密度(kg/m^3)	音響インピーダンス (10^6kg・m^{-2}・s^{-1})	減衰定数 (dB・cm^{-1}at 1MHz)
空　気	330	1.29	0.0004	10
水	1,530*	1,000	1.5	0.002
水　銀	1,450	13,600	20	0.0005
ポリエチレン	2,000	920	1.8	5
アルミニウム	6,400	2,700	17	0.02
脂　肪	1,460～1,470	920	1.35	0.6
肝	1,535～1,580	1,060	1.64～1.68	0.9
筋	1,545～1,630	1,070	1.65～1.74	1.5～2.5
骨	2,730～4,100	1,380～1,810	3.75～7.38	3～10

＊37℃として(JIS)、AIUMでは1,540m/s

（４）屈折(refraction)

音波が媒質境界面に斜入射するとき、法線に対する入射角をθ_1（＝反射角）、屈折角をθ_2 とすると、媒質での音速cとの関係は、以下のスネルの法則により表される。

$$\frac{\sin\theta_1}{c_1}=\frac{\sin\theta_2}{c_2}$$

また、屈折角θ_2が90°以上となれば媒質２を伝播できず全反射となる。この時の入射角θ_1を臨界角と呼び、その条件は次のとおりである。

$$\sin\theta_1=\frac{c_1}{c_2}\quad（ただし、c_1<c_2）$$

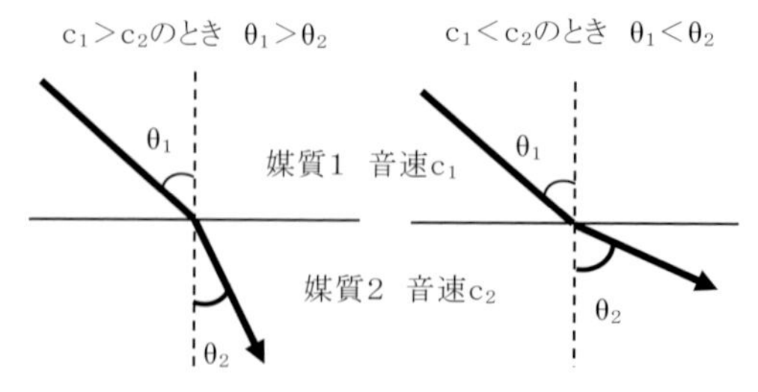

図16　音速の異なる媒質でのビームの進行(屈折)

屈折によるアーチファクトとして、外側陰影(lateral shadow)やレンズ効果が知られる。このほかに屈折は、媒質に斜入射することでビーム集束させる音響レンズに応用される（図17）。

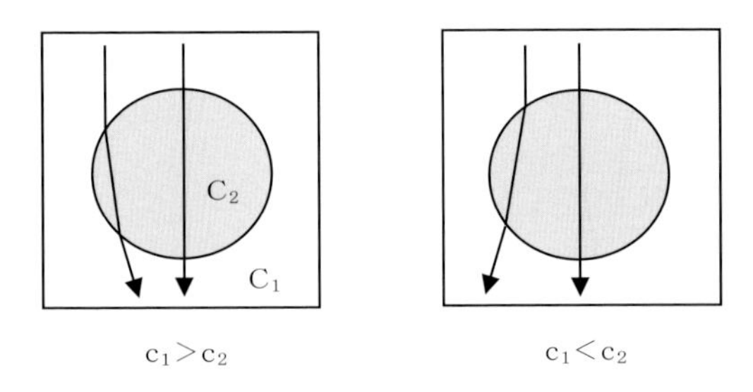

図17 音速の異なる球形媒質でのビームの進行

（５）散乱(scattering)

反射とは、境界面が平坦または形状が凹凸であっても凹凸が波長より十分に大きいときの現象であるが、図18のように、波長と同程度の大きさの凹凸がある場合には拡散性散乱によって伝播方向が変化する。また、微小媒質の径が波長の10分の1以下であるとき、波長と強度を変えず、方向を変えて伝播するレイリー散乱(Rayleigh scattering)が起こり、その強度（起こりやすさ）は波長の４乗に反比例する。散乱によって方向性が逆転して伝播することを後方散乱(back scattering)と呼ぶ。組織との散乱では、肝細胞や乳腺小葉にある細乳管組織などが対象となる。

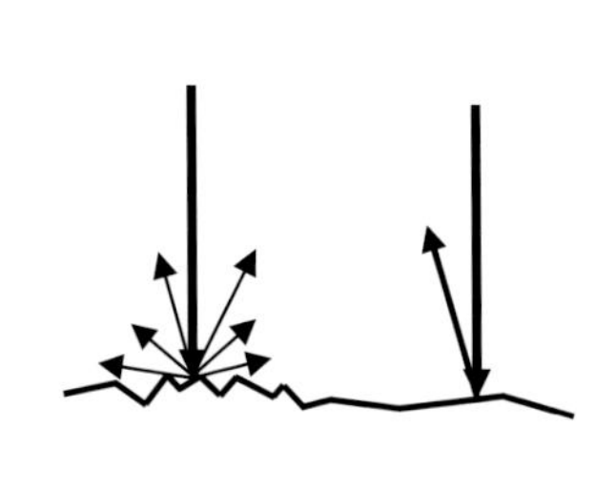

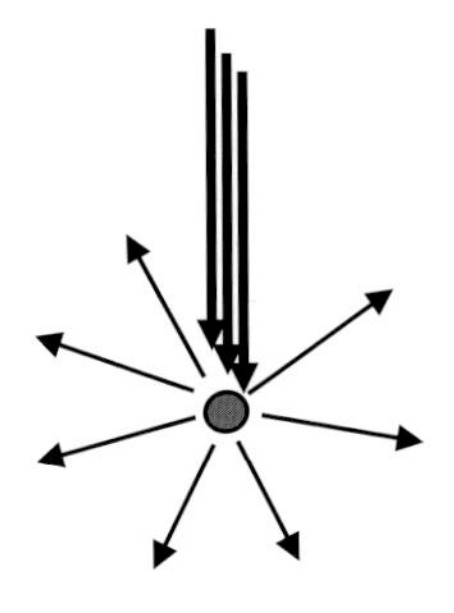

図18 反射と散乱
(左)波長と同程度の凹凸面での拡散性散乱と波長より大きい媒質境界面での斜入射による乱反射。(右)波長より小さい媒質では散乱がおこる。

（６） 干渉（coherence）

連続波など正弦曲線は図19に示す正弦関数によって表される。

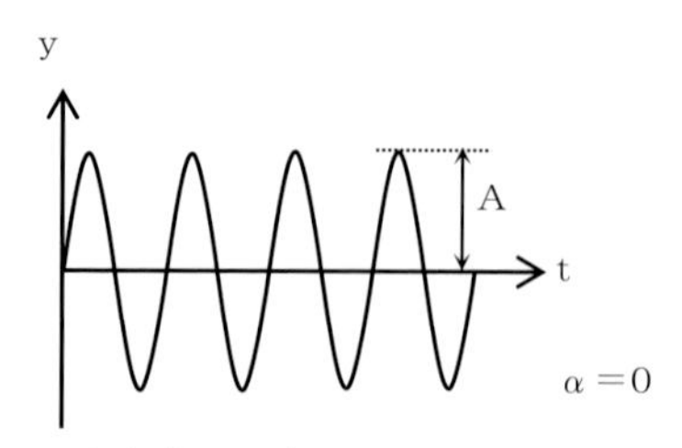

y＝Asin（ωt+α）　　ω＝2πf

A:振幅　f:周波数　ω:角周波数　α:位相　π(rad)

図19　正弦関数

正弦曲線などにおいて位相や振幅、周波数の異なる二種以上の波が合成され、強めたり弱めたりすることを干渉と呼ぶ。超音波の波長をλとした場合、振幅が最小あるいは最大となるのは次の場合である（図20）。

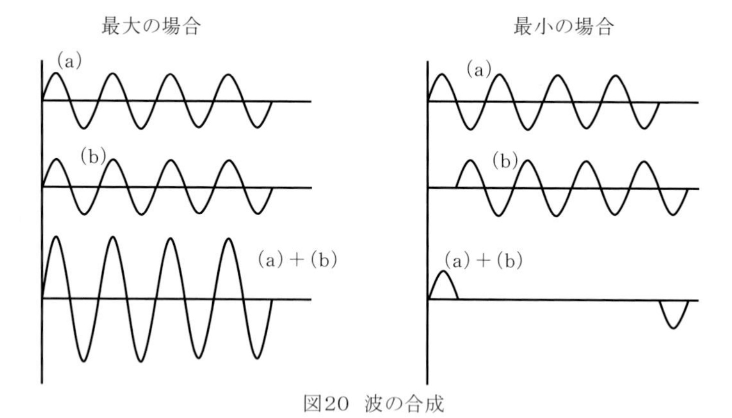

図20　波の合成

半波長の奇数倍のずれで最小

$$\frac{(2m+1)\cdot\lambda}{2} \quad (m=0,1,2,3\cdots)$$

波長の整数倍のずれで最大

$$m\cdot\lambda \quad (m=0,1,2,3\cdots)$$

肝実質などの超音波像にみられるスペックルパターン（スペックルノイズ）は、散乱波（レイリー散乱）の干渉によってみられる一種のアーチファクトである。入射波長（周波数）と散乱体の大きさと分布状態によりそのパターンは変化し、組織には１対１に対応しない（図21）。

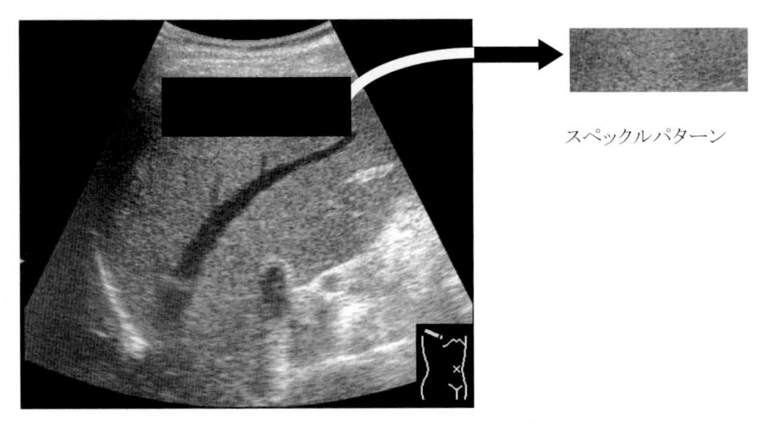

図21 肝のスペックルパターン

（７）回折（diffraction）

波は、伝播方向の媒質の状態が一様であれば直進性を持つが、障害物などがあるとその裏側にも一部の波面が回りこんでゆく。このような現象を回折と呼ぶ。回折は波長が長いと著しい。

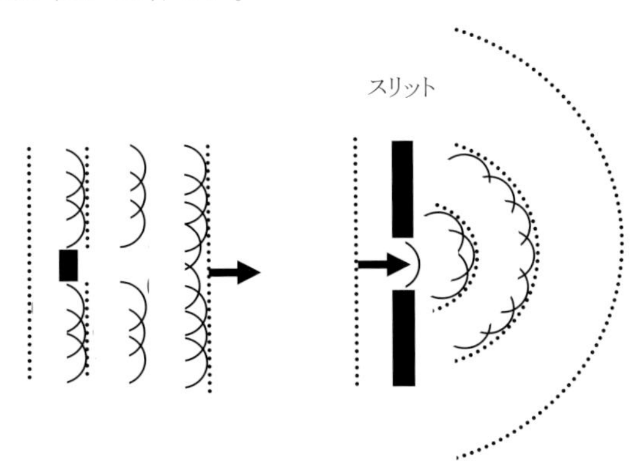

図22 フレネル-ホイヘンスの原理（無数の素原波の存在）での回折の模式図
（左）障害物を回折、（右）平面波から球面波へ。

CHAPTER 3
超音波ビームと分解能

超音波ビームと分解能

1．音場（おんじょう）

媒質中で音の伝播する領域を音場と呼び、平面振動子からの超音波ビームは、平面波として振動子の口径のままで進み（近距離音場）、ある距離から広がって、球面波（遠距離音場）となる。一方、凹面振動子の場合は、焦点域（フォーカルゾーン）以降で広がりをもつようになる（図１）。

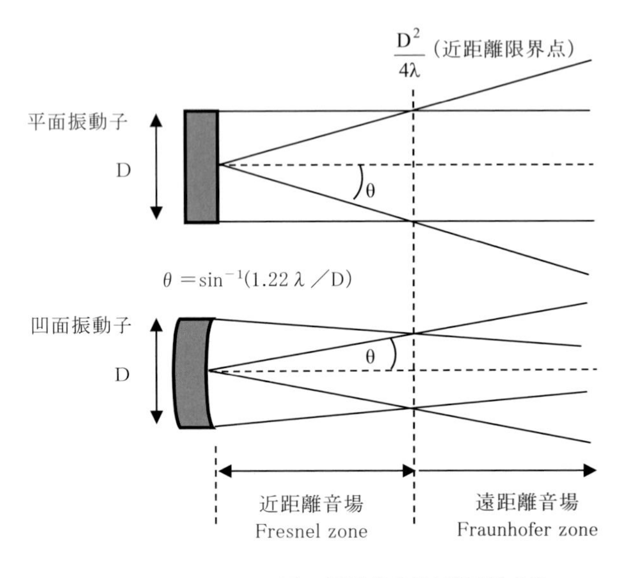

図1 近距離音場と遠距離音場

近距離限界点は $\frac{D^2}{4\lambda}$ で表されるが、音速を1.53×10^6 mm/sで計算すると次のようになる。

$$\frac{D^2}{4\cdot\lambda} = 1.63\cdot D^2\cdot f$$

D:振動子口径（mm）　λ:波長（mm）　f:周波数（MHz）

また、振動子中心からビームが広がる角度θは、次の式により表される。

（矩形振動子）　$\theta = \sin^{-1}\dfrac{\lambda}{D}(\mathrm{rad}) = 57\dfrac{\lambda}{D}(\mathrm{deg})$

（円形振動子）　$\theta = \sin^{-1}\dfrac{1.22\lambda}{D}(\mathrm{rad}) = 70\dfrac{\lambda}{D}(\mathrm{deg})$

これらより近距離音場は振動子の口径が大きく、周波数が高いほど大きくなることがわかる（図２）。

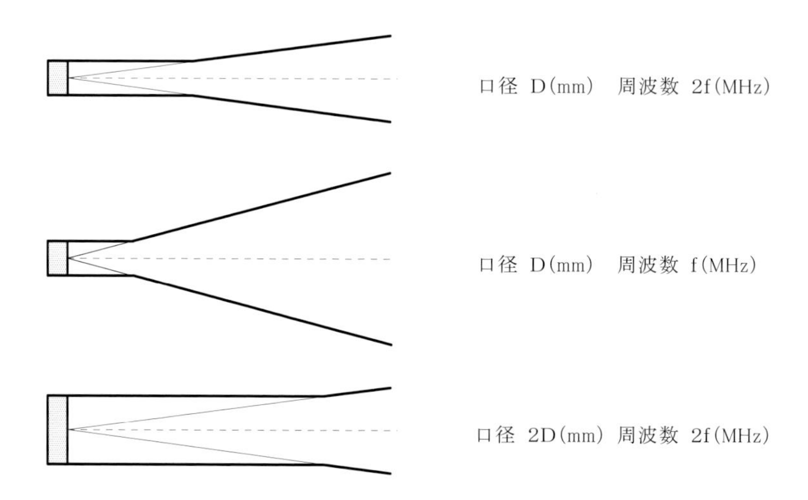

図2 振動子の口径と周波数による近距離音場の違い

２．指向性

指向性とは、ビームが目的とする方向へ直線的に、広がりをもたず伝播するかについてのビームプロファイルを表すもので、一般に高周波であるほど回折効果が減少するためビームが細くなって指向性が高まる（球面波は無指向性である）。

振動子面より放出した超音波の音圧が最初に０になる角度、ゼロ指向角（またはゼロ放射角）で表される（図３左）。単一の振動子の指向性についてはエレメントファクタRe(θ)と呼ばれる。

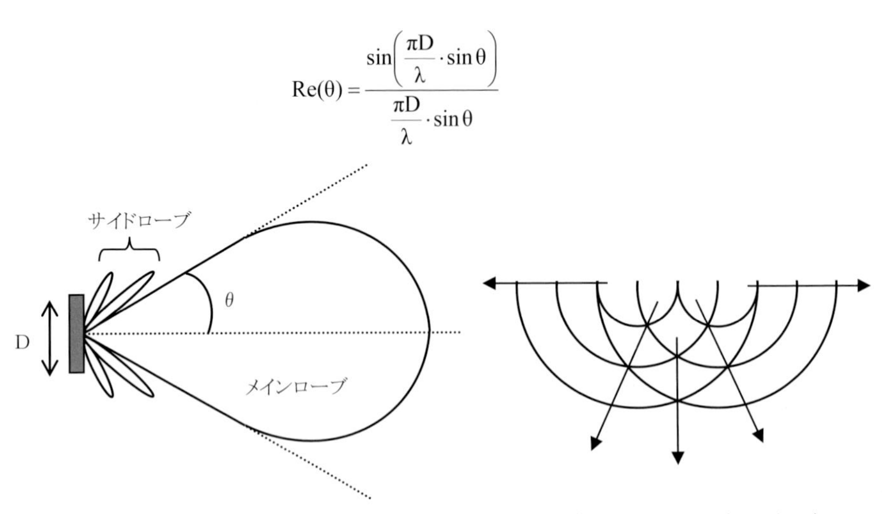

図3　左)円形振動子の遠距離音場での指向性　右)音源の配列による指向性の変化

また、n個の素子が配列されたときの指向性はアレィファクタRa(θ)と呼ばれ、角度θ_0へビームを傾けた場合、次のよう表される。ただし、dはエレメントピッチである。

$$\mathrm{Ra}(\theta)=\frac{\sin\left\{\dfrac{n\pi d}{\lambda}(\sin\theta-\sin\theta_0)\right\}}{n\sin\left\{\dfrac{\pi d}{\lambda}(\sin\theta-\sin\theta_0)\right\}}$$

後述するアレイ振動子のビームやビームを偏向した場合の指向性R(θ)はエレメントファクタとアレィファクタの積Re(θ)×Ra(θ)で表され、合成指向性と呼ばれる。R(θ)が1より小さいときは発生しないが、1となるとき他の角度へもビーム放射をみる。このときの主軸上の放射を主極（メインローブ）、他を副極（サイドローブ）と呼ぶ。副極は主極デシベルの10分の1程度であるが、この副極ビームにより虚像（アーチファクト）を発生させる場合があり、そのアーチファクトもサイドローブと呼ばれる。次に、図3右および図4のように2つの振動子により偏向角θで送信する場合、d･sinθの位相差によって半波長の奇数倍の干渉では打ち消しあい、波長の整数倍で強めあう現象がみられる。そしてエレメントピッチdが波長λより大きくなると、ある角度間隔で異なる方向へサイドローブやグレーティングローブが放出される（図5、6）。

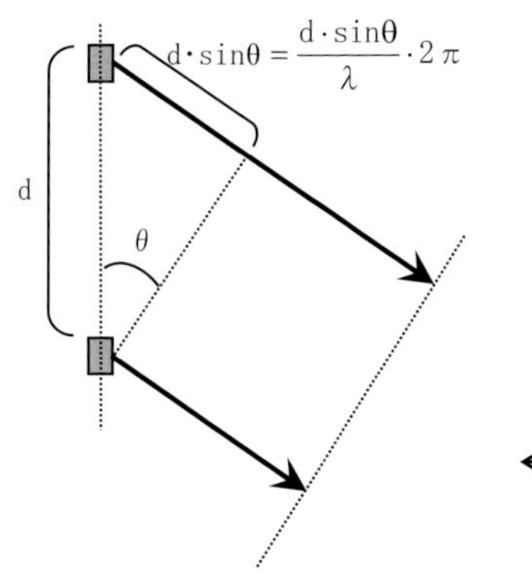

図4　2個の音源による偏向

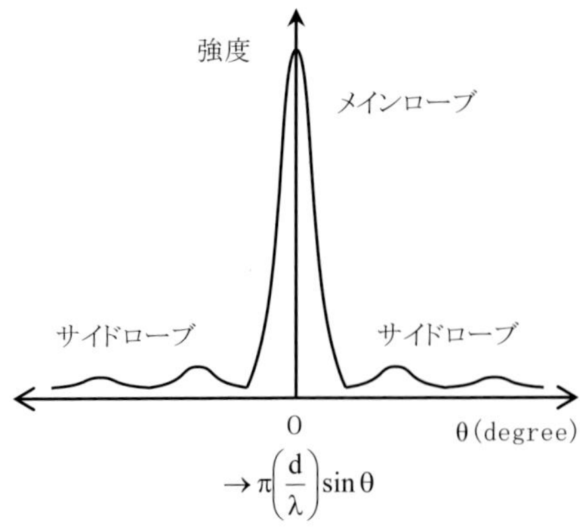

図5　振動子幅Wから放出されるビーム強度の角度分布

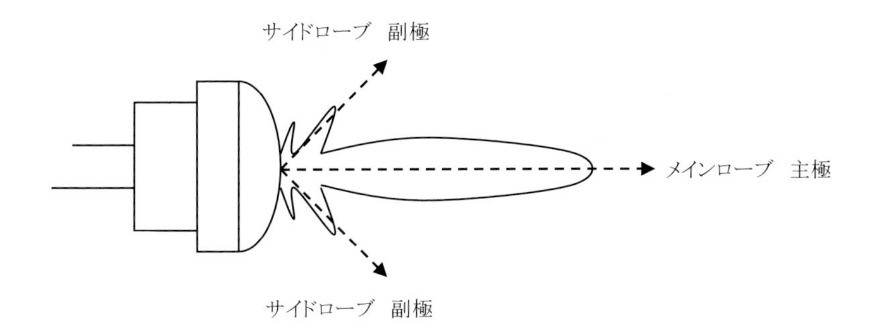

図6　プローブから放射されるビーム

3. 超音波パルス

連続波(continuous wave:CW)とは周期と振幅が一定であるものをいうが、Bモード画像は音響インピーダンスが異なる境界面からの反射強度を輝度とするために、反射波を区別する時間がなければならない。このため減振幅パルスで間欠送信を繰り返すパルス波(pulsed wave:PW、またはバースト波)が用いられ、パルスのない時間に受信が行われる（図７）。

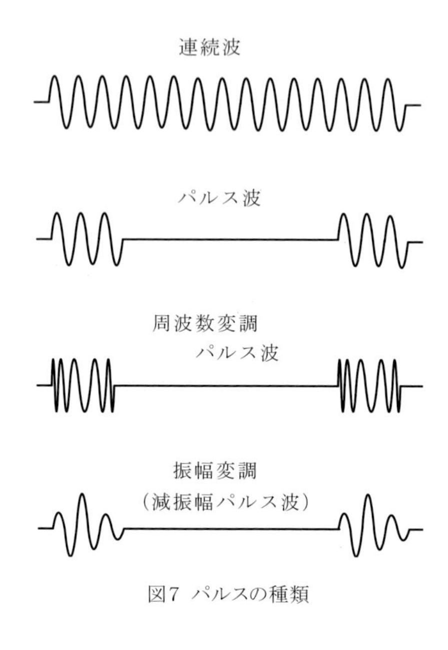

図7 パルスの種類

このパルス波の中心周期から求まる周波数を中心周波数、幅をパルス幅と呼ぶ（図８）。また、パルス幅は波数と波長の積によって与えられる。

$$\text{パルス波の中心周波数} = \frac{1}{2 \times (1/2\text{周期})} = \frac{1}{\text{周期}}$$

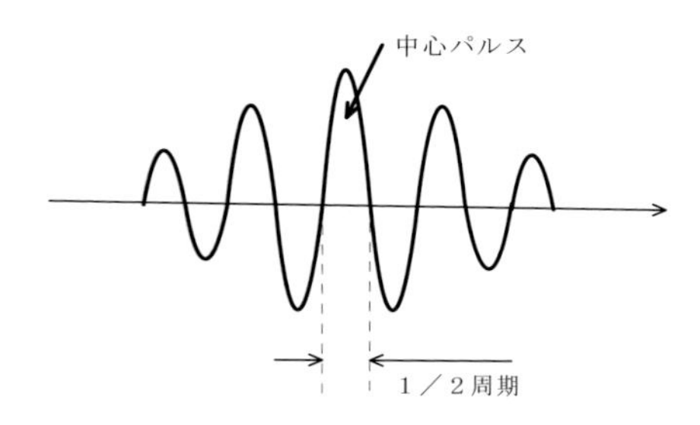

図8　パルス波の中心周波数

後述する距離分解能は、パルス幅が小さいほど（中心周波数が高く波数が少ない）向上する。このため、反射率を小さくするよう振動子と同等の音響インピーダンスで減衰定数の大きい物質を振動子の後方に備えて吸音(弱音)させ、残響を防いでいる。このような物質をダンパーまたはバッキング材と呼び（図9）、フェライトゴムや炭素繊維などが用いられる。

ダンパーなし

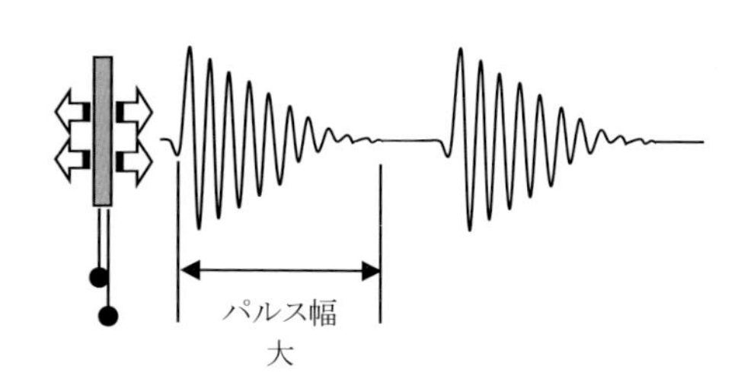

ダンパーあり

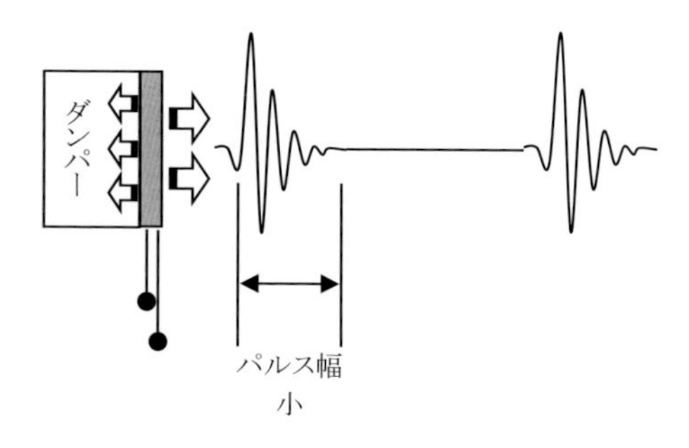

図9　ダンパーの有無による超音波パルスの変化

（１）パルス繰返し周期とパルス繰返し周波数

次にパルス波（図10）において、パルス繰返し周波数(pulse repetition frequency:PRF)とは１秒間でのパルス波数で、一般に数kHzが用いられる。

パルス繰返し周期(pulse repetition time:PRT)とはパルス間隔を時間で表したもので、周期Tと周波数ｆと同様に逆数の関係にある。

$$PRF = \frac{1}{PRT}$$

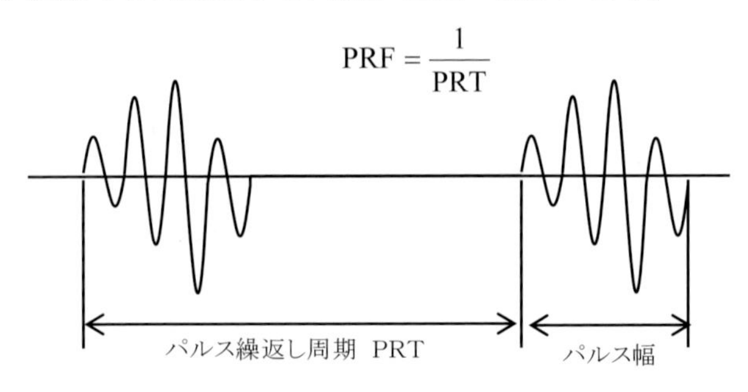

図10　パルス繰返し周期とパルス幅

PRTはパルス波を送信した直後の受信体制の時間でもあるため、この時間が診断可能な最大距離と関係する。

$$c = \frac{2L}{PRT} \qquad L = \frac{c \cdot PRT}{2}$$

$$c = 2L \cdot PRF \qquad L = \frac{c}{2 \cdot PRF}$$

【BREAK】―計算例―

PRFが5kHz、軟組織の伝播速度1,530m/sの場合、最大診断可能距離Lは次のように計算される。

$$L = \frac{153{,}000(cm/s)}{2 \times 5{,}000(s^{-1})} = 15.3(cm)$$

（２）帯域幅（音域幅）とQ値

図11の下段は、上段に示す連続波およびパルス波をフーリエ変換によって周波数の強度分布としたもの、または周波数分析器で測定した周波数のスペクトルである。送信波はその前後の周波数も含むある幅をもって送信される。

このときの強度分布において最大強度 I_{max}の $\frac{1}{\sqrt{2}}$ 倍またはI_{max}から-3dBにある周波数の幅を帯域幅Δfと呼び、パルス幅とは逆比例した幅となる。

振動子は送信周波数の周囲にある周波数を効率よく受信するが、距離分解能には高周波成分が寄与し、減衰しにくい低周波成分が深部からの反射波に寄与するため帯域幅の広いほうがBモードには有利となる。

一方、ドプラでは偏移周波数を識別するのに帯域幅が狭いほうがよい。

このようにプローブの選択性を表すのにQ値が用いられ、Q値は一般に10以下とされ、特にティッシュハーモニックイメージではQ値1.4以下の広帯域プローブが使用される。

$$\text{Q値} = \frac{f_o}{\Delta f}$$

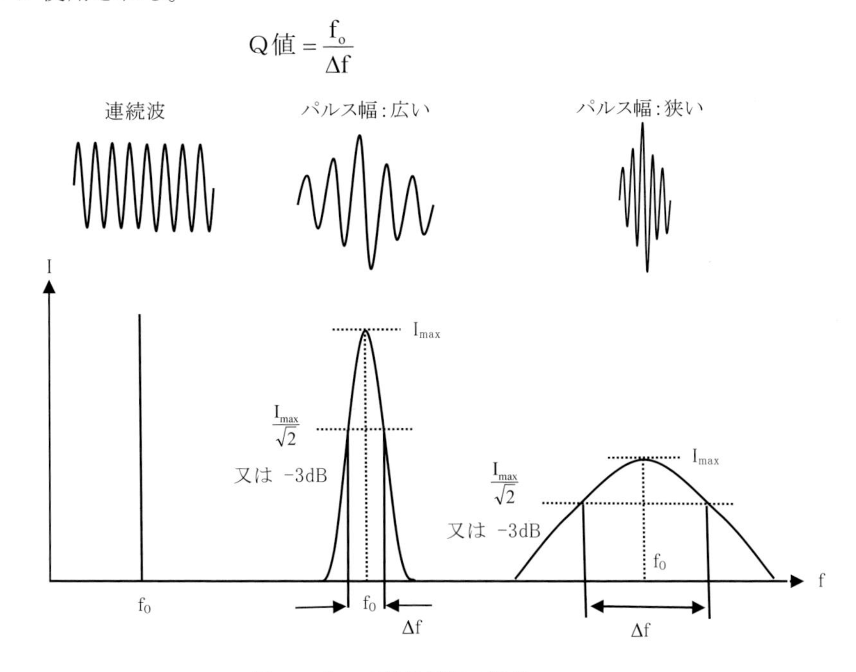

図11　パルス幅と帯域幅の関係

表1　パルス幅、感度、Q値など

パルス幅	帯域幅	距離分解能	感度	Q値	応用
小さい	広い	良	低	低	Bモード
大きい	狭い	悪	高	高	ドプラ

4．分解能（resolving power）

二点の媒質間隔、あるいはどこまで小さいものが識別できるかの能力を分解能と呼び、図12のように距離分解能、方位分解能、スライス厚方向の分解能の３種類が知られる。いずれも路上にある小さな石がタイヤのサイズによっては認識不可能な場合があるのと同様、タイヤのサイズがパルス幅やビーム幅に相当する。

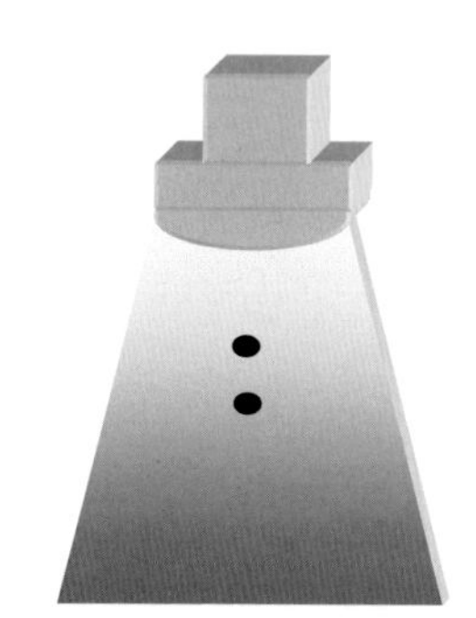
距離分解能（ビーム方向）

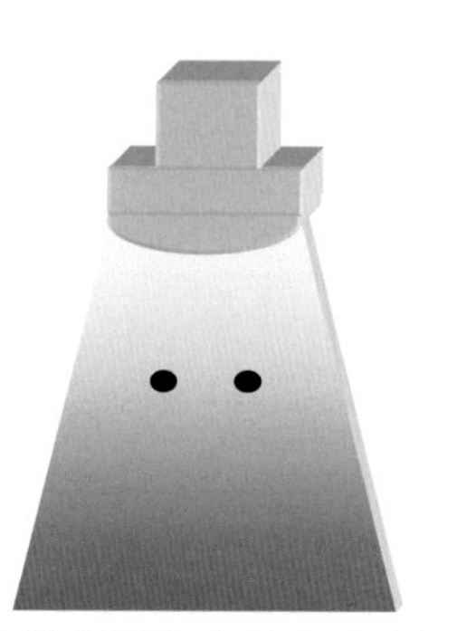
方位分解能　（スライス方向）

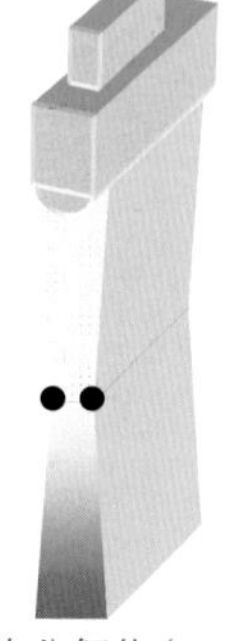
方位分解能（スライス厚方向）

図12　分解能

（１）距離分解能

ビーム進行方向の異なる距離にある媒質（微細構造物）の識別能力を距離分解能と呼び、周波数に関係する。高周波では距離分解能が向上する反面、透過深度は減少する。

$$\Delta X = \frac{\lambda \cdot n}{2}$$

ΔX：距離分解能　λ：波長　n：パルス数

軟部組織の距離分解能(mm)は、0.77×パルスサイクル数／周波数(MHz)で表され、3.5MHzで約1mm、5MHzで0.75mm程度である。

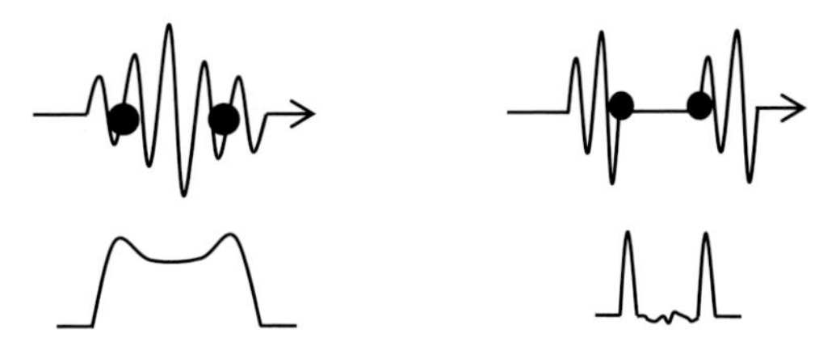

図13　パルス幅による分解能の差

距離分解能を向上させるには ①波長λを短く（高周波に）、②波数nを少なくすることによる（図13）。

（2）方位分解能

同一距離に２つの反射体があり、その間隔がビーム径より小さい場合は、２つの反射体として識別が不可能となる（図14）。このように超音波ビームに対して垂直方向にある２つの媒質の識別能力を方位分解能と呼び、以下の式で表されるようにビームの口径に関係するが、現実的には数mm程度である（ビーム直径は距離により変化する）。距離によっても異なるが5MHzでの方位分解能は1.8mm程度である。

$$\Delta y = \theta \cdot X \fallingdotseq \frac{1.22 \cdot \lambda \cdot X}{D}$$

Δy:方位分解能、θ:指向角、D:口径、X:音源－媒質間距離

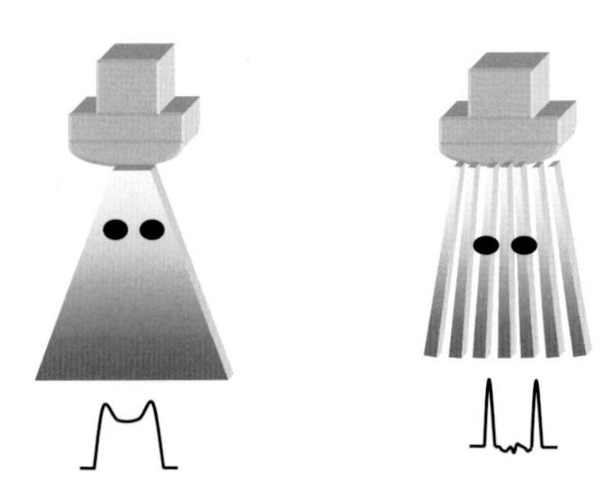

図14　ビームの幅による方位分解能の差

方位分解能の向上には表２に示すよう、①振動子の直径を大きく、②波長を短くする（高周波にする）が、①は調整が不可能なもので、装置調整としては音線密度によって改善が行われる。

表2　周波数と振動子の大きさによる指向角

周波数(MHz)	振動子直径(mm)	指向角(°)
2.25	5	9.3
	10	4.7
	20	2.3
3.5	5	6.0
	10	3.0
	20	1.5
5	5	4.2
	10	2.1
	20	1.1
10	5	2.1
	10	1.0
	20	0.5

（３）スライス厚方向の分解能

プローブの厚み方向の分解能をスライス厚方向の分解能と呼び、一般に音響レンズによるビーム集束によって改善されている。

集束法を説明する一つに図15左に示すよう、ビームが音速の異なる媒質に斜入射する際に起こる屈折がある。ビーム進行方向に生体組織の音速より遅い媒質を音響レンズとして中心を厚く（凸状）するとビームの集束が可能となる（逆に生体組織の音速より速い媒質では中心を薄く凹状とする）。

異なる説明として図15右に示すよう、音の伝播を時間的要素で考え、生体組織より音速の遅い凸状のレンズでは両側の薄い部分で速く進み、中央の厚い部分で少し遅れて進むことになる。結果的にレンズを出て生体面に入射する超音波の波面は凹面形状となり、一点に向かって集束することになる（生体より音速の速い凹状のレンズでも同様）。

このような目的のために用いる媒質を音響レンズと呼び、生体より音速の遅いシリコンゴム（c:1,000m/s）が用いられる。又、生体より音速の速い物質としてポリエチレンやポリスチレンを凹状にして用いることもできる。

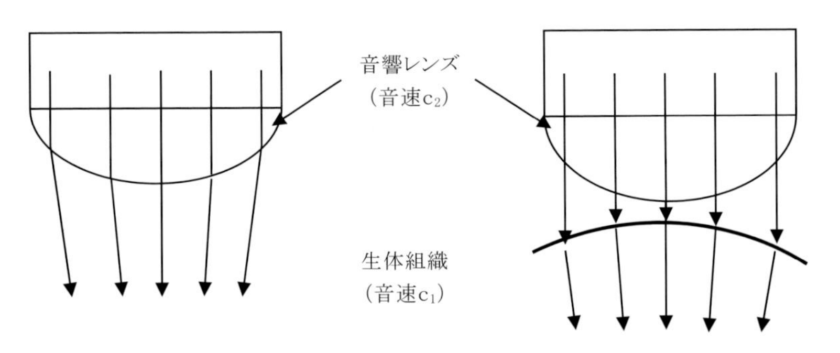

図15　凸状レンズでは、$c_1 > c_2$の場合超音波は集束する

CHAPTER 4
装置から安全性まで

装置から安全性まで

1．装置の構成

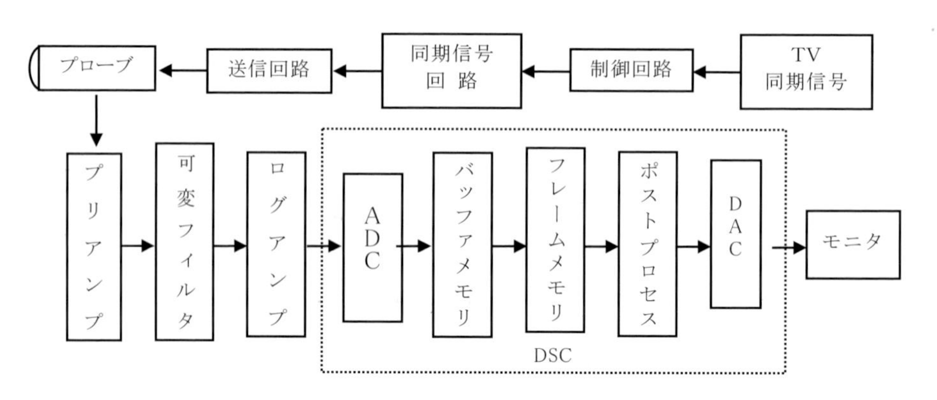

図1 超音波診断装置のブロックダイヤグラム

（1）プローブ、探触子(probe)

プローブは図２に示すよう、振動子、コード、プローブケース、ダンパー、電極、整合層、音響レンズ、被膜材により構成される。圧電素子は外部から超音波や振動を与えることで電圧を発生することから受信も兼ねる。

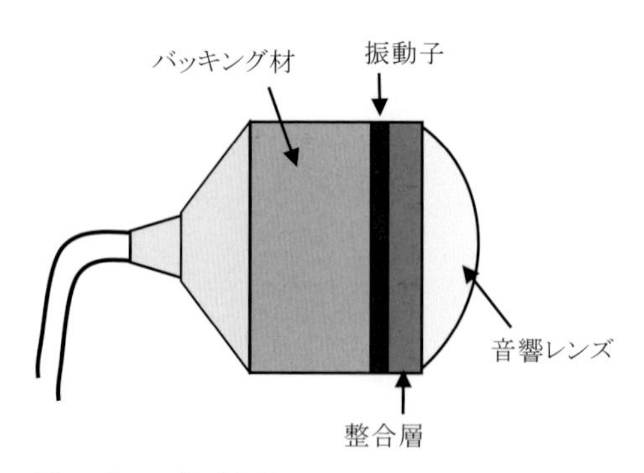

図2 プローブの断面

（2）振動子(transducer)

水晶の結晶体を荷電すると圧電効果(piezo electric effect)によって結晶構造に変形がおき（図３）、荷電の停止によって振動（残響）が媒質中を伝播する。圧電効果がみられる物質を圧電素子または電歪素子と呼び、水晶の他にトルマリンやロッシェル塩などが知られる。磁歪効果による素子も振動子*として一部知られるが、超音波診断装置に用いる素子は発生能率が高いPZT（ジルコン酸チタン酸鉛:55%$PbZrO_3$,45%$PbTiO_3$:磁器）や電歪素子であるPVDF（ポリフッ化ビニリデン:CH_2=CF_2の重合体）などが用いられる（表１）。PZTは携帯電話の呼び出し音などにも使用されている。

*音響変換器や アコースティックエミッター(acoustic emitter) とも呼ぶ。

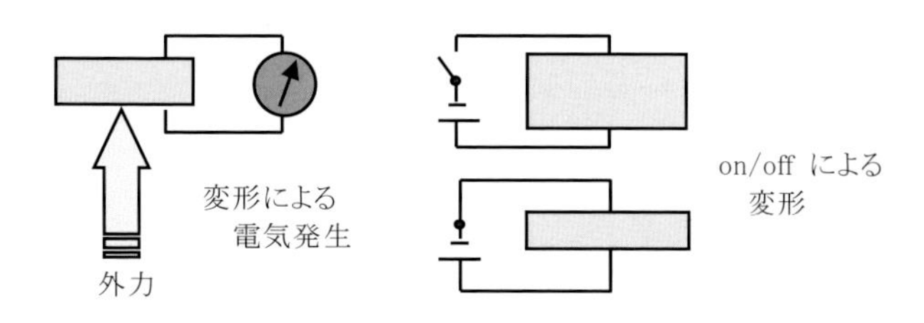

図3 (左)圧電効果と (右)逆圧電効果(reverse electric effect)

表1　代表的な素子

素子	素材	密度	k_α *1	キュリー点	音速	Z*2	用途
SiO_3	水晶	2.65	0.11	-	5740	15.2	−
PVDF	高分子圧電膜材	1.78	0.2	340℃	2260	4.02	機械式セクタスキャン
PZT	セラミック	7.37	0.48	573℃	4570	33.7	電子スキャン

*1 k_α:電気機械結合係数(圧力→電荷　または電界→変形の効率)
*2 音響インピーダンス

素子には20〜数百Vのトリガーパルスを印加することで送信が行われ、このときの周波数は素子の種類、形状、厚さにより変化し、同種類で同形状の素子では薄いほど高周波となる。特にPVDFは加工性に優れ、薄い形状が得られ高周波に向くが、発生効率に難がある。

$$f = \frac{c}{2 \cdot t}$$

f:周波数　t:振動子の厚さ　c:伝播速度

① 振動子の配列

振動子は、単一振動子として機械式セクタ走査に用いられるものもあるが、一般には複数を組み合わせ配列型として用いられることが多い。また、配列型振動子はリニアアレィ(linear array:短冊状配列)、アニュラアレィ(annular array:環状配列)、二次元配列(two dimensional array)などの種類がある（図４）。

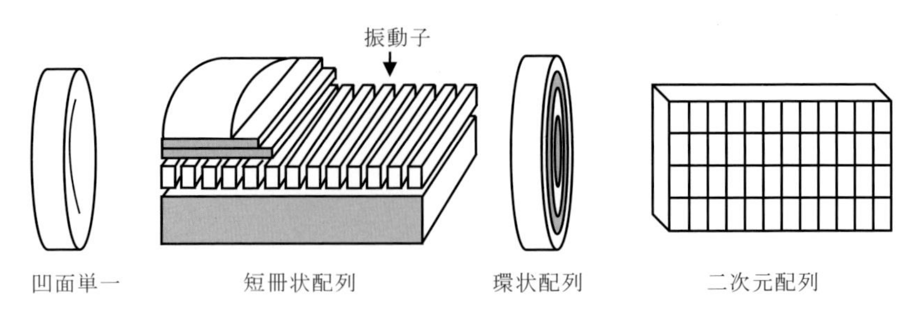

図4　振動子の配列形状

② 走査方式

現在の走査方式は配列形振動子（アニュラアレィを除く）を電子的に位相変化させて送信し、走査を行う方式がとられ、電子スキャン（電子式走査）の名称由来となっている。また、配列形振動子の電子走査方式は順次遅らせてスイッチを入れて送信するswitched array方式と遅延線を用いたphased array方式とがある。

一方、極端な例としてかなり前にみかけたコンタクトコンパウンドスキャンは手動走査の代表であったが、現在ではパノラミックビューが手動走査といえなくもない。機械走査式（メカニカルスキャン）には、プローブそのものをモーター駆動させるアークスキャン、プローブ内部にあるモーターで凹面単一振動子やアニュラアレィプローブを首振り走査させるセクタスキャン、図５に示す、IDUS*1やIVUS*2、内視鏡で使用する細径プローブなどラジアルスキャンがある。

*1　Intraductal US:血管内超音波検査

*2　Intravascular US:管腔内超音波検査

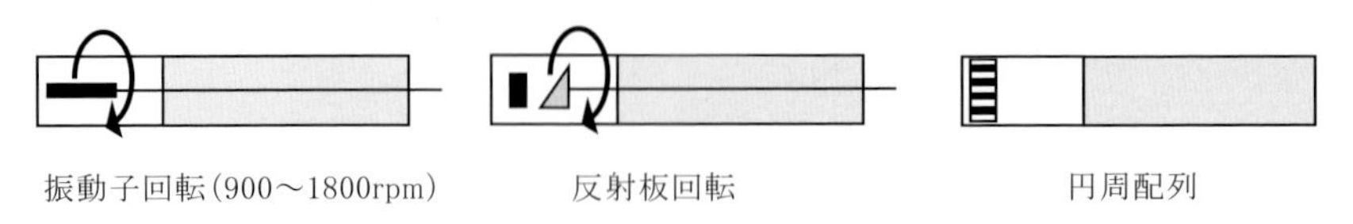

図5　細径プローブのスキャンの方式

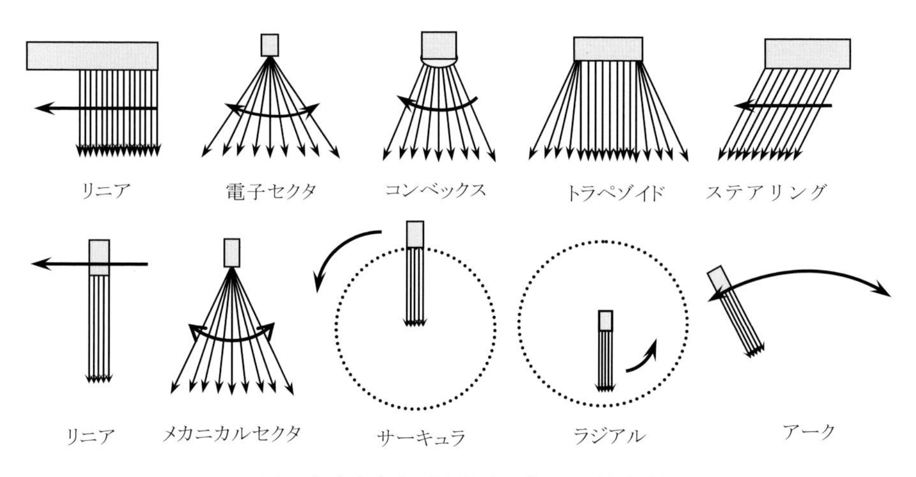

図6　各走査方式（上段電子式、下段機械式）

図７は、代表的な走査方式による画像をａ)～ｃ)、ｄ)はトラペゾイド表示、ｅ)はアニュラアレイプローブの外観で、重量のためワイヤーで吊られる。

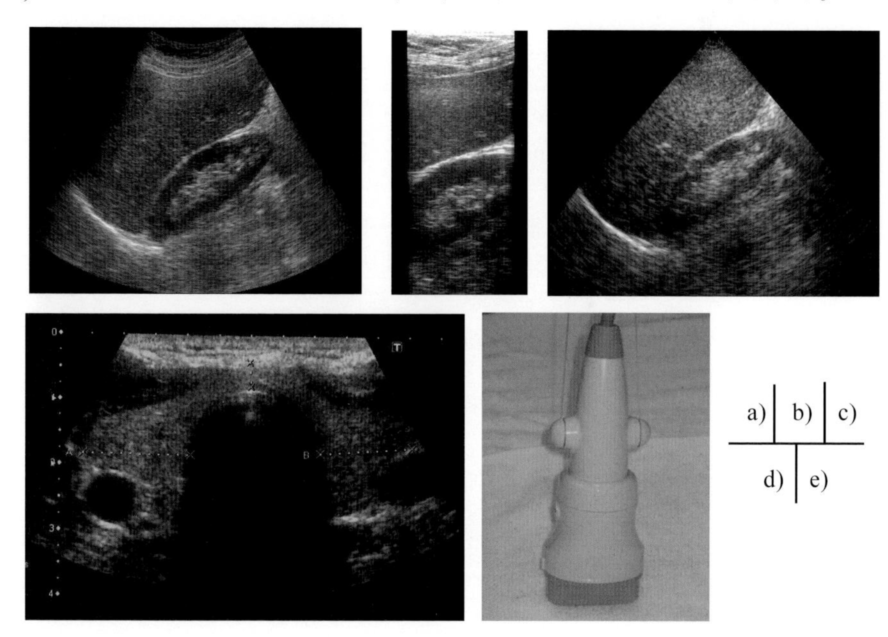

図7　a）コンベックス　b）リニア　c）セクタ　による肝右葉、右腎　d）リニアプローブによるトラペゾイドスキャン（甲状腺）　e)ワイヤーで吊して使用するタイプのアニュラアレィプローブ

■ 電子走査とフレームレート

配列形は、64～数百個ほどの振動子のなかの、あるグループ毎に送信をすることによって指向性を得る。

図８において、1～m番のグループから同時送信、次いで２～m＋1番のグループから、最後にn－m＋1～n番のグループから送信し、n－m＋1本のビームが送信される。このようにして時間的に遅れて送信されたビームの波面によって集束がおこる（１秒間に120～240本の超音波ビームが放出される）。

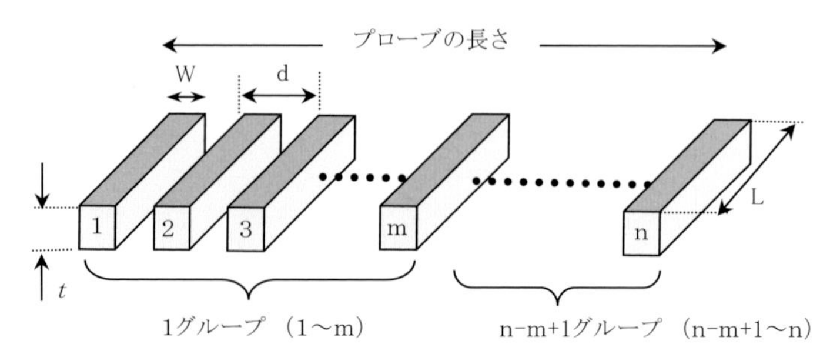

図8　リニアアレイのグループ送信

このビーム本数N（＝n－m＋1）は音線とも呼ばれ、Nとエレメントピッチdとの積が視野幅となる。また、前述のパルス繰返し周期PRTは診断距離（視野深度）を表すが、ビーム本数NとPRTの積は画面一コマ（フレーム）に要する時間を表し、この逆数が単位時間あたり表示されるコマ数（フレーム数）であり、フレームレート（frame rate）＊ と呼ばれる。フレームレートは大きい数値ほどスムースな動画で、時間分解能が良好といえる。

＊一般に毎秒のコマ数（frame per second：fps）

$$1本の音線の往復時間PRT = \frac{2L}{c}$$

$$1コマに要す時間T = N \cdot PRT = \frac{N \cdot 2L}{c}$$

$$フレームレートFR = \frac{1}{FT} = \frac{1}{N \cdot PRT} = \frac{c}{N \cdot 2L}$$

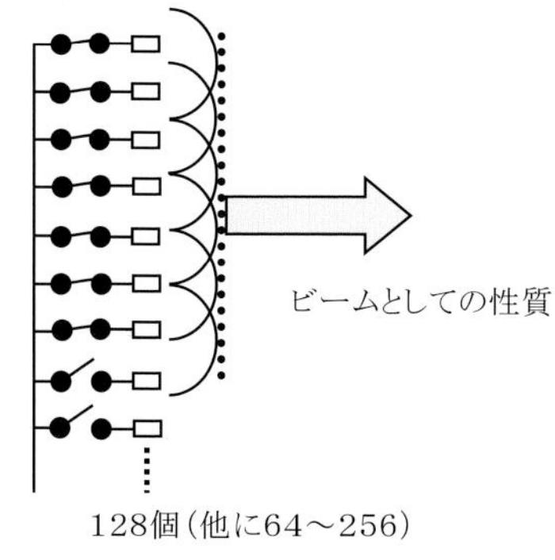

図9　スイッチドアレイ（リニア）

走査の方式のうち、スイッチドアレイは配列形振動子の送信タイミングをスイッチによって行い指向性をもたせるもので、おもにリニアプローブに用いられる（図９）。
一方、フェーズドアレイには超音波の送信を数十nsから数μs遅らせるために遅延線が用いられ、受信時においても受信フォーカスに用いられる。

一方、図10は、電子セクタの模式図である。遅延時間をτとしたとき、２番目の素子ではτ、３番目では２τ、ｎ番目では(n－1)τの遅延時間となる。この遅延時間はビーム方向の角度をθ、音速をｃ、エレメントピッチをｄとし、以下によって表される。すなわちｎ番目の振動子が発信した瞬間、１番目の振動子からの波面は$c\cdot\tau_n$まで進み、ｎ番目までの遅延時間τ_nは $\frac{(n-1)\times d\times \sin\theta}{c}$、偏向角$\theta_n$は $\sin^{-1}\frac{c\cdot\tau_n}{(n-1)d}$ と表される。

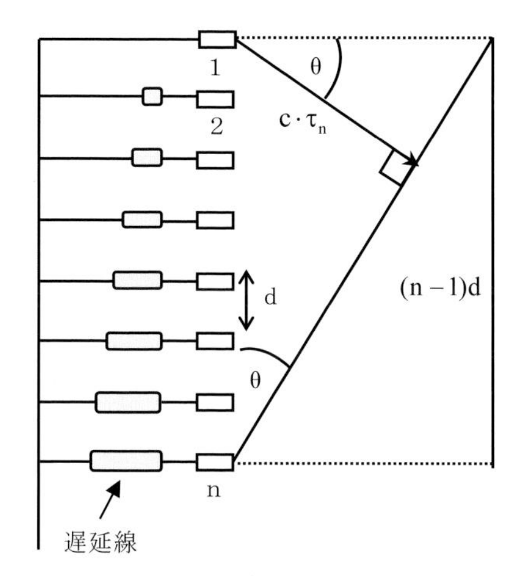

$$\tau_n = \frac{(n-1)\times d\times \sin\theta}{c}$$

$$\theta_n = \sin^{-1}\frac{c\cdot\tau_n}{(n-1)d}$$

図10　電子セクタスキャンにおけるビームの偏向

フェーズドアレイ式は、電子セクタ、リニア、オフセットセクタ（コンベックス）に多用される方式で（図11）、リニアスキャンでのトラペゾイド、ステアリング表示などに応用される。

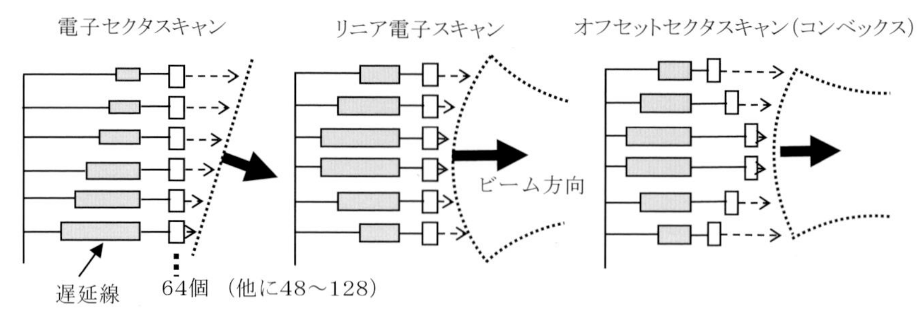

図11 各走査方法

■ 機械式セクタ走査(mechanical sector scan)

凹面単一振動子やアニュラアレイプローブにより断層像を得るにはモーターなどで振動子を駆動させる方式がとられる。構造が単純、10MHz以上の高周波化が容易、特殊形状に加工が容易などの利点がある。また電子セクタをはじめとしたフェーズドアレイプローブで、ある条件下に発生するグレーティングローブは機械式セクタ走査ではみられない。

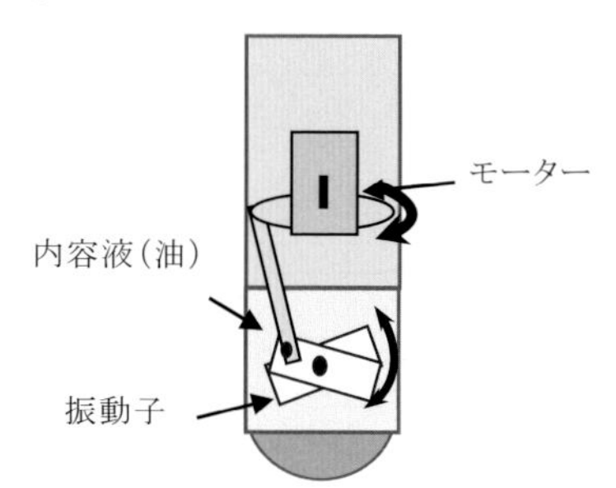

図12 機械式セクタプローブの構造

(3) ダンパー、整合層、音響レンズ

①ダンパー(damper)*

シンバルを手で押さえて残響をなくすのと同様に、フェライトゴムや炭素繊維により残響を抑えることで超音波のパルス幅を短くする。これにより距離分解能が改善される（ただし、Q値と感度は下がる）。

＊バッキング材または吸音材とも呼ぶ

②　整合層（maching layer）

表２に示すよう、振動子と生体の音響インピーダンスに差があると反射によって生体への入射効率が悪くなる。このため、段階的な音響インピーダンスをもつ物質を途中に入れて減衰されにくいようにして皮膚面まで伝播させるものである。厚さが$\lambda/4$であるようなパイレックスガラスやエポキシ樹脂が整合層として用いられる。また、音響インピーダンスが大きいPZTは多層の整合層となっている。

表2　音響インピーダンス（$kg \cdot m^{-2} \cdot s^{-1}$）

生　体	1.5×10^6
PZT	34×10^6
PVDF	$3 \sim 4.5 \times 10^6$

③　音響レンズ

音響レンズはスライス厚方向の分解能を改善するためにあり、ビームが生体と接触する際の屈折によって生体深部に向けて集束させるものである。したがって、生体より音速の遅いシリコンゴム（c＝1,000、ρ＝1．5）が利用される、

（４）タイミング／コントロール回路

Ｂモード上で基本信号を発生し送受信タイミングのコントロールを行う。

（５）送信回路

基本信号で各振動子の駆動タイミングを計り、数十～数百Vのトリガーパルス、高周波パルスを各振動子に順番に送る。

2. 受信・表示の原理と装置の調整

（1）表示形式

① Aモード(amplitude mode)

反射波が返ってくる時間を距離とし、その振幅を表示する方式で、眼科領域で眼軸長（角膜－網膜間距離）計測に使用される。

② Mモード(motion mode)

反射源の運動性の観察に用いられ、横軸を時間、縦軸を運動性のある反射源からの信号を輝度変調した曲線で表したもの。心エコー(UCG)では拡張期や収縮期での僧帽弁などの運動性や左室内径および心室中隔や後壁厚などから左室の運動能を評価することができる。

③ Bモード(brigtness mode)

ブラウン管上に位置検出した反射波の振幅を輝度で表したもので、現在の超音波診断装置に多用される一般的な表示モードである。

④ その他

ドプラモード(color doppler、power doppler、pulse wave doppler)

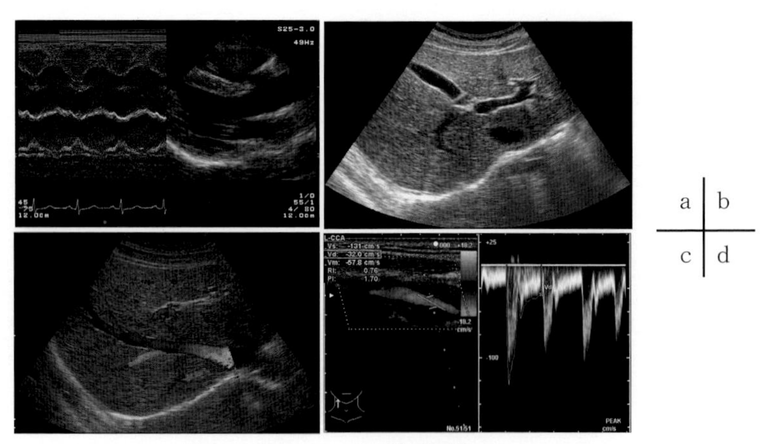

図13　各走査モードの表示画像
a）Mモード　b）Bモード　c）CDI　d）CDIとPWD

（2）全波整流と包絡線検波

受信された減振幅パルスの整形過程は、全波整流後の包絡線をひとつのパルスとして表示、さらにその振幅を輝度に変換して表示する。

（3）受信回路

受信反射信号の加算、受信フォーカス、フィルタ処理、ダイナミックレンジ、エンハンス、ゲイン、STCの調節を行う回路。

（4）ダイナミックレンジ（dynamic range：DR）

受信信号の上限および下限をカットする電圧、すなわち信号を選択する幅をいい、以下のようにデシベルで表される（装置によってはコントラスト調整とも表示される）。ダイナミックレンジを広くすると弱い信号から強い信号まで表示できるが、輝度の差が少なく軟らかな画像となる。逆に狭くするとある部分だけの信号を大きな輝度差で表示でき、硬い画像となる（図14）。

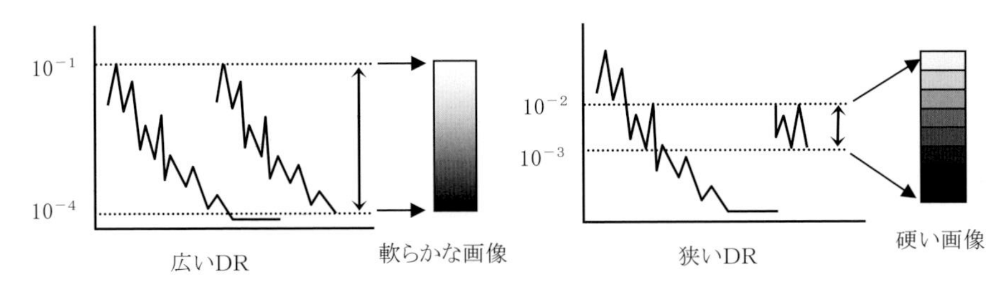

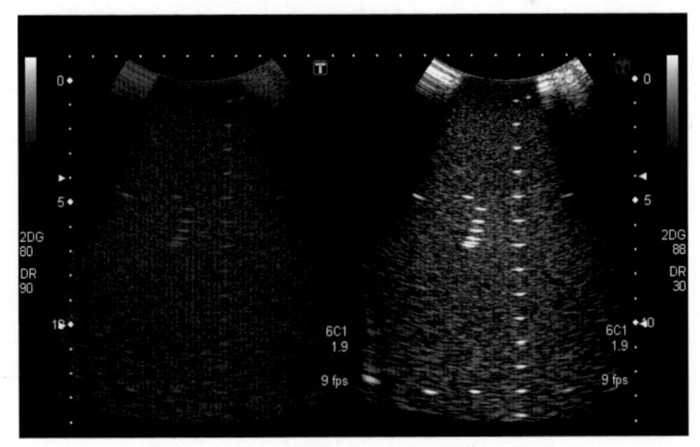

図14　DRの違いによる画質の変化
左）DR90　右）DR30

ダイナミックレンジは次のようにデシベルdBで表される。

$$DR(dB) = 20\log_{10}\frac{upper}{lower}$$

下限が10^{-3}(V)、上限が10^{-2}(V)→ 20(dB)
下限が10^{-4}(V)、上限が10^{-1}(V)→ 60(dB)

（５）ゲイン(GAIN)＊

超音波の受信波から得られる電気信号は10^{-5}～10^{-2}V程度の電圧であり、近距離と遠距離からの反射信号とでは1,000倍もの差がある。微弱な信号も同時に表示させるために対数増幅器を用いて入力信号の増幅度を変え、適度な輝度にモニタ表示する（信号レベルの調節を行う輝度調整と類似）。ゲインもダイナミックレンジと同様、デシベルで表される。

＊ 利得、増幅度

$$GAIN(dB) = 20\log_{10}\frac{output}{input}$$

入力が10^{-5}(V) 出力が10^{-2}(V)→ 60(dB)
入力が10^{-4}(V) 出力が10^{-2}(V)→ 40(dB)

ゲインを上げると弱い信号も表示されるようになるが、図15左下に示すよう、表示可能なレベルを超えた強い信号は輝度が飽和する。

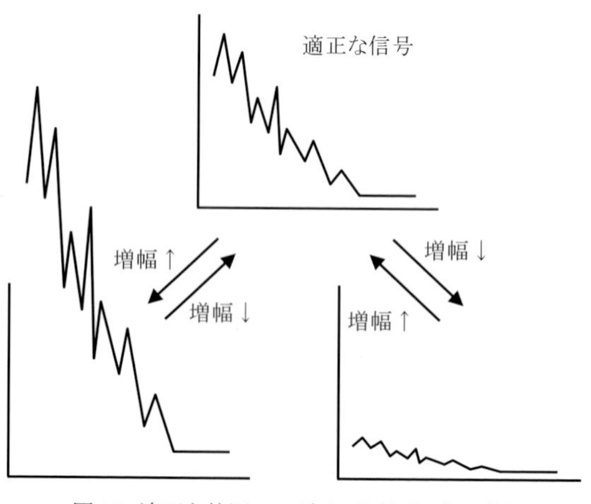

図15　適正な範囲へのゲイン調整(輝度調整)

（６） STC（sensitivity time control）

深部からの受信パルスは往復距離が長いため減衰が大きく、浅部と深部との輝度が一様とならずに深部ほど輝度が低くなる。このため、距離毎（受信までの時間毎）に増幅調整を行うのがSTC*である(図16)。

＊ またはTGC：time gain compensation

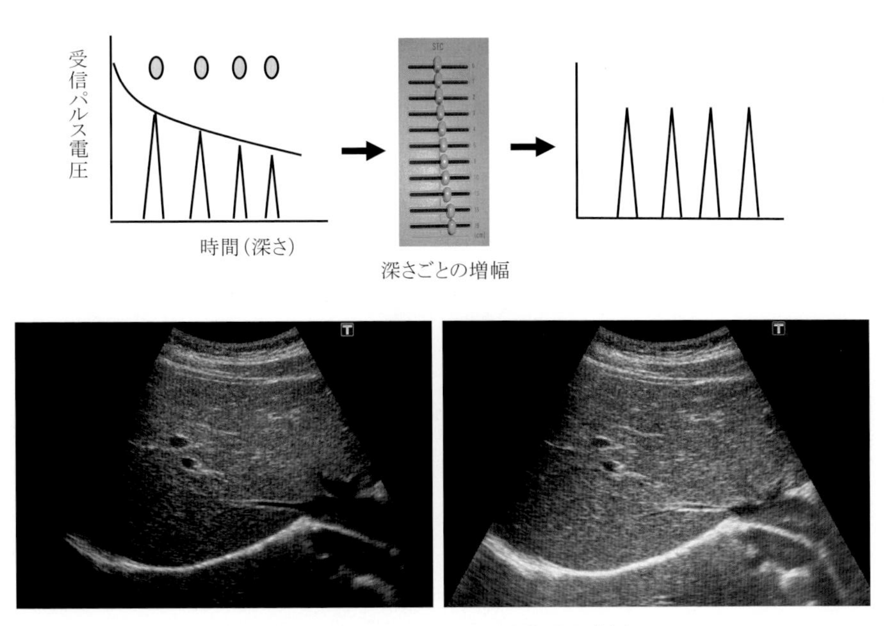

図16　STC調整　深さによる減衰信号を増幅

（７） フォーカシング（focusing）

フォーカスは、超音波ビームを narrow beam に集束させ、高分解能で描出させることを目的とする。

■ フォーカスの調整

- １点フォーカスか多段フォーカス（dynamic focus）かの調整
- フォーカスポイントの深さの調整

① 電子フォーカス

プローブ長軸方向のフォーカシングには電子フォーカスが応用される。電子フォーカスで大きな役割をもつ回路として遅延回路がある。十数個のグループにある振動子の内側ほど発信を遅らせると１列にならぶ振動子からの波面はホイヘンスの原理により凹状平面波となって集束されたビームとして進行するようになる。このようにしてフォーカシングを行う回路を電子フォーカスと呼ぶ。図17は遅延時間を変えることにより焦点距離が変化することを表したものである。電子フォーカスの欠点は、１回の送信で１点にしかフォーカスをかけられないことで、送信時に多段にフォーカスをかけると段数分の送信を繰り返すことになりフレームレートが低下してしまう。

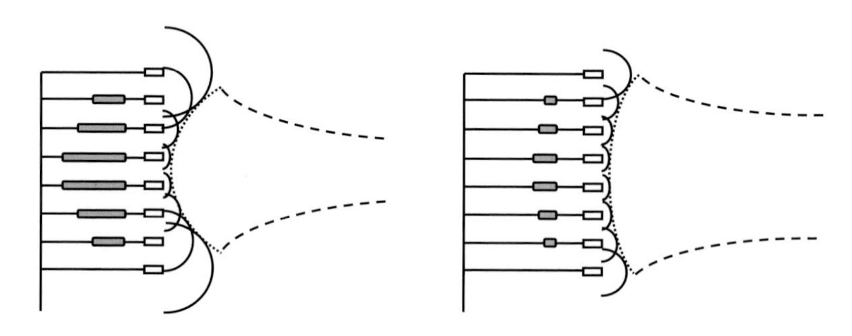

図17　遅延時間の変化による送信フォーカス

② 送信多段フォーカスと受信ダイナミックフォーカス

振動子へのトリガーパルスを遅延時間の変化によって送信を数回行うことで異なる焦点を持つビームが合成され、集束した細いビームができる。これを送信多段フォーカスまたは送信マルチフォーカスと呼ぶ。反面、フォーカス点を増やすほどフレームレートは低下し、リアルタイム性の劣る動画となる欠点を持つ（図18）。一般に、術者が使用（調節）できるフォーカスは送信多段フォーカスを指す。

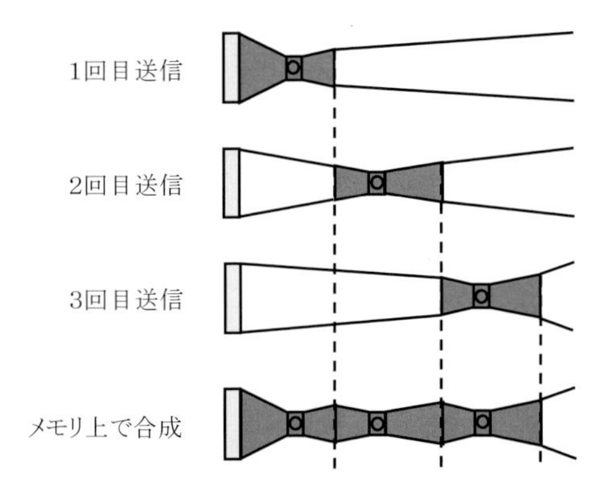

図18　送信多段フォーカス
同じ位置でフォーカス点深度を変えて送受信をn回行い、メモリした受信信号を合成。フレームレートは1／nとなる。

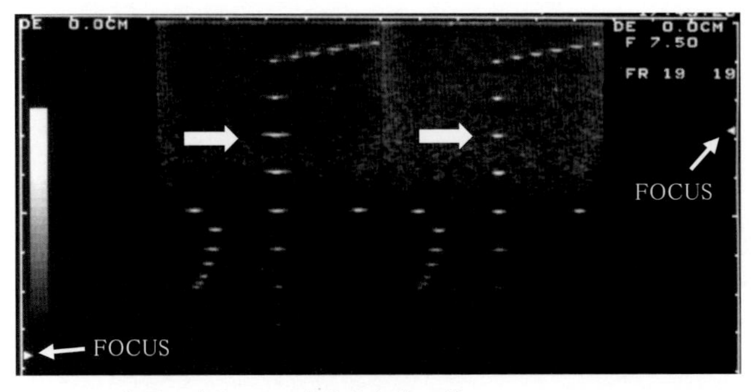

図19　フォーカス位置の変化による方位分解能の差
右の画像はファントム内のピンにフォーカスポイントを合わせることで方位分解能が良好な状態で描出される。左はフォーカスポイントを離した画像。

一方、受信信号のフォーカシングは、①振動子グループの口径を変化させて受信する方法、②図20に示すように遅延回路によって時間差を調整して加算、常に時相の揃ったビームを得る方法により行われる。このような受信フォーカスは、多段であってもフレームレートに影響せず、動的な画像が良好に得られることから受信ダイナミックフォーカスと呼ばれる。最近では受信波をデジタル化し、メモリで処理するデジタル遅延によって精度よく受信ダイナミックフォーカスが行われる。

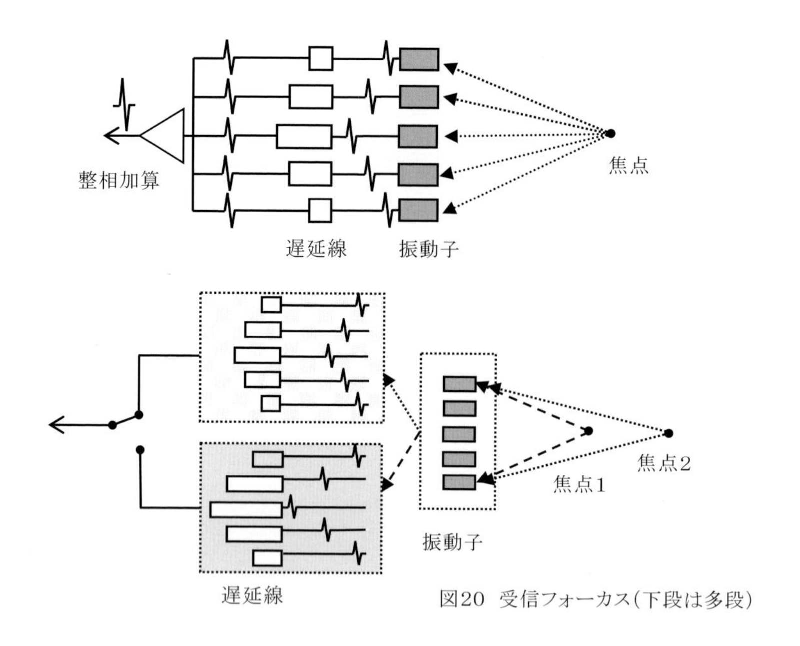

図20　受信フォーカス(下段は多段)

(８) エコーエンハンス(echo(edge) enhance：EE)

信号のエッジ強調を行い、輪郭を強調させる。これにより計測が行いやすくなる。

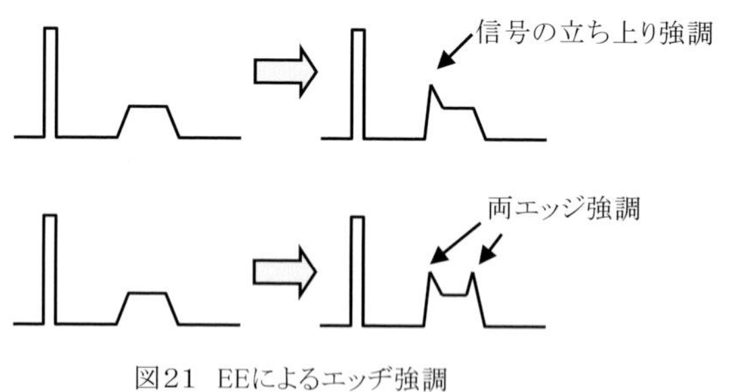

図21　EEによるエッヂ強調

(９) FFTドプラ処理回路・カラードプラ処理回路

受信信号から取り出した信号の周波数分析、結果をDSC回路へ送る。

（10）DSC回路

受信回路、FFT・カラードプラ処理回路で処理された信号をメモリに記憶し、TV信号に変換する。多段フォーカス、フリーズ、ポストプロセス、γ補正等の画像処理も行う回路。A/D変換器やD/A変換器の回路もあり、この中のD/A変換器はデジタル信号をアナログ信号に変換。ローパスフィルタにより信号のない部分の補間処理なども行う。

（11）モニタ・プリンタの調整

本体のゲインとSTCを標準的に調整した後、プリンタを適当な濃度・コントラストとなるように調整する。明室を暗室にしてモニタを観察すると輝度が増強して観察され、ゲインを下げてしまいがちになる。このような場合は、モニタで輝度・コントラストの調整を行えば、プリンタの調整は不要となる。

（12）エコーゼリー

被検者の皮膚面とプローブ間に空気が存在すると著しく超音波ビームが減衰し、適正な画像が得られなくなる。このため、ポリマ、界面活性剤などからできているゼリーを、音響結合剤として体表面に塗布して検査を行う。

（13）音響カプラ

体表近傍や胆嚢底部などプローブに近い部分のエコーは、多重反射などのアーチファクトや近距離音場内（プローブ近傍）の音場の乱れから、クリアな画像が得られにくい。このような場合、プローブからの距離をとることによって目的部位を音場のよい領域とするため、多重反射の影響を避けるためなどに音響カプラを用いる。また、乳腺のような不定形部位の検査では、プローブの接触性を改善する目的がある。材質は脱気水を入れたゴム袋や高分子材料であるが、素材によっては多重反射を助長してしまうものもある。簡便な方法として、エコーゼリーを厚めに塗ってプローブをそっと置いて走査する方法がある。

3．非線形現象とハーモニックイメージング法

Harmonicは日本語で「倍音」と訳され、ハーモニックイメージングは主に送信周波数の２倍にあたる受信周波数を取り出して画像を構築する方法をいう。

この方法に加え、造影剤を使うものをCHI(contrast harmonic imaging)、使わないものをTHI(tissue harmonic imaging)と呼ぶ。

尚、HARMONIC IMAGINGはシェーリング・アクチエンゲゼルシャフト社の商標である。

（１）THI(tissue harmonic imaging)

非線形現象とは２つの物理量の変化が比例関係にない現象をいい、生体内を伝播する超音波では、圧力（音圧）の違いによりその伝播速度が変化し、比例関係がなくなる場合がある。圧力が高いところはやや速く、低いところはやや遅く進行し、図22のように正弦波形が歪んだ波形、鋸歯状波となる（音速の非線形現象）。鋸歯状波は送信した周波数（基本波）の２倍、３倍の周波数をもつ高調波と呼ばれる波が異なった振幅で合成されたものである（図23）。この高調波を受信することで高分解能画像を得ることができる。

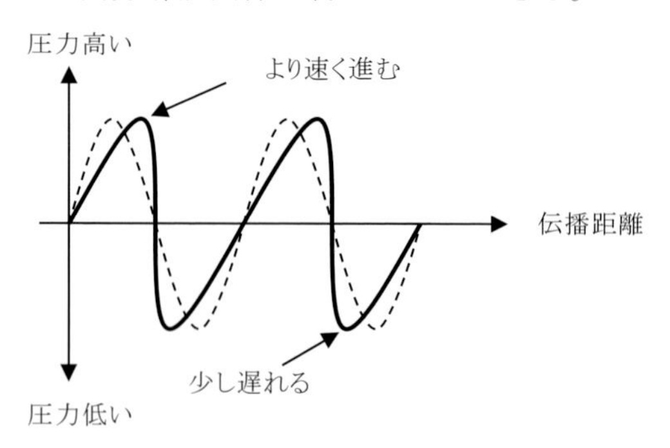

図22 圧力(音圧)の違いによる伝播速度の変化

反射波に含まれる送信周波数（基本周波数）の倍音(2倍、2倍の2倍、･･･)のうち２倍の周波数（二次高調波）を用いて画像をつくるのが現在の手法で、周波数やビーム幅、指向性におけるメリットによってアーチファクトの低減した画像が得られる。たとえば図24は肝海綿状血管腫の画像であるが、明らかにTHIが優位な画像といえる。

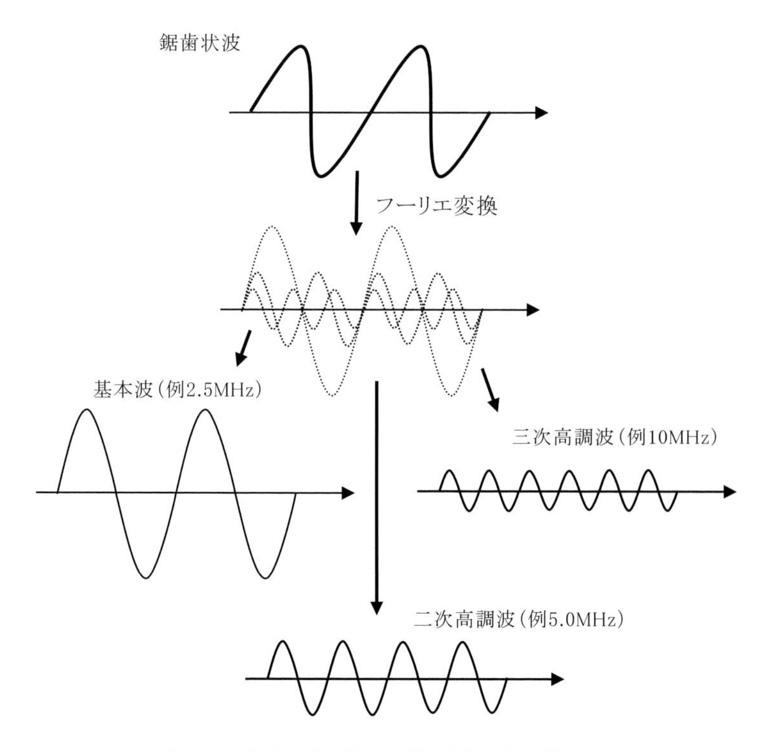

図23　波は異なる周波数に分けることができる

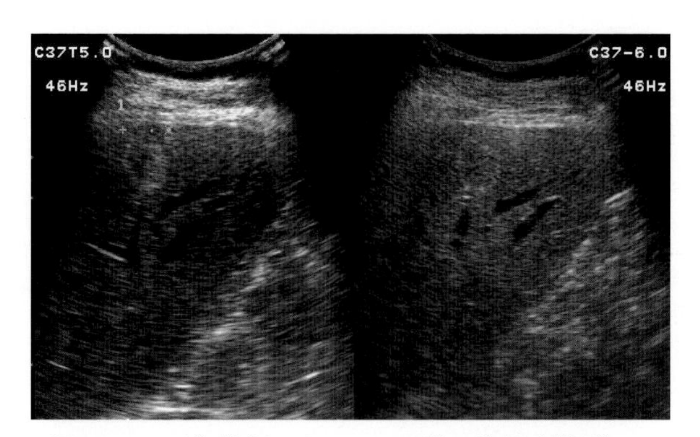

図24　THI画像（左）とFandamental画像の差（肝血管腫）

（２）CHI(contrast harmonic imaging)

以前からの造影エコーは、血流エコー信号の増強を周囲組織と音響インピーダンスが大きく異なる気体（気泡）を用いる事で可能としてきた。しかし、より侵襲度の低い静脈投与が可能な超音波造影剤の開発により、気泡はさらに小さい微小気泡(micro bubble)となり、通常のＢモード画像では周囲組織と目的部位の明瞭な視覚確認が難しくなった。この解決法としてハーモニックイメージング法が考えられ、THIはCHIの研究段階で発見された背景がある。CHIは微小気泡の振動や音圧により崩壊する時に発生する二次高調波成分を効果的に使い、目的部位（血管）の鮮明な造影を可能とした。

（３）二次高調波成分の分離法

基本周波数成分と二次高調波成分の分離には、フィルタ法と位相のズレを積極的に使った方法とに大別される。前者は受信波を二次高調波帯域のフィルタに通過させ送受信帯域を分離するが、完全な基本周波数成分の分離が難しく、送受信とも帯域幅は狭くなり距離分解能の低下が欠点とされる。後者はフィルタ法の欠点を解決した方法で、位相反転(pulse inversion)法などと呼ばれる。位相を180度変えた２つでひと組の超音波を発信させると、基本波によるエコーは逆位相で相殺されるが、二次高調波は同相で強調され残ることになる。ただし、同じ方向に２回送信することで、理論的にはフレームレートは半分となる。

ハーモニックイメージング法は超音波診断装置のデジタル化によって可能になった画像構築法であり、現在では普及機にも搭載されてきている。

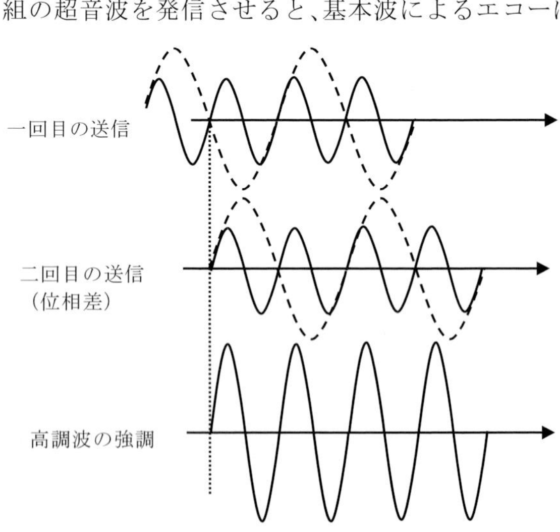

図25　位相反転法

4．ドプラ法

（1）ドプラ効果

「ピーポー」と救急車がサイレンを鳴らしながら近づいてくるとき、徐々に高音域（周波数が高く）になり、遠ざかるとき低音域（周波数が低く）になることをしばしば体験する。このように、音源または観測者の移動により発生する周波数の偏移現象をドプラ効果と呼び、オーストリアの物理・数学・天文学者 Johann Christian Dopplerが発見した現象である。

この現象の超音波検査への応用についての基礎知識を解説する。

① 音源が静止しているとき

周波数f、音速c、波長をλとしたとき、t秒後に発信した音波の波面との距離は$c \cdot t$(m)、この間に入る波数は$\frac{c \cdot t}{\lambda} = f \cdot t$である。

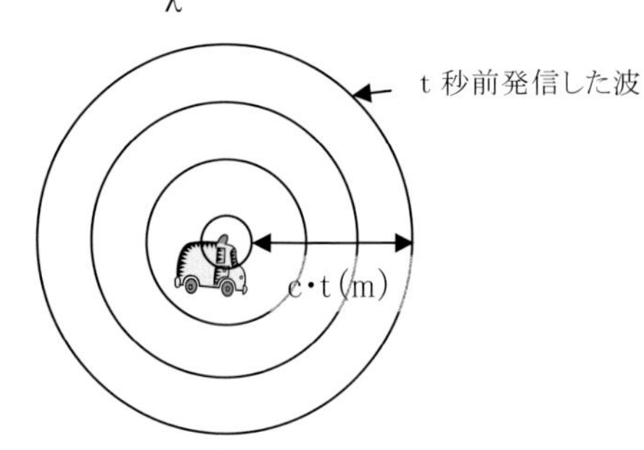

図26　音源が静止

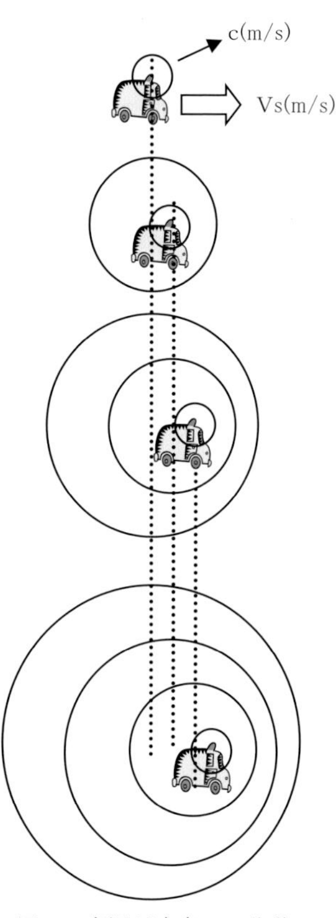

図27　音源が速度Vsで移動、観測者が静止

② 音源が速度Vsで移動し、観測者が静止

0秒に発信した音波はt秒には$c \cdot t$(m)まで進む。一方、この音源は$Vs \cdot t$(m)まで移動しており、送信済みの波面と送信直後の波面の距離は$c \cdot t - Vs \cdot t$(m)である。この間に入る波数は周波数が不変であるから$f \cdot t$である。波面間の距離を波数で除したものが波長λ′であり、

$\lambda' = \dfrac{c \cdot t - Vs \cdot t}{f \cdot t} = \dfrac{c - Vs}{f} = \lambda \cdot \left(1 - \dfrac{Vs}{c}\right)$ と計算される。

これを静止して観測したときの周波数 f′は、

$$f' = \frac{c}{\lambda'} = \frac{c}{\lambda(1 - Vs/c)} = f \cdot \frac{1}{1 - Vs/c}$$ である。

③ 音源は静止、観測者がVrで移動

本来観測するべき位置よりVr・t 離れた位置で観測。延びた距離をあわせたc・t＋Vr・tに入る波数は f ・t、波長は $\lambda' = \dfrac{c \cdot t + Vr \cdot t}{f \cdot t} = \dfrac{c + Vr}{f} = \lambda \cdot \left(1 + \dfrac{Vr}{c}\right)$、周波数は $f' = \dfrac{c}{\lambda'} = f \cdot \dfrac{1}{1 + Vr/c} \fallingdotseq f \cdot (1 - Vr/c)$ と計算される。

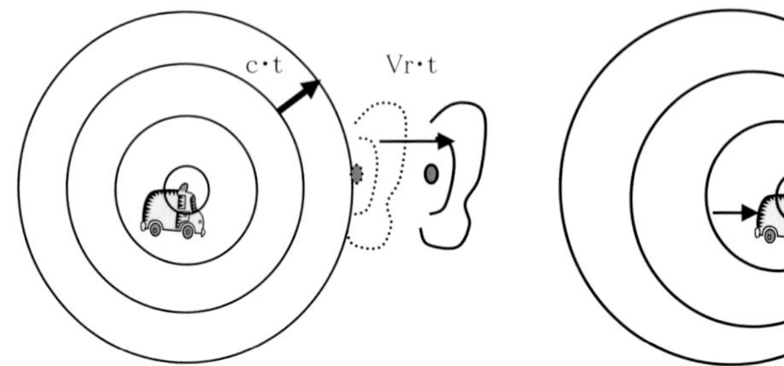

図28　音源は静止、観測者がVrで移動

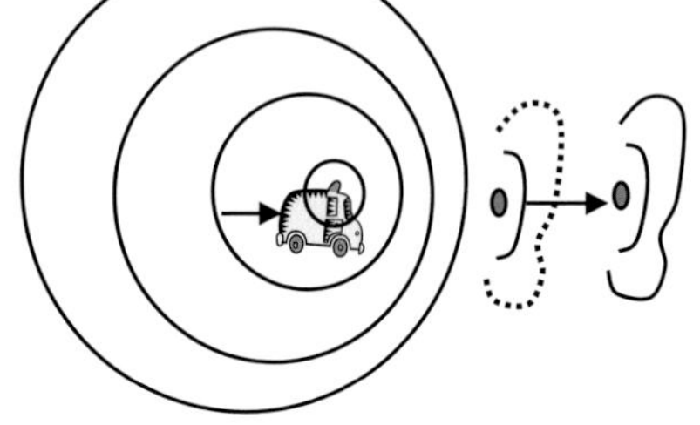
図29　音源も観測者も同じ方向に移動

④ 音源も観測者も同じ方向に移動

（音源が観測者に近づくと同時に観測者が音源から逃げるような場合）
上記のふたつの式を用いて次式が得られる。

$$f' = f \cdot \frac{1}{1 - Vs/c} \cdot (1 - Vr/c) = f \cdot \frac{c - Vr}{c - Vs}$$

$$f' = f \cdot \frac{c - Vr}{c - Vs}$$

この式を使って血流を想定して次のような式を導いてみる。

はじめ静止した音源に観測者が近づき（イ）、次いで観測者からの反射が音源となってはじめの音源（観測者に変化）に近づく場合（ロ）について計算する。これは血管内の赤血球の流れがプローブへ近づく例である。

イ）Vrに－V、Vsに０を代入し、はじめの音源からの周波数をf_0、観測周波数をf_1とすれば、$f_1 = f_0 \cdot \frac{c+V}{c}$　が得られる。

ロ） f にf_1、Vrに０、VsにＶを代入、最終的に観測者が得られる周波数をf'とすれば、

$$f' = f_1 \cdot \frac{c}{c - V} = f_0 \cdot \frac{c + V}{c} \cdot \frac{c}{c - V} = f_0 \cdot \frac{c + V}{c - V}$$

$$f' = f_0 \cdot \frac{1 + V/c}{1 - V/c}$$

$$c \gg V\text{のとき}\quad \frac{1}{1 - V/c} \fallingdotseq 1 + V/c$$

$$\therefore f_0 \cdot \frac{1 + V/c}{1 - V/c} \fallingdotseq f_0(1 + V/c)(1 + V/c) = f_0(1 + 2V/c + (V/c)^2)$$

$$C \gg V\text{のとき}\quad (V/c)^2 \fallingdotseq 0$$

$$\therefore f' \fallingdotseq f_0(1 + 2V/c)$$

次にプローブから遠ざかる血流の例である。静止した音源から観測者が遠ざかり･･･ハ）、次いで観測者からの反射が音源となってはじめの音源（観測者に変化）の位置から遠ざかる場合･･･ニ）について計算する。

ハ）VrにＶ、Vsに０を代入し、　$f_1 = f_0 = f \cdot \frac{c - V}{c}$

ニ）Vrに０、Vsに－V、f_0にf_1を代入し、最終的に観測者が得られる周波数をf'とすれば、

$$f' = f_1 \cdot \frac{c}{c + V} = f_0 \cdot \frac{c - V}{c} \cdot \frac{c}{c + V} = f_0 \cdot \frac{c - V}{c + V}$$

$$f' = f_0 \cdot \frac{1 - V/c}{1 + V/c}$$

$$c \gg V\text{のとき}\quad \frac{1}{1 + V/c} \fallingdotseq 1 - V/c$$

$$\therefore f_0 \cdot \frac{1 - V/c}{1 + V/c} \fallingdotseq f_0(1 - V/c)(1 - V/c) = f_0(1 - 2V/c + (V/c)^2)$$

$$c \gg V\text{のとき}\quad (V/c)^2 \fallingdotseq 0$$

$$\therefore f' \fallingdotseq f_0(1 - 2V/c)$$

以上により、血流がプローブに近づくとき周波数が高くなり、遠ざかるとき低くなることがわかる（図30）。

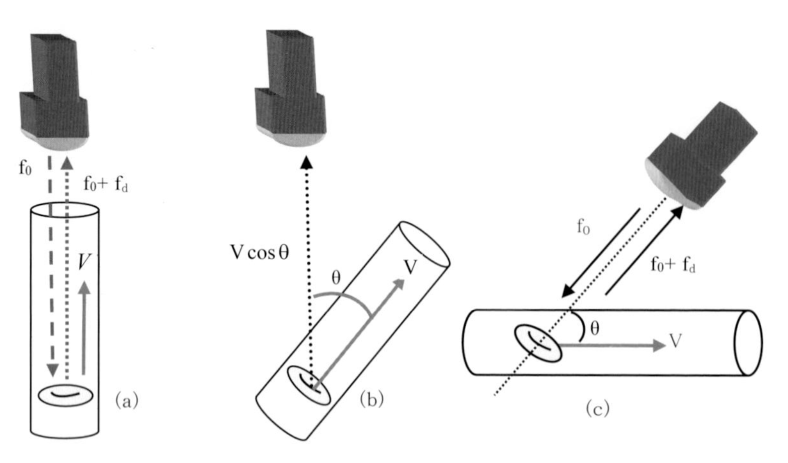

図30　速さVの赤血球が超音波ビームとの角度によったドプラシフトの変化

血流の方向性を判別する目的に、送信周波数と同じ周波数が他の回路から発信され比較されることから参照周波数とも呼ばれ、f_0で表される。受信周波数 f′と参照周波数f_0との差(f′−f_0)をドプラシフト周波数f_dと呼び、近づく血流のとき$+f_d$、遠ざかる血流のとき$-f_d$となる。

$$f_d = f_1 - f_0 = f_0\left(1 + \frac{2V}{c}\right) - f_0 = f_0\left(\frac{2V}{c}\right)$$

この計算式は、図30(a)に示すようビームに対する角度が０°か180°の例であるが、実際は図30(b)(c)のようにビームに対して角度θをもつ場合が多く、速度はV cosθ、ドプラシフト周波数は $f_d = f_0 \cdot \frac{2v\cos\theta}{c}$ として表される。

ここでθが90°の場合はcos90°がゼロであり、ドプラ信号は発生しないことになる。　また、図31は周波数分布で表したドプラシフトで、ナイキシスト周波数などに関係する。

$$f_d = f_0 \cdot \frac{2v\cos\theta}{c}$$

$$V = \frac{f_d}{f_0} \cdot \frac{c}{2\cos\theta}$$

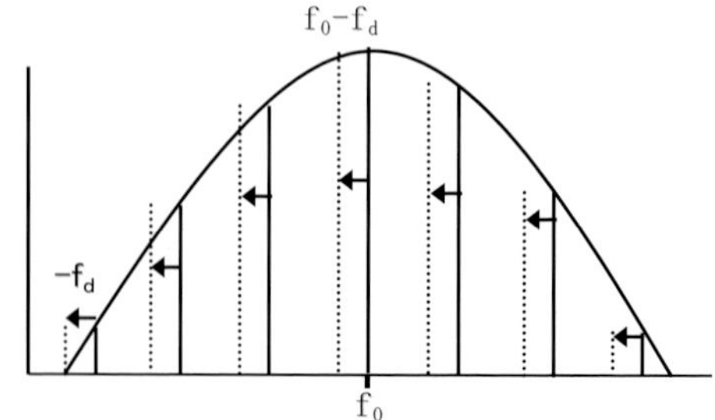

図31　周波数分布からみたドプラシフト

（2）ドプラーモード

① 連続波ドプラ（Continuous Wave Doppler：CWD）

- 送受信は個別の素子
- 一方向に連続送受信
- 位置情報なし（ビーム上の全情報を合わせ持つ）
- 高速（異常）な流れの測定に向く
- オルタネートモード不可

② パルスドプラ（Pulsed Wave Doppler：PWD）

- 送受信は同一素子
- 一方向に間欠送受信
- 位置情報あり（特定部位の流れの評価）
- 低速流の測定に向く
- オルタネートモード可

③ 血流イメージ（Color Doppler Image：CDI、Color Flow Mapping：CFM）

- 送受信は同一素子
- 多方向へ間欠的に送受信
- 位置情報あり（面の情報として）
- 異常な流れの発見に向く
- Ｂモード断層像に重ねてリアルタイム表示

（3）ドプラ検査に用いられる周波数分析法

① 連続波ドプラ法、パルスドプラ法

・・・周波数分析：FFT（高速フーリエ変換）法

- 定量性がよい（周波数分析の精度が高い）
- 流れの方向表示可
- 流速の成分と量を表示
- モニタ表示：スペクトラム表示

② 血流イメージング法・・・周波数分析：自己相関法

- 定量性悪い（定性的）
- 流れの方向表示可

■ 流速表示は平均値
■ 流速成分の分散表示（バラツキ表示）可

（４）血流イメージングの種類

① 流速・分散表示

■ 流れの方向を赤(TOWARD)、青(AWAY)で表す
■ 速度をそれぞれの色の明るさ（明度）で表す
■ 流速の乱れ（分散）は緑色を加えて表す
■ 主として循環器検査に用いられる（弁逆流の速い流れは明るく表示）

② 流速表示(HUE)

■ 流れの方向を赤系統(TOWARD)、青系統(AWAY)で表す
■ 速度を赤→黄、青→青緑の色相(HUE)の変化で表す
■ 色の明るさ（明度）は一定
■ 主として腹部領域（遅い流れでも明るく表示）

③ 流速表示(SATURATION)

■ 流れの方向を赤(TOWARD)、青(AWAY)で表す
■ 速度は白を加え、彩度（SATURATION)の変化で表す
■ 色の明るさ（明度）は一定
■ 主として頸動脈の検査

④ パワー表示

■ 流れの方向を赤(TOWARD)、青(AWAY)で表す
■ エコーの強さをそれぞれの色の明るさ（明度）で表す
■ エコーの強さを表示するため、ドプラ法の角度依存誤差が少ない

⑤ 分散表示

■ 流れの方向にかかわらず、流速の乱れ（分散）を黄色で表す
■ 速い流れで乱れが多い場所が明るく表示

色のつけ方や表示の名称は一般的な例であり、設定方法や装置メーカーによって異なる。

（5）エリアシングとナイキスト周波数

これまでは、パルス繰返し周波数（PRF）およびその逆数であるパルス繰返し周期（PRT）は診断可能距離として説明してきたが、パルスドプラ法やカラードプライメージでは動きをとらえるため、カメラの連写でいう秒間のシャッター回数をPRFに、シャッターとシャッターの間隔をPRTにたとえるのがよい。

図32は動く赤血球をカメラで連写したとする模式図である。コマの長さはPRTで、PRFが秒間のコマ数である。（a）の左列をスタートした流速V_aの赤血球は次のコマでは同位置にないため流体と認識され、移動しないものが次のコマにあった場合はキャンセルされる（レーダー技術･･･moving target indicatorがカラードプライメージに応用されている）。（b）のように速い流速V_bではシャッター間隔が追いつかず、次のその次のコマに表現されてしまう可能性があり、（c）のように流速の測定値は折り返して表現され、これを折り返し現象(aliasing)と呼ぶ。折り返し現象を避けるためにはシャッター間隔であるPRTをさらに短く、すなわちPRFを高くする必要がある（d）。

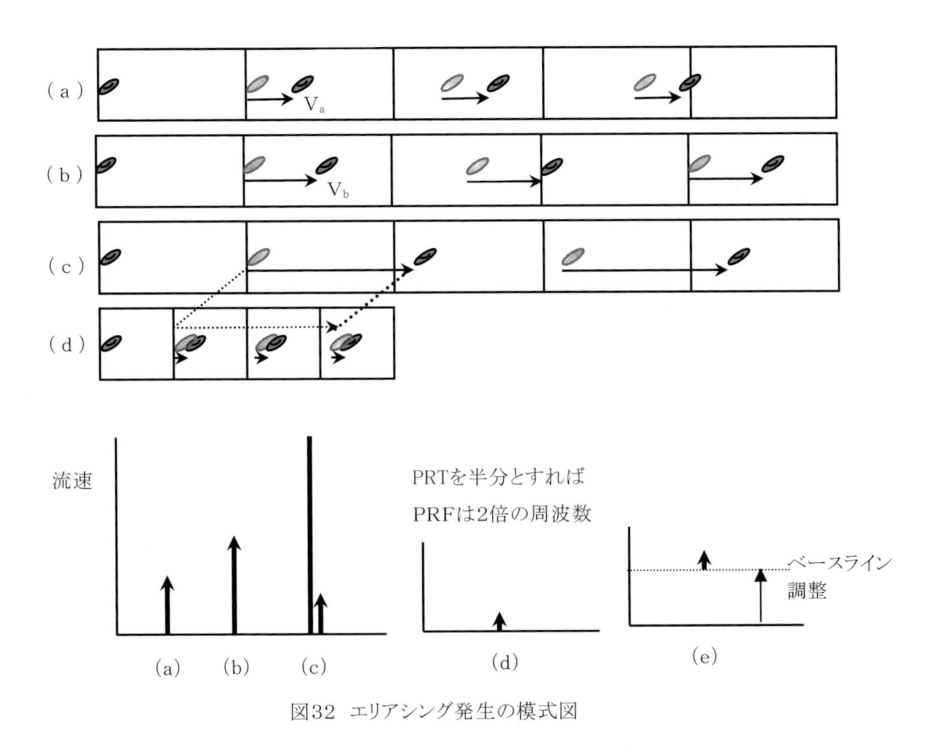

図32　エリアシング発生の模式図

次に、一般に動脈と静脈の血流は相反する方向に向くが、近づくもの（$+f_d$）と遠ざかるもの（$-f_d$）を同時に描出するにはPRFを２等分しなくては方向性が判別できない。すなわちPRFの２分の１がサンプリング可能な最大偏移周波数であり、ナイキスト周波数（Nyquist frequency）と呼ばれる（図33）。折り返し現象はこのV_{max}を超えたときに発生し、パルスドプラを示した図34右のように逆方向に血流速度が示され、図34左に示すカラードプラでは赤（TOWARD）の中に青（AWAY）が混じるような画像となる。このような場合にはベースライン（ゼロシフト）やPRF、送信周波数などの調整が必要となってくる。

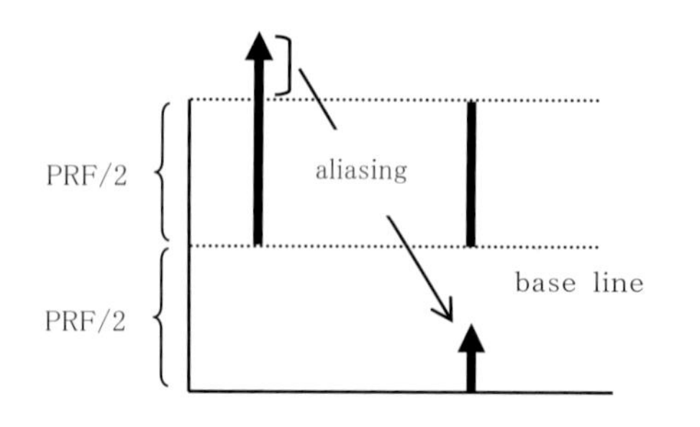

$$f_d = f_0 \cdot \frac{2v\cos\theta}{c}$$

f_dに$\dfrac{PRF}{2}$を代入、VをV_{max}とし

$$V_{max} = \frac{PRF \cdot c}{4f_0\cos\theta}$$

図33　エリアシングとナイキスト周波数（PRFの1/2）

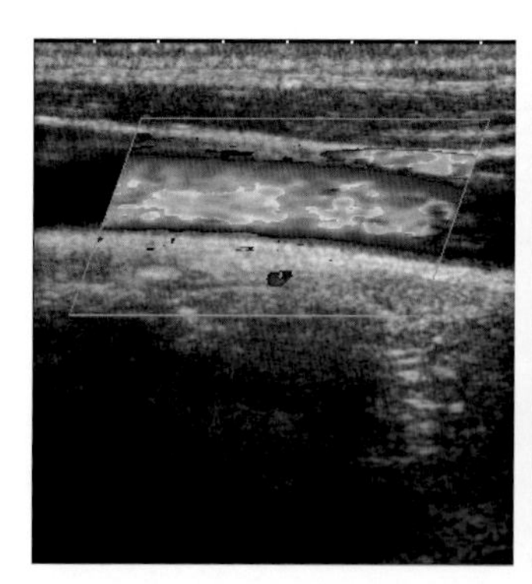

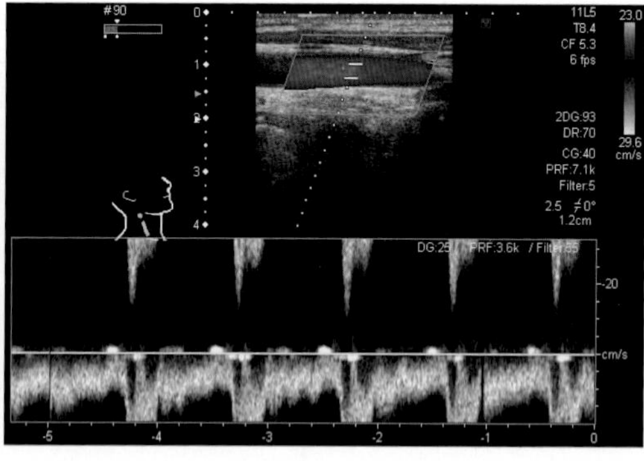

図34　エリアシングの画像

左）CFMでのエリアシング　右）PWDでのエリアシング

5．超音波造影剤(contrast enhancement medium)

超音波造影剤は、病変の血流評価を補う手段として用いられ、血流シグナル増強効果による腫瘍内血流の有無や形態、この他にクッパーイメージによる実質の染影に対し、腫瘍が欠損像(perfusion defect)となることからその存在・鑑別診断に有効とされる。造影に用いる装置は基本的に間欠送信などへのバージョンアップが必要となるが、一例として間欠送信法(flash imaging)は目的とする微小循環内に造影剤が充満したときに高い音圧のビームを送信し、気泡を一気に崩壊させて反射信号の増強を行う方法である。この間は微小気泡（micro bubble:MB）の崩壊を抑えるため弱い音圧で観察し、心電同期や inter clock などによって間欠的な送信が行われる。造影画像の特徴所見として肝細胞癌バスケットサイン、後に腫瘍濃染、転移性肝癌でリング状増強、肝血管腫で貯留像(spotty pooling 、cotton-wool apearance)、限局性結節性過形成(FNH)で車軸状パターンなどが知られる。開発からの変遷を次に記す。

1968年　超音波造影剤の報告（Gramiak and Shah）
　反射が高信号となるのは気泡からであることは後に解明（気泡径の6乗に比例して高信号）

1986年　松田らCO_2マイクロバブル動注法
catheterをCHA、動脈枝へと進め、用手的に注入（侵襲性高い）。

1991年　Echovist（独，Schering社）発売
　5％ヒト血清アルブミン1mℓ中に平均粒子径4μm（1.8～12μm）の空気小球体が4×10^8個存在する第一世代の造影剤である。･･･毛細血管系を通過し体循環するには8μm以下とする必要があることや左心室の圧変化によっても破壊してしまうため右心腔まで、または子宮卵管の造影での利用に限定された。

1995年　アルブネックス（塩野義）
　肺動脈にカテーテルを進め注入。

1999年　Levovist（製造販売日本シェーリング社）市販
動注法より侵襲性が低い経静脈性投与の造影剤。パルミチン酸の添加によって微小気泡が安定となって全身を約3分間循環する。ガラクトース／パルミチン酸混合物（999／1）を用事水へ溶解させ振盪によって発生する平均径1.3μmの微小気泡による反射強度の増強を利用する。当初はカラードプラ・パワードプラで信号の増強効果を利用したが、

微小気泡が超音波ビームによって崩壊（わずかに共振）する際の音響インピーダンス変化と非線形現象を利用したCHI により腫瘍血管(tumor vessel) や腫瘍染影(tumor perfusion)、肝実質染影(kupffer image)の描出も可能である。禁忌は、ガラクトース血症の患者、発症後14日未満の急性心筋梗塞患者（静脈内投与）など。

2007年　ソナゾイド(第一三共製薬株式会社) 1 月に市販

化学的に安定なペルフルブタンガス（C_4F_{10}）をシェル（水素添加卵黄ホスファチジルセリンナトリウム:H-EPSNa）0.2mgに内包し、微小気泡としたもので、肝腫瘍の造影に用いられる。これまでの微小気泡の崩壊に代わり共振により非線形現象を得るもので、効果が持続的であるのが特徴。１バイアル中にペルフルブタン16μℓ、水素添加卵黄ホスファチジルセリンナトリウム0.2mg、精製白糖18.4mgが内容する。

表３　超音波造影剤の比較

	レボビスト(Levovist)	ソナゾイド(Sonazoid)
組成ガス	空気	ペルフルブタン
粒子径	平均径1.3μm 8μm≧が99%以上存在	平均径2～3μm >10μmが～0.02% 存在
シェル	なし	あり
基　剤	ガラクトース微粒子＋パルミチン酸	燐脂質(H-EPSNa)
禁　忌	ガラクトース血症	鶏卵アレルギー
安定性	懸濁調整後10分以内に使用	懸濁調整後２時間以内に使用
用　量	約1mℓ	5 mℓ
MI値	1.0<	0.15～0.3
クッパーイメージ	瞬時	持続
その他	気泡が崩壊しやすい	気泡が崩壊しにくい

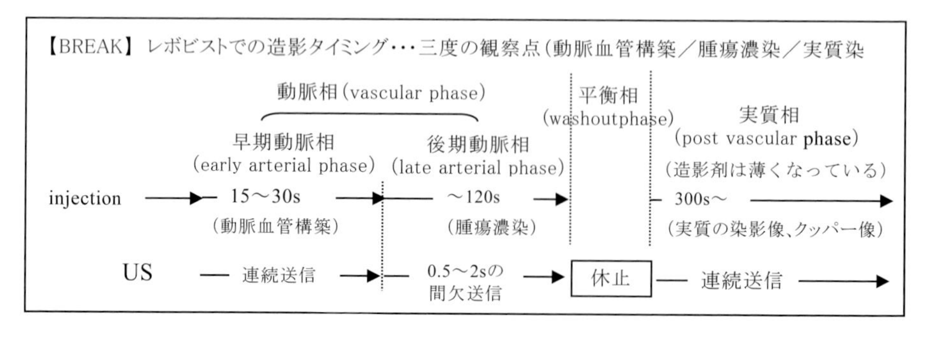

6．検査時の安全性

診断に用いられる超音波が生体に対して安全かどうかにについては超音波のエネルギー（強さ）に関係し、場合によっては100.000%安全ともいえない。米国(FDA)によって音響パワーの制限についての勧告(TRACK1)は、診断能を高めるためにある程度は音響パワーを上げざるを得なくなった。最近ではメーカーが基準勧告(TRACK3)による超音波エネルギーの上限を担保する代わり、術者の運用に責任を課す目的のために、音響安全指標（MI、TI）が表示されるようになった。術者は常に生体に与える影響がリスクとして存在していることを忘れず、弱いエネルギーの超音波で最大限の情報を引き出すようモニタに表示される安全性への指標を監視しながら検査を行うことで被検者への安全を保つよう心がけなければならない(As Low As Reasonably Achievable：ALARA)。

（1）超音波の生体組織への作用

① 熱的作用

生体を伝播する超音波エネルギーは進行にともない減衰し、最終的には熱に変換され生体に吸収される。熱への変換はパルス振幅、パルス幅、パルス周波数、パルス繰返し周波数などの送信波形、時間間隔やビーム幅、焦点距離、走査モードなどのビームプロファイル、送信媒質の種類（送信部位）や検査時間が関係する。パルス幅が長い、パルス周波数が高い、パルス繰返し周波数が高い、ビーム幅が細い、焦点距離が短い、非走査モードでの使用（Mモード・パルスドプラモードのような同一音線上への送信）、吸収係数の大きい骨、胎児（妊娠後期の骨化の進んだ胎児）などが温度上昇の要因となる。

② 非熱的作用

超音波が生体を伝播すると、場合によりキャビテーション（cavitation：空洞現象）の発生がみられる。キャビテーションとは生体中に発生した音圧の差によって負の音圧時には気泡が発生してから正の音圧時にその気泡が圧壊するまでの一連の現象をいい、ある程度の音圧以下では発生しない。圧壊が起きると局部に非常に高い温度上昇とともに、大気圧の数百倍の圧力を発生させ、生体では周囲組織の損傷・死滅が生じる。キャビテーションの発生要因は、超音波ピーク音圧の増大・超音波周波数の減少・パルス幅が長いなどによる。

（２）超音波の安全性指標

① 熱的作用に起因する指標

- ■ I_{SATA}：空間平均時間平均強度（mW/cm^2または$J/s \cdot cm^2$）
- ■ I_{SPTA}：空間ピーク時間平均強度　（mW/cm^2または$J/s \cdot cm^2$）
- ■ I_{SPTP}：空間ピーク時間ピーク強度（mW/cm^2または$J/s \cdot cm^2$）
- ■ I_{SATP}：空間平均時間ピーク強度（mW/cm^2または$J/s \cdot cm^2$）
- ■ I_{SPPA}：空間ピークパルス平均強度（mW/cm^2）
- ■ I_m：最大強度 maximum intensity（W/cm^2）
- ■ TI：熱的指標 thermal index

組織の温度を１℃上げるのに必要な超音波出力に対する全超音波出力の割合。生体は42℃以上でタンパク変性*を生ずるため、この影響を測定するために設けられた指標であるが、生体の熱的作用感度は組織毎に異なるため、測定値は組織毎に求める必要がある。最近の装置では軟部組織、骨以外の部位の熱的指標をTIS（soft tissue）、体表から深い部位の骨、胎児の骨についてTIB（bone）、体表に近い骨についてTIC（cranium）として表示している。

＊ タンパク変性・崩壊（熱固定・・・融解壊死/熱凝固）
43℃－240s　54℃－20s　57℃－3s　60℃－1s

② 非熱的作用に起因する指標

■ 負音圧 P_-：(Pa)（絶対値で）

音場あるいは音響の繰返し期間の指定された面における負の瞬間最大音響圧力。

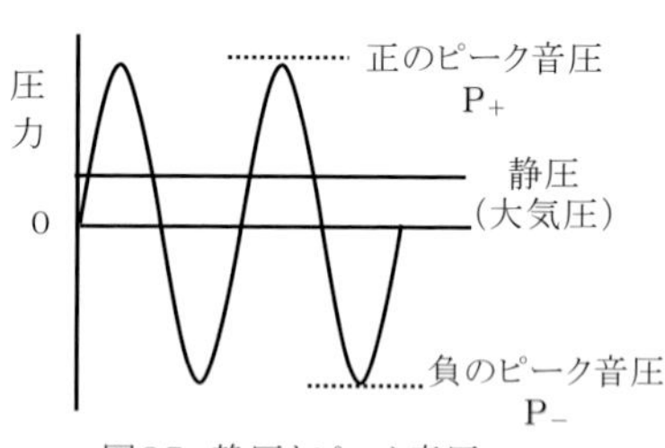

図35　静圧とピーク音圧

■ 機械的指標 MI：mechanical index

音軸上の最大ピーク負音圧を基準音圧１MPaで正規化した値。負音圧により空洞が発生し、この空洞が消失する際の生体への影響の可能性を示す値。送信周波数をf（MHz）として以下の数式による。

$$MI = \frac{P_{-max}}{\sqrt{f}}$$

（3）安全性に対する出力基準

表4　アメリカにおける出力基準

AIUM（アメリカ超音波医学会）　FDA（食品薬品管理局）　NEMA（アメリカ電気機械工業会）

	I_{SPTA} (mw/cm^2)	I_{SPPA} (mw/cm^2)	I_m (w/cm^2)	MI
末梢血管	720	190	310	1.9
心臓	430	190	310	1.9
胎児・その他	94	190	310	1.9
眼科	17	28	50	0.23

表5　アメリカにおける出力基準　TRACK3

FDA（食品薬品管理局）

	I_{SPTA} (mW/cm^2)	MI
すべて	720	1.9
眼科	50	0.23

表6　日本における出力基準

日本超音波医学会

	I_{SPTA}
連続波	1 w/cm^2
パルス波	240 mw/cm^2

（4）装置の電気的安全性

感電事故による心臓への影響は、マクロショックとミクロショックとに大別される。マクロショックは皮膚を介した感電で100mA以上の電流が体表に流れると心室細動が発生する。一方、ミクロショックとは心臓カテーテルなど体内に挿入された器具から直接心臓へ感電した場合で、0.1mA以上の電流で心室細動が発生する。

表7　電流値と人体の反応

電気ショック	電流値	人体の反応
マクロショック	6A以上	心筋の持続的収縮、火傷
	100mA～3A	心室細動
	50mA	気絶、激しい疲労感
	10～20mA	筋肉の収縮により自力で離れられない（離脱電流）
	5mA	我慢できる最大電流値
	1mA	最小感知電流値
ミクロショック	0.1mA	心室細動

① 絶縁の種類と絶縁を施した機器の種別

これらの感電事故を防止するため装置や器具には次のような絶縁が施される。

■ 基礎絶縁（basic insulation）

感電に対する基本的な保護を与える絶縁。破壊された場合、感電の可能性がある。

■ 二重絶縁（double insulation）

基礎絶縁と、基礎絶縁が不良となった場合のための付加絶縁の双方からなる絶縁。

■ 強化絶縁（reinforced insulation）

二重絶縁によるものと同等以上の感電に対する保護機能を備えた絶縁。

また、絶縁の種類によって次のようなクラスに分類される。

■ クラスⅠ機器

保護手段として基礎絶縁がなされた機器で、基礎絶縁が故障した場合、接触の可能性のある部分を3ピンコンセントで保護接地しているもの。

■ クラスⅡ機器

基礎絶縁が故障した場合、基礎絶縁と付加絶縁との二重絶縁や強化絶縁が機能するようにしたもの。

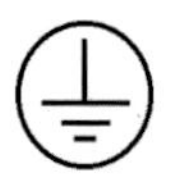
クラスⅠ機器

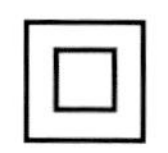
クラスⅡ機器

図36 表示マーク

■ 内部電源機器

内部電源機器は乾電池や充電式電池を利用している装置で、充電時には3ピンコンセントの使用による保護接地が規定される。

② 装置からの漏れ電流の種類

装置や器具からの漏れ電流は正常状態でもみられ、次のように区分される。

■ 接地漏れ電流･･･安全に処理された漏れ電流

主としてクラスⅠ機器のアース線を流れる漏れ電流で安全に処理された漏れ電流である。

■ 外装漏れ電流

装置の外装に触れた操作者や被検者を介しアースに流れる漏れ電流で操作者や被検者にとって危険な漏れ電流である。

■ 患者漏れ電流-Ⅰ

装置から電極装着部、被検者を介し大地に流れる漏れ電流で被検者にとって危険な漏れ電流である。

■ 患者漏れ電流-Ⅱ

装置の信号入出力部に接続された他の装置が故障し、その電源電圧が信号入出力部、被検者を介してアースに流れる漏れ電流で操作者や使用者にとって危険な漏れ電流である。

■ 患者漏れ電流-Ⅲ

被検者に接続した他のME機器が故障し、直接商用交流(100V)が被検者、そして電極装着部からME機器、大地へと流れる漏れ電流で操作者や使用者にとって危険な漏れ電流である。

③ 漏れ電流の形別許容値

ME機器は絶縁のタイプからＢ形、BF型、CF型に区分され（表８）、CF型のみミクロショック、ほかはマクロショックに対応するものである。超音波診断装置のプローブはBF形でPCG(phonocardiogram:心音図)を接続した場合はＢ形となる。これに応じて漏れ電流は正常状態と単一故障で表9のよう規定される。

表8　ME機器の絶縁のタイプ

形	目的	保護形式	適応範囲	マーク
B形	マクロショック対策	保護なし	体表のみ適応可	
BF形	マクロショック対策	フローティング*	体表のみ適応可	
CF形	ミクロショック対策	フローティング*	直接心臓に適応可	

*フローティング方式：絶縁トランスを介し、電源部と入力される被検者側への入出力部とを絶縁分離する方式。B(body)、BF(body-flouting)、CF(cardio-flouting switch)

表9　ME機器の漏れ電流(mA)の規定

電　流		B形(PCG等)		BF形(probe,ECG等)	
		正常状態	単一故障	正常状態	単一故障
接地漏れ電流	一般機器	0.5	1	0.5	1
	特殊・移動型	2.5	5	2.5	5
	永久設置(X線装置等)	5	10	5	10
外装漏れ電流		0.1	0.5	0.1	0.5
患者漏れ電流Ⅰ	直流	0.01	0.05	0.01	0.05
	交流	0.1	0.5	0.1	0.5
患者漏れ電流Ⅱ		—	5	—	—
患者漏れ電流Ⅲ		—	—	—	5

（5）プローブの消毒

体外式プローブは体腔用プローブに比べ、滅菌の必要性は低いと考えられる。したがって消毒薬液でふき取るのがよいが、防水構造ではないことに注意して行う。また、振動子はキュリー温度（45ページ表1参照）で圧電性が失われるためにオートクレーブなどによる滅菌は厳禁である。

CHAPTER 5
画像の基本とアーチファクト

画像の基本とアーチファクト

1．画像の基本

腫瘤様の所見は、本体が明らかでない時点でmass（腫瘤、集団）またはSOL（space occupying lesion：占拠性病変）と表現される。massそのものの形状や内外の形状、エコーレベルは病理組織などを反映した特徴的な画像となる。

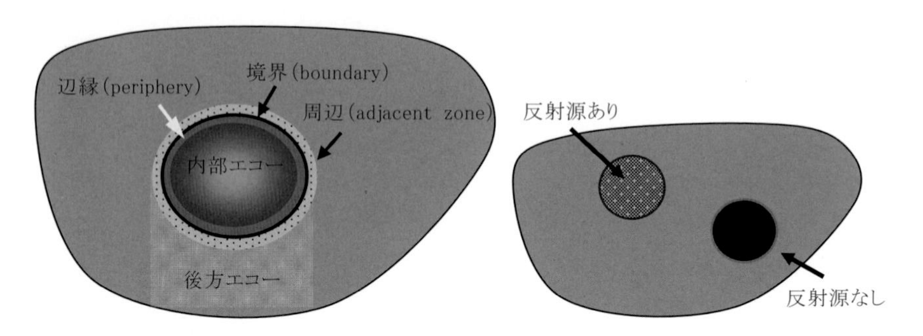

（１）内部エコー（internal echo）

内部に反射源がない場合を無エコー（anechoic、echo free）、反射源があることをエコージェネシティ（echo genicity）と呼ぶ。無エコーは、反射源がない液体成分を内容し、単純性嚢胞（simple cyst）や腹水にみられる。また、正常であっても胆嚢（胆汁）や膀胱（尿）などは内容物により無エコーとなる。一方、微小な腺組織や腫瘍組織、壊死組織、濃縮物など反射源がある場合、反射や散乱、干渉によるスペックルパターンとして内部構造が描出される（図１）。

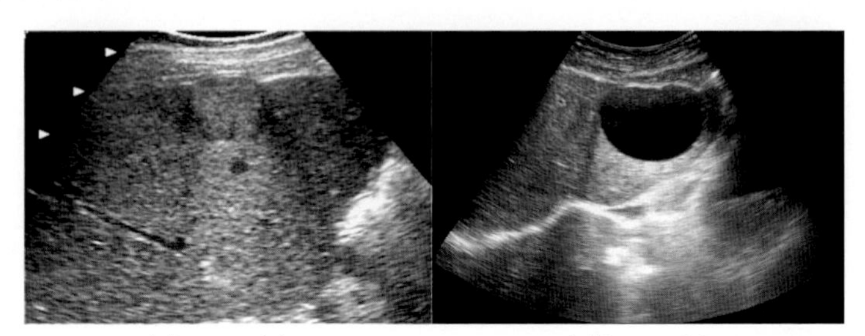

内部エコーあり　　内部エコーなし

図1　内部エコーの有無

（２）エコーレベル

エコージェネシティ(echo genicity)である場合、その内部構造物が線維成分の多い腫瘤などでは超音波の吸収により内部が黒く、小さな嚢胞が集まったような腫瘤では散乱によって白くなる。このように組織の性状などによった白さ黒さを感覚的に周囲と比較し、エコーレベルとして次のような数段階に区分する（図２）。

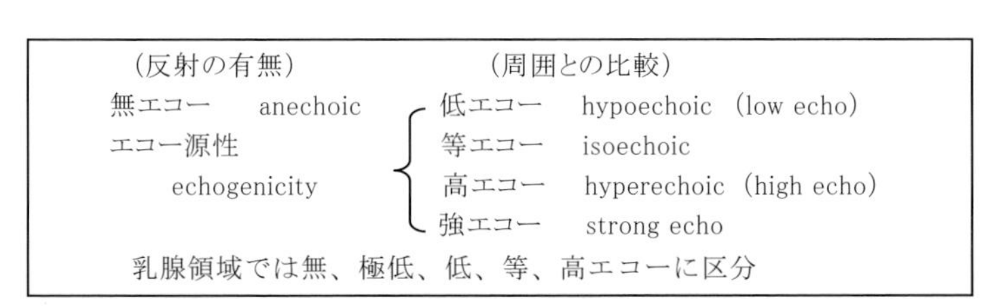

（反射の有無）
（周囲との比較）
無エコー　anechoic
エコー源性
echogenicity
低エコー　hypoechoic（low echo）
等エコー　isoechoic
高エコー　hyperechoic（high echo）
強エコー　strong echo
乳腺領域では無、極低、低、等、高エコーに区分

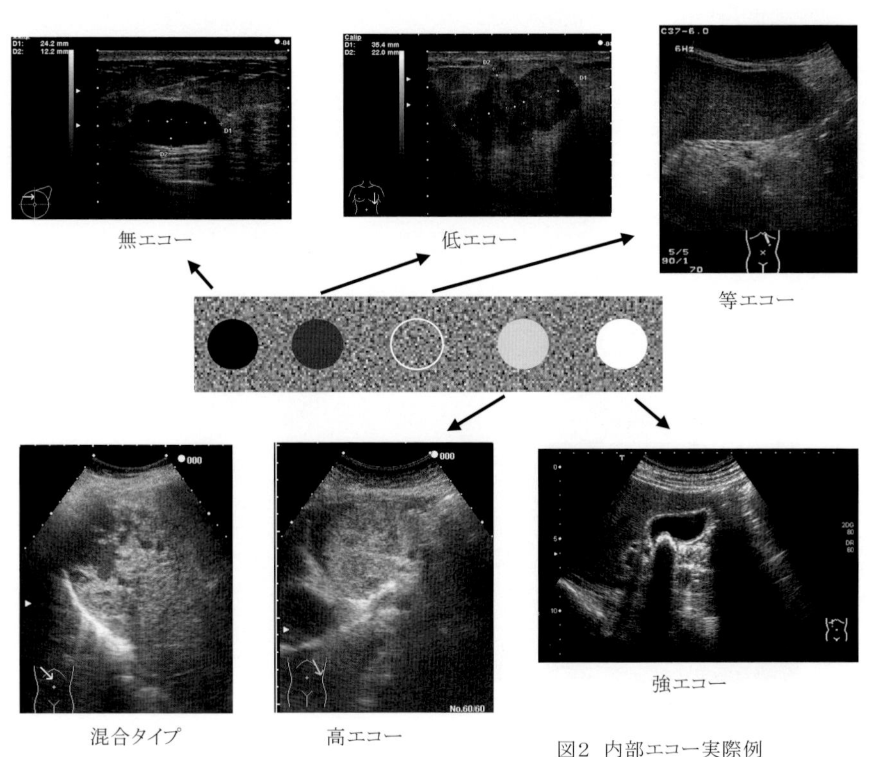

図2　内部エコー実際例

（３）エコーパターン（echo pattern）

内部構造は、嚢胞性パターン（cystic pattern）と充実性パターン（solid pattern）とに区分される。充実性パターンは腫瘍組織などが反射源となり、前述のエコージェネシティに相当したもの。嚢胞性パターンは、内部が無エコーである嚢胞を由来とする。また、血液成分などが内容する複雑性嚢胞（complicated cyst）などでは嚢胞とはいえ充実性パターンを示す。また、充実性パターンにはエコーレベルが異なるものが混在し（図３、４）、不均一となっているものもある。

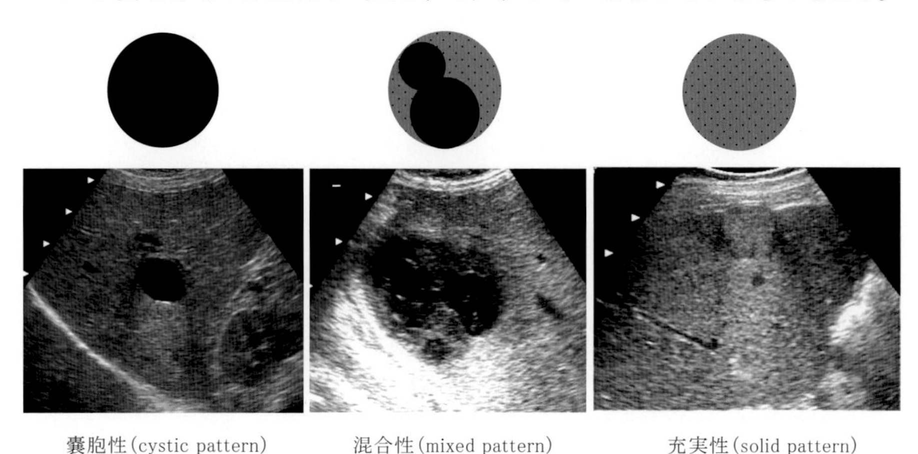

嚢胞性（cystic pattern）　混合性（mixed pattern）　充実性（solid pattern）

図3　内部性状によるエコーパターン

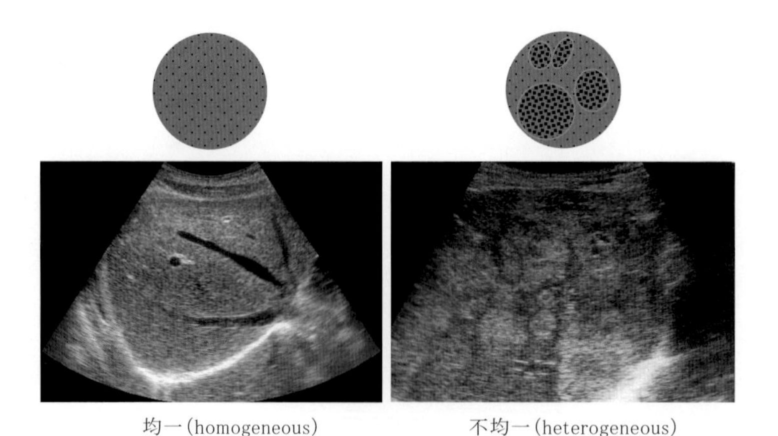

均一（homogeneous）　不均一（heterogeneous）

図4　エコーパターンの均一性

（４）形状（shape）

球形、卵形、半球形、不定形、カリフラワー形、分葉形などと表現する。

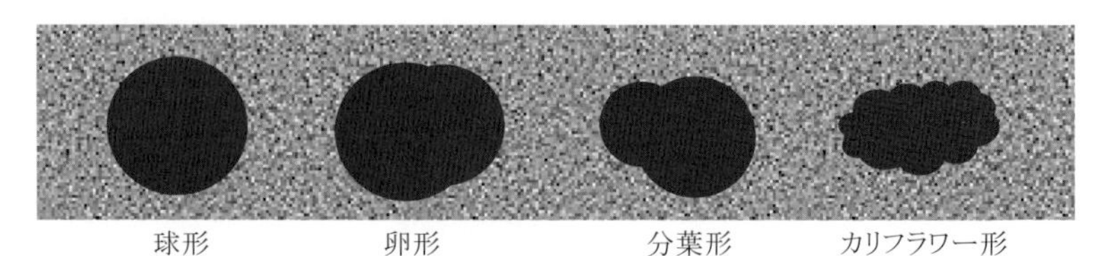

図5　腫瘤などの形状

（５）境界部（boundary zone）

腫瘤と非腫瘤部、または臓器と他臓器などの接面をさらに腫瘤内面側（辺縁）と接面（境界）、接面の外側（周辺）とに区分し、それぞれ次のように評価する。

① 境界（boundary）

腫瘤と非腫瘤部、または臓器と他臓器などの接面を境界と呼び、接面が明瞭か不明瞭について表現する（図６）。

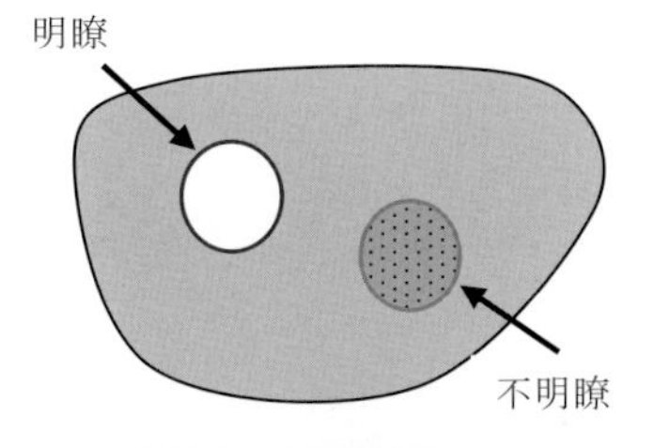

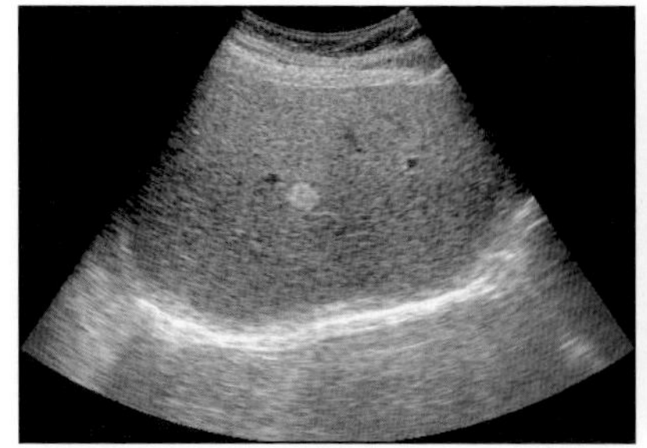

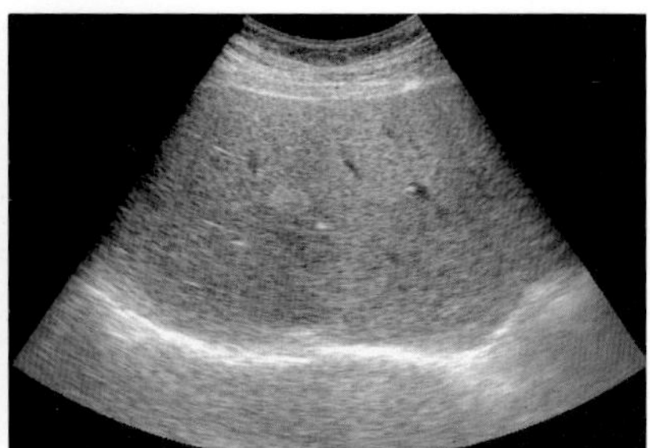

図6　肝血管腫での例

② 辺縁(periphery)

腫瘤または臓器の境界内側の輪郭（接線）が整か不整（または平滑か粗糙）かを評価する部分。輪郭(contour)と用いられることもある（図７）。

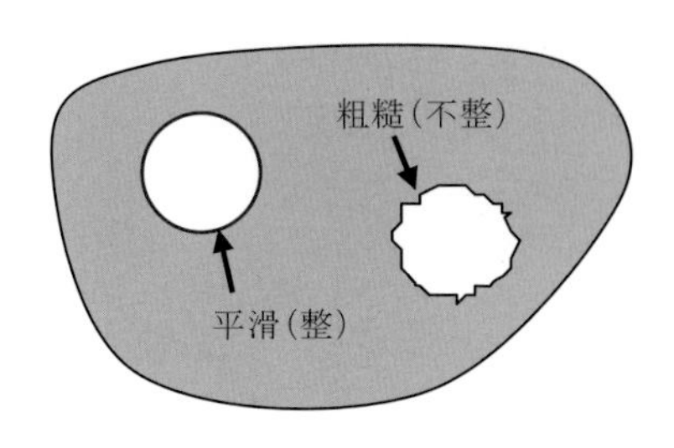

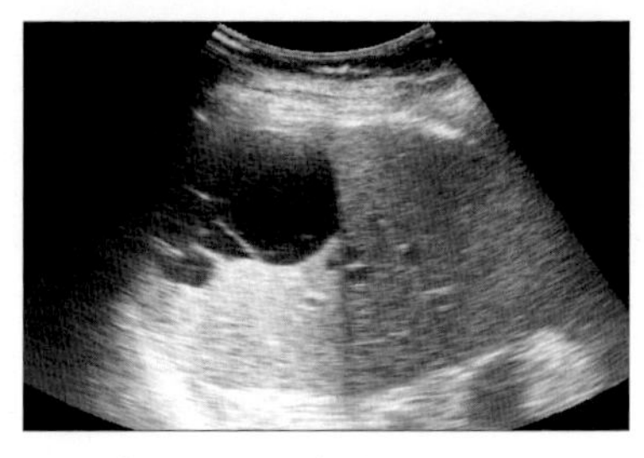

図7　辺縁の説明と辺縁平滑と考えられた肝嚢胞

③ 周辺(adjacent zone)

腫瘤などと接する非腫瘤部にみられるエコーレベルの変化について評価する部分。高エコーである場合をマージナルストロングエコー(marginal strong echo)またはハイパーエコーイックリム(hyperechoic rim)、コロナ(corona)と呼び、低エコーである場合をハロー(halo)と呼ぶ（図８）。また、乳腺領域でのハローについては高エコーである場合をいう。

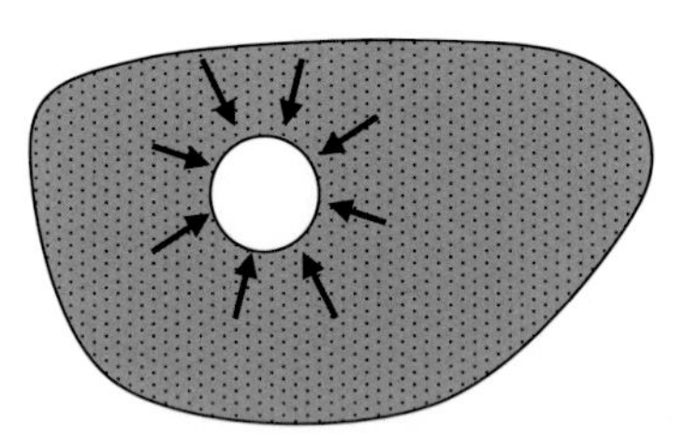

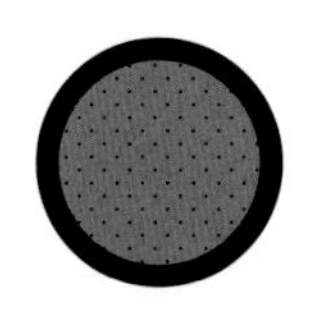

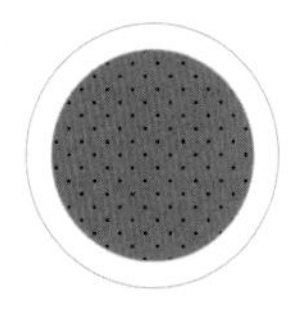

辺縁低エコー帯(halo)　辺縁高エコー帯(corona)

図8　周辺のエコーパターン

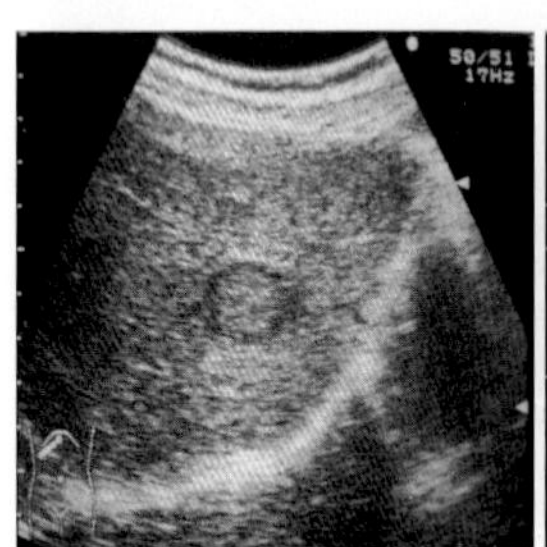

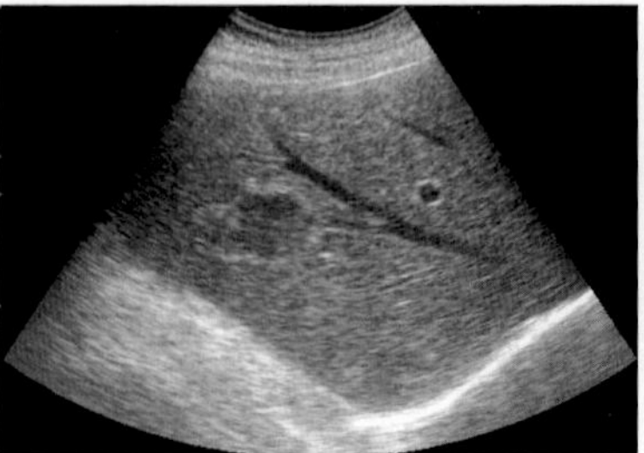

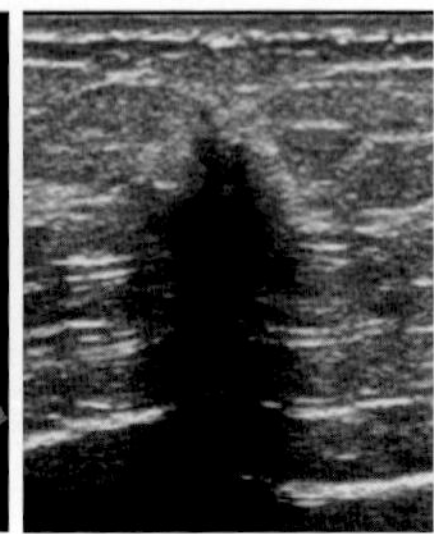

図9　左よりハロー、マージナルストロングエコー、乳腺領域でいうハロー

2．アーチファクト（artifact）

一般にアーチファクトは、画質を悪くする偽像や虚像を指し、人工産物やキズと直訳、ゴーストと呼ぶ場合もある。超音波画像はアーチファクトで成り立っていると同時に、アーチファクトが診断の手助けとなることも多い。以上より、アーチファクトの種類と発生原理を理解することはきわめて重要である。

（１）スペックルパターン（speckle pattern）

スペックルパターンとは反射散乱波の干渉でおこる小輝点群をいい、組織構造と１対１に対応しない模様である。小輝点群の平均粒子径は、超音波波長が短い（高周波）ほど小さく、方位分解能や送信多段フォーカスに依存する。

しかし、びまん性疾患のスペックルパターンは散乱体となる組織構造の変化により特有の配列を示し、疾患同定の大まかな指標ともなる。

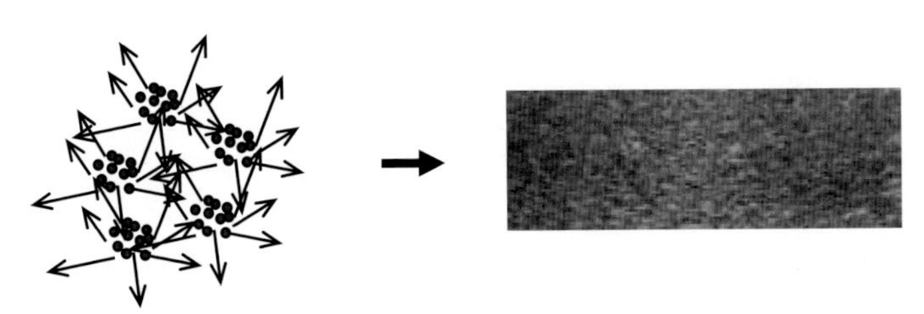

図10　スペックルパターン

（２）後方エコー（posterior echo）

① 音響陰影（acoustic shadow）

空気では吸収により、結石や石灰化などでは反射により、媒質から先の進行方向が無から低エコーとなり、黒い帯状のアーチファクトを呈す。これを音響陰影（acoustic shadow）と呼ぶ（図11）。

② 後方エコー増強（posterior（back） echo enhancement）

超音波ビームは媒質を減衰しながら伝播するが、単純嚢胞や液体など減衰の少ない媒質を伝播するビーム強度は周囲を伝播したものと比較して大きくなる。嚢胞などの周囲を適切な輝度とするためSTCの調整を行うと、嚢胞の後方のエコーレベルが高くなることを後方エコーの増強（posterior echo enhancement）という（図12）。

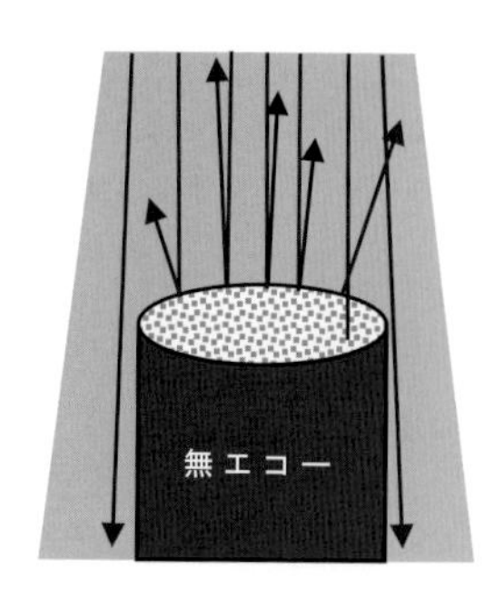

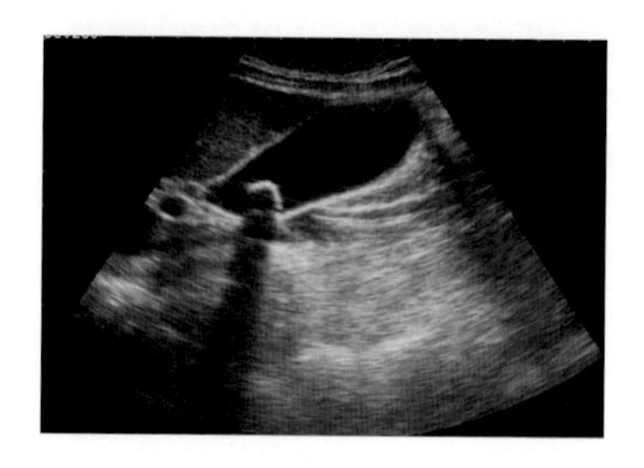

図11　音響陰影の原理と胆石による音響陰影

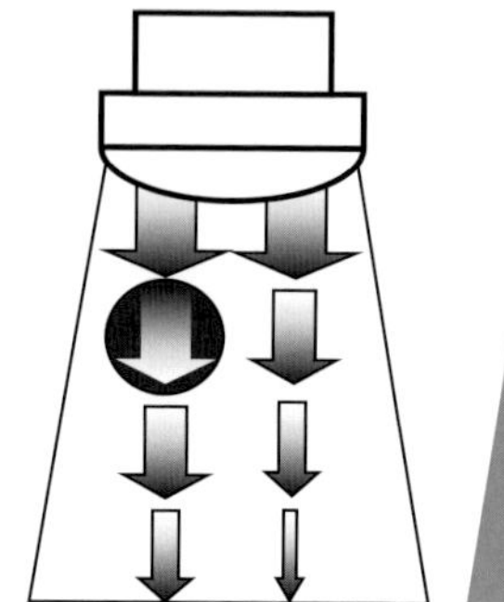

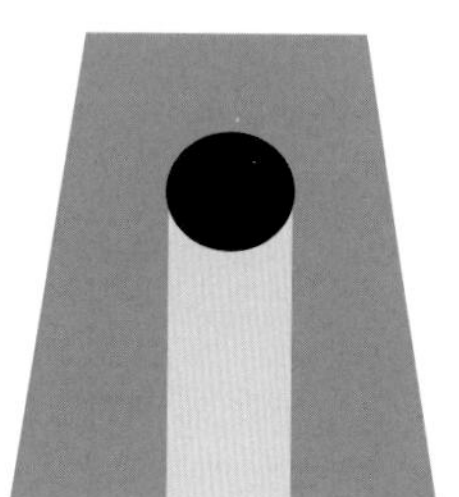

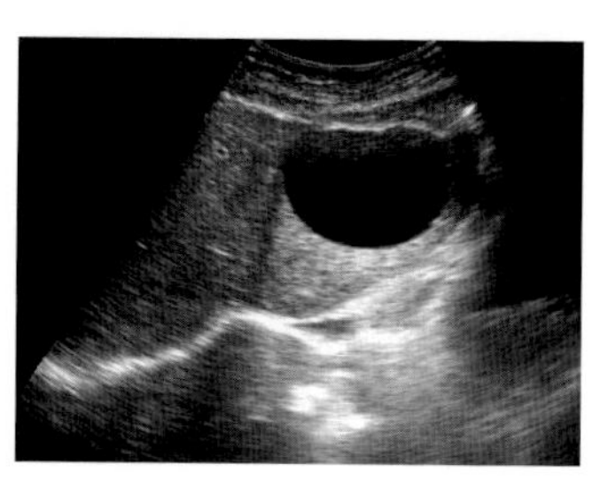

図12　後方エコー増強の模式図と肝嚢胞による後方エコーの増強

（3）サイドローブ、グレーティングローブ（side lobe、grating lobe）

サイドローブは副極の意味のほか、アーチファクトの名称でもある。図13に示すよう、副極から放射された音波がその方向にある媒質で反射し、あたかも主軸上にあるかのように虚像を描出する現象であり、特に胆嚢では胆泥との鑑別を要す（図14）。また、セクタ式の場合、配列型振動子において合成されるべき波面が目的以外の方向に合成してビームを形成し、メインローブの強度と同程度に放射する場合があり、これをグレーティングローブと呼ぶ。

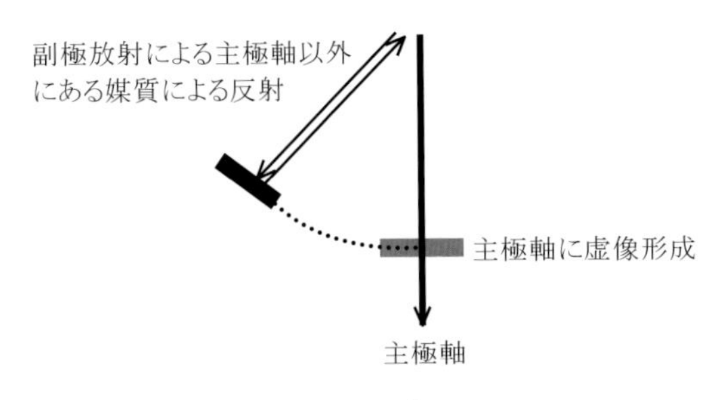

図13 サイドローブの原理

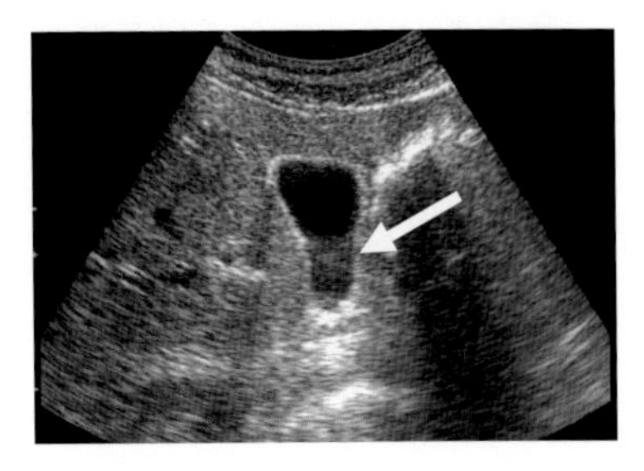

図14 胆嚢頸部･体部に現れた
サイドローブによるアーチファクト

リニアプローブの副極によって描出された媒質は主極上に虚像として両端が下がって描出、セクタでは挙上、コンベックスは直線上となる（図15)。

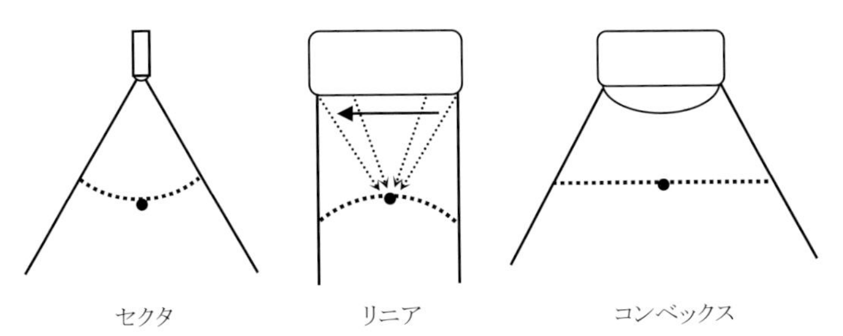

図15　走査法によるサイドローブアーチファクトの表示の違い
ビーム中心にある構造物がセクタでは端が上方に円弧状に、リニアでは逆の円弧状、コンベックスでは水平に表示される。

（４）多重反射(multiple reflection、reverberation)

近距離で反射が起こり、減衰が少ない状態でプローブ表面に返ってきたパルスの一部が受信、その他が再度反射、これを繰り返すことによる虚像を多重反射と呼ぶ（図16）。肝表面、膀胱などの、特に浅い部分で縞目上にみられるアーチファクトである（図17）。また、微細な石灰化や嚢胞など近接した面で多重反射がおきると、コメット様エコー(comet-like echo)として現れる(図18)。

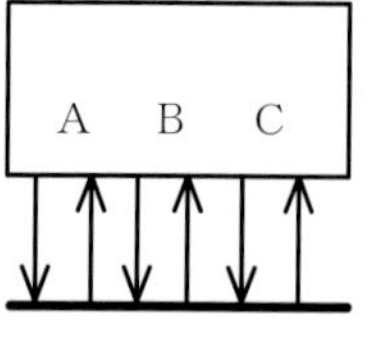

プローブとその近距離にある
媒質により反射を繰り返す

Aによる実像の描写

Bによる虚像の描写

Cによる虚像の描写

図16　多重反射の原理

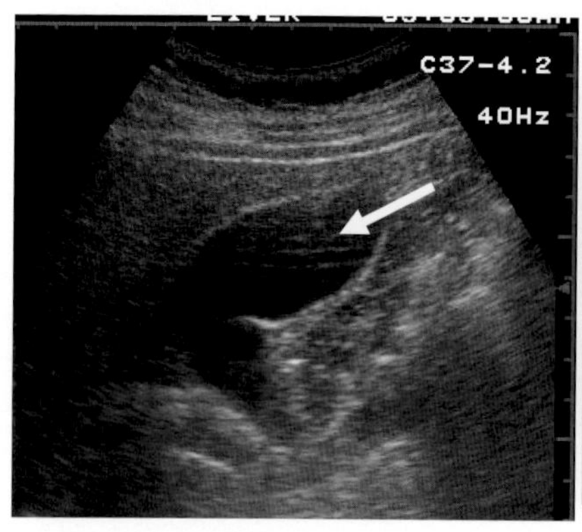

図17　胆嚢底部にみられる
肝表面からの多重反射

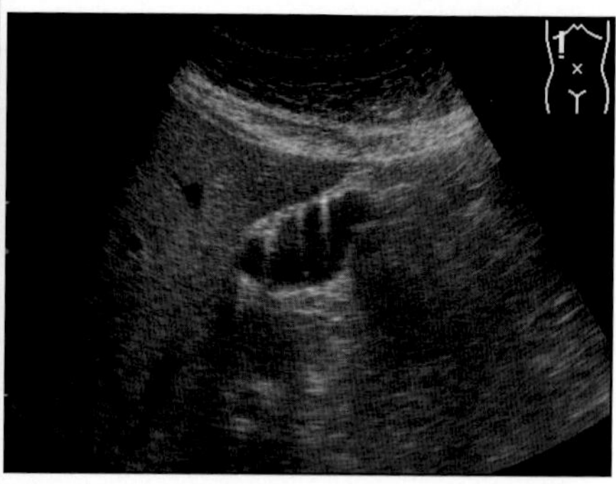

図18　胆嚢腺筋腫症にみられる多重反射
（コメット様エコー）

（５）残留多重エコー

多重反射が発生している状況で、視野を拡大観察した場合に発生するアーチファクトで、図のように視野深度を浅く（拡大）してゆくことで多重反射によるアーチファクト（*および#）が視野からはずれ、スクロールして表示される（図19）。

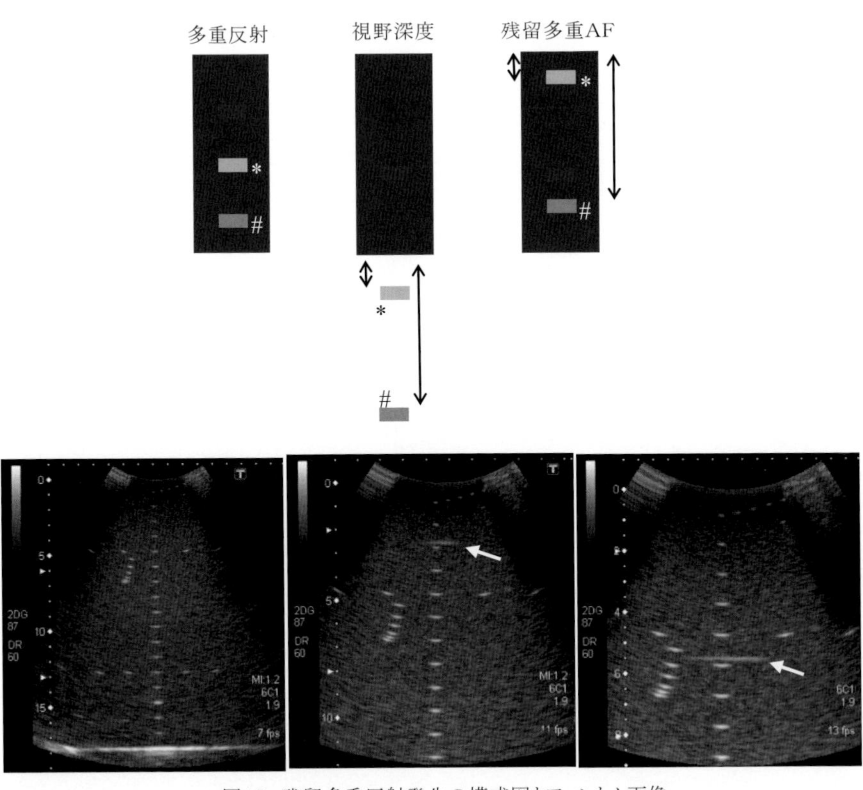

図19　残留多重反射発生の模式図とファントム画像

（６）鏡面現象(mirror phenomenon)

横隔膜（横隔膜に接する空気）などの強い反射体が鏡のように作用し、ビームが方向を変えて伝播および反射して虚像を形成する。このような現象を鏡面現象(mirror phenomenon)と呼び、Ｂモードでの虚像をミラーイメージ(mirror image、鏡面像)、実像がなく虚像のみ描出されるものをミラージュフェノメノン(mirage phenomenon、蜃気楼現象)とも呼ぶ。鏡面現象によるアーチファクトはドプラー検査でのFFT解析時、基線（ベースライン）を挟んで対象的な血流波形が表示される場合があり、原因はスペクトル表示のゲインが高すぎるためにおきる装置側のエラーであり、これをミラー効果(mirror effect)と呼ぶ（図20）。

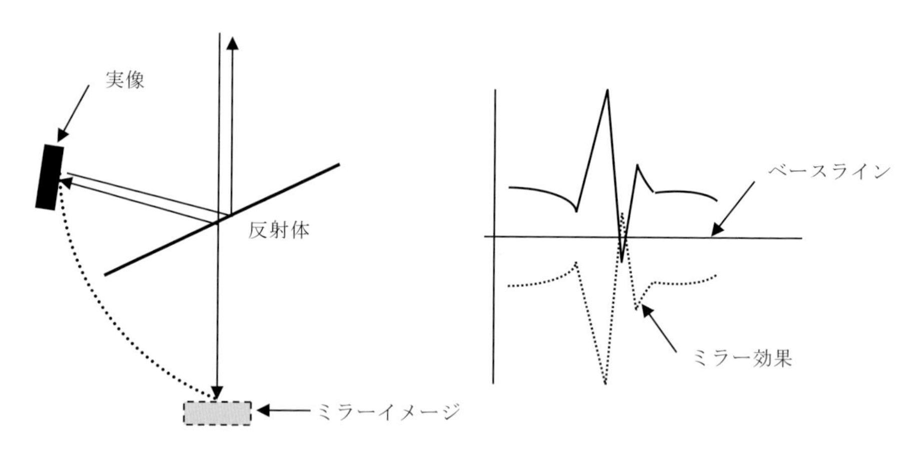

図20 鏡面現象の原理

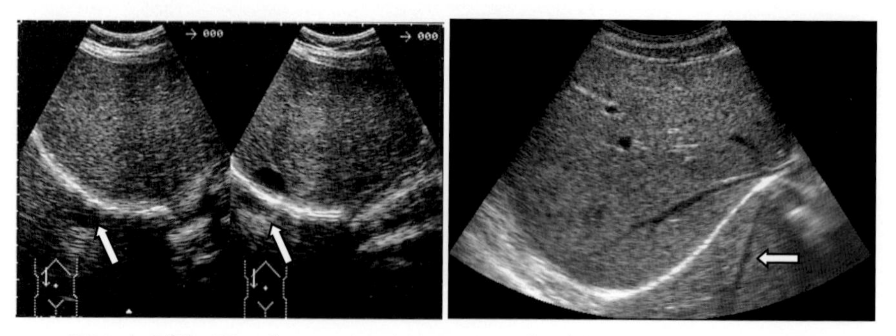

図21 左分割）ミラージュフェノメノンと ミラーイメージ　右）ミラーイメージ(右肝静脈)

（７）外側陰影、レンズ効果(lateral shadow、lens effect)

図22に示すよう、球状の媒質の接線付近を進行する超音波ビームが屈折、または臨界角による全反射することで本来の進行方向にビームがない音響陰影が出現するアーチファクトを外側陰影(lateral shadow)と呼ぶ。また、腹部検査時、筋肉の音速が周囲の脂肪組織の音速と異なり（筋肉の音速>脂肪の音速）、腹直筋などへ斜入射するとき屈折が起こり、実像からの反射波も同じ経路で戻る。結果、装置は振動子からの直線上に実像のエコーを虚像として表示し、これをレンズ効果と呼ぶ。

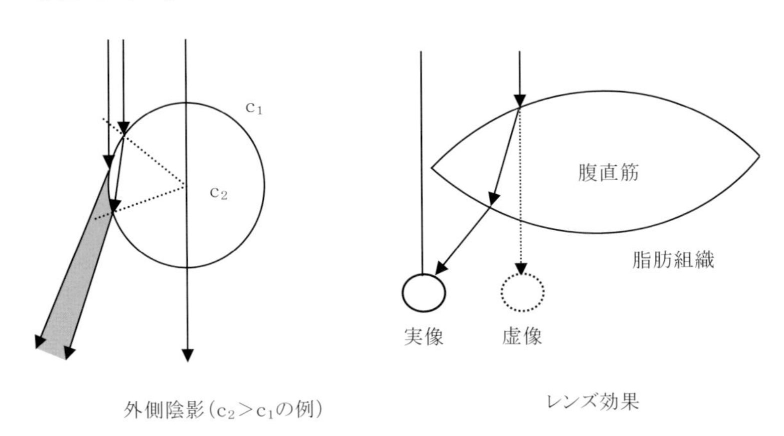

図22 外側陰影とレンズ効果の原理

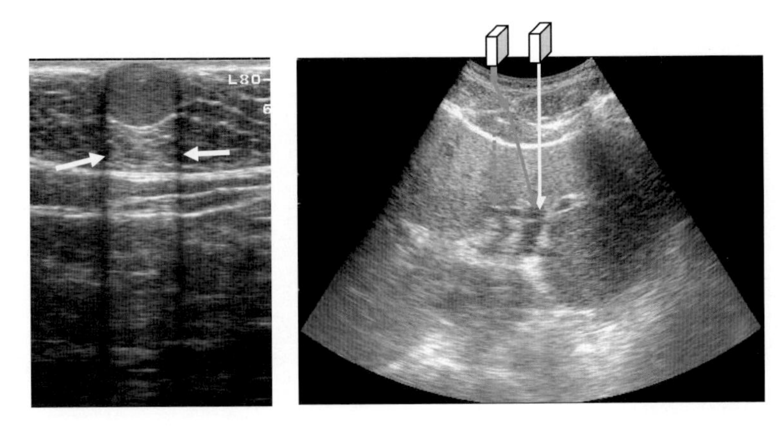

図23 奇形腫にみられた外側陰影(左)と左枝臍部のレンズ効果(右)

（8）スライス厚（幅）によるアーチファクト

超音波ビームのスライス厚方向は音響レンズにより集束されているが、固定フォーカスのためにビームの厚みは振動子からの距離によって変化する。図24のように、ビームの厚みが大きいビーム位置では、対象物周囲のエコーをその対象物の内部に（同一断面）表示してしまう可能性がある。一般的に用いられる腹部用プローブの焦点域での分解能は、距離方向で約1mm、方位方向で約2mm、スライス厚方向で約4mm程度であり、スライス方向の分解能が最も悪い。最近では振動子をスライス方向にも分割しそれぞれに遅延時間をもたせ、電子フォーカスを可能にしたプローブが開発されている。

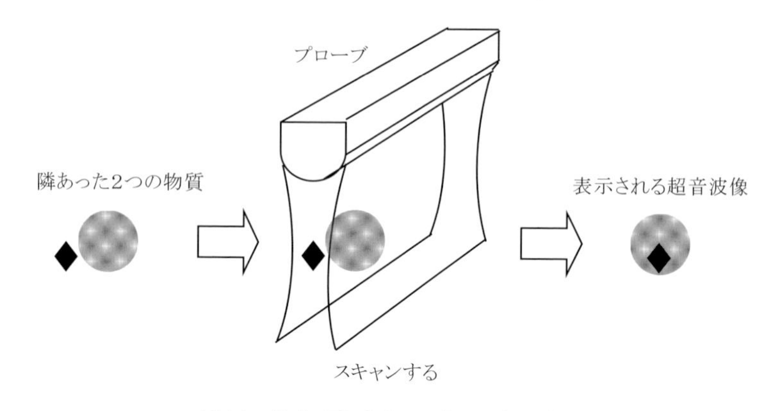

図24 スライス厚によるアーチファクトの原理

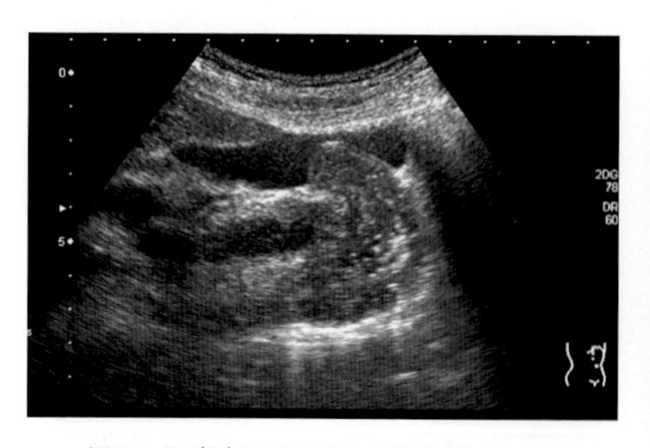

図25　胆嚢内に表示された消化管

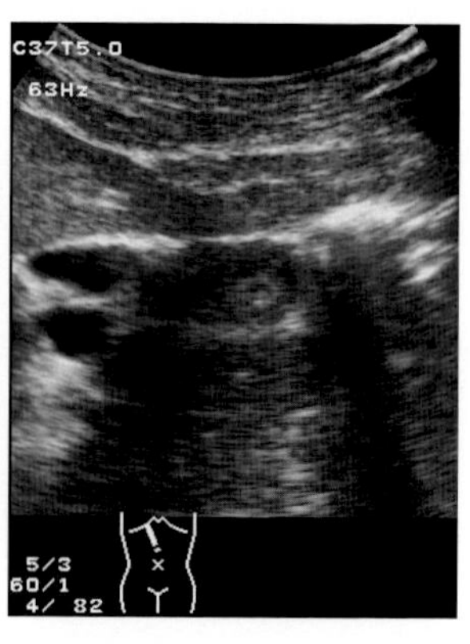

図26　胆嚢内に表示された十二指腸

CHAPTER 6
走査法の基礎

走査法の基礎

1．基本走査法

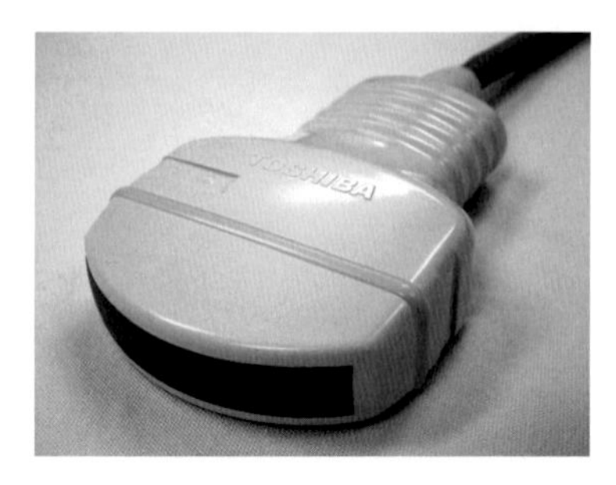

図1　プローブ（コンベックス）

プローブの形状は左右対象にみえるが、どちらか一方にマーキングやポッチなど目印がある。通常は、このポッチがモニタの右画面になるようにセッティングされている（スイッチにより左右も上下さえも変換可能）。

一般に、縦走査ではプローブのポッチを被検者の足側に位置させ、被検者の右側から覗いた画像、すなわちモニタの右が足側とした画像となる。また、横走査ではポッチを被検者の左に位置させ、被検者の足側からみた画像、すなわちモニタの右側に被検者の左が描出される。肋間走査では縦走査に、肋弓下走査は横走査に準じて行えばよい。その他の斜走査では縦、横どちらに近いかによって決めればよい。

モニタに表示されるプローブマークはメーカーによってポッチを『矢印の矢』としたのもあるが、実際のプローブのポッチとプローブマークのポッチとを同じ向きとするのがよい。

- ■ 縦走査の状態から横走査にするには反時計方向に回転。
- ■ 逆に、横走査から縦走査にするには時計方向に回転。
- ■ このときのプローブの持ち替えがスムースにできるように工夫し、練習する。
- ■ 苦痛とならない程度の圧迫をしてプローブを食い込ませる。
- ■ 反対の手は操作パネルに置き、すばやく装置調整など行えるようにする。
- ■ ポッチをみなくてもモニタを観察しながらプローブの一方に指を当ててみる。

（１） 横走査(transverse scan)

体軸に垂直な面での走査でエックス線ＣＴなどのaxial viewと同様な観察方向となる。

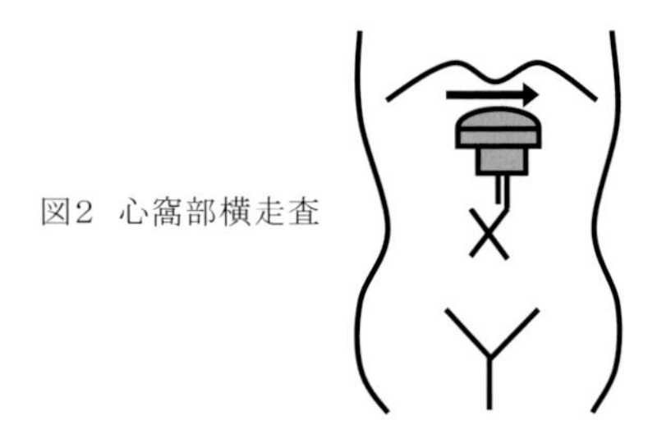

図2　心窩部横走査

（２） 縦走査(longitudinal scan)

体軸に平行な矢状面での走査法で矢状走査(sagittal scan) ともいう。

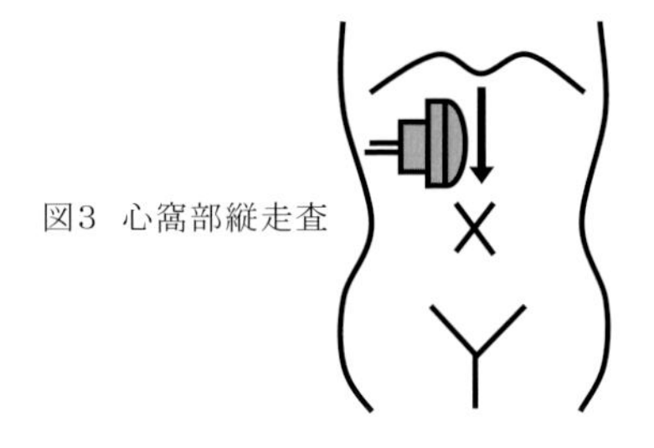

図3　心窩部縦走査

（３） 斜走査(oblique scan)

横断・縦断に対して斜めの走査法。

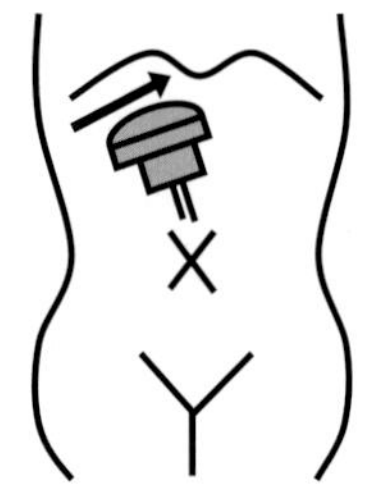

図4　右肋弓下斜走査

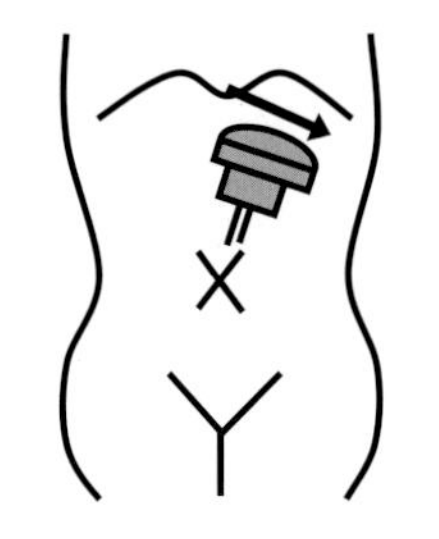

図5　左肋弓下斜走査

（４）肋間走査（intercostal scan）

肋間からの走査。肋骨と肋骨の間から観察する。右肋間では肝・胆、左肋間では脾が描出される。呼気が基本。

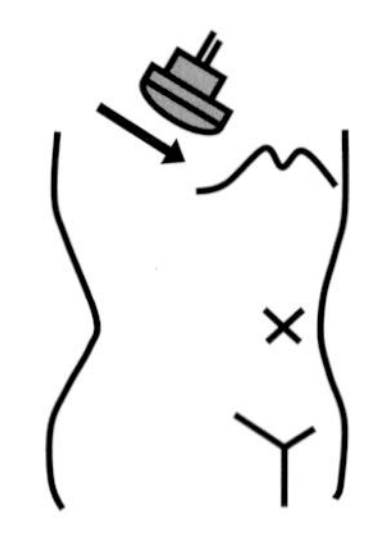

図6　右肋間走査

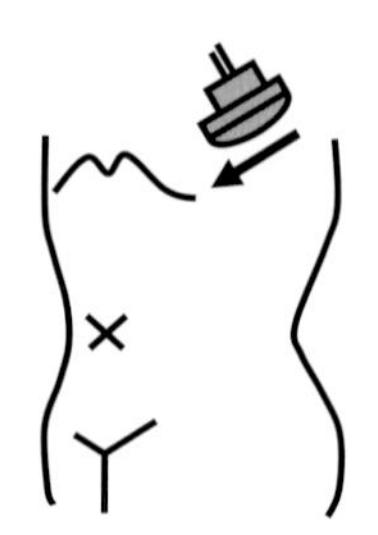

図7　左肋間走査

（５）肋弓下走査（subcostal scan）

肋骨弓下縁に沿った走査法で、より多く用いられる走査法である。

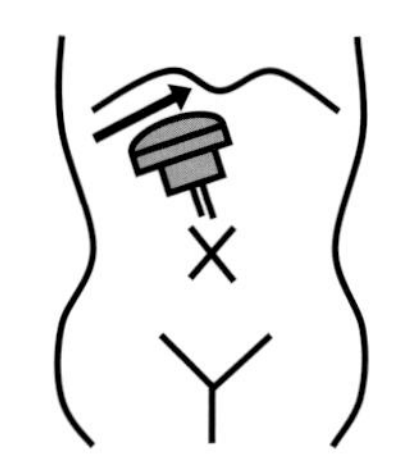

図8　右肋弓下（斜）走査

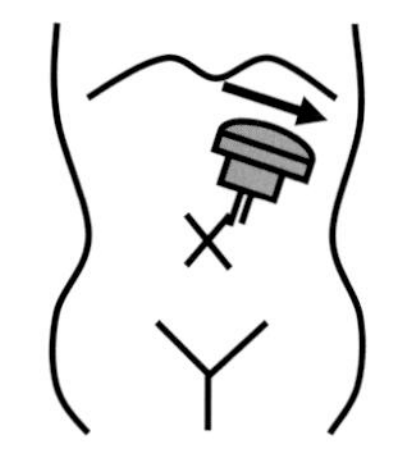

図9　左肋弓下（斜）走査

（６）側腹部　縦・横走査

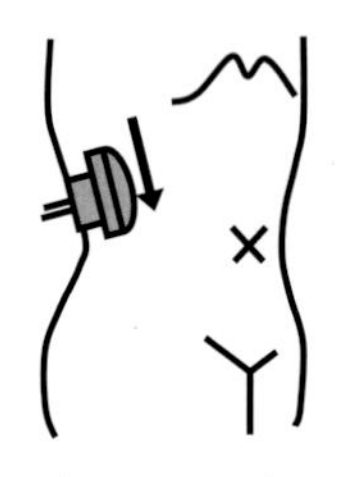

右側腹部縦走査

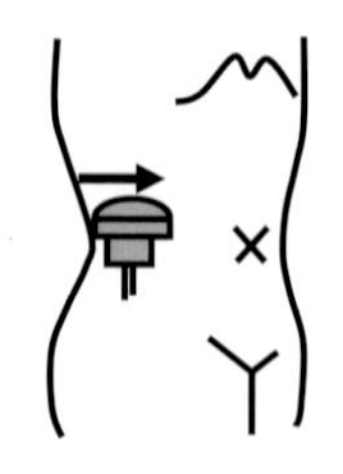

右側腹部横走査

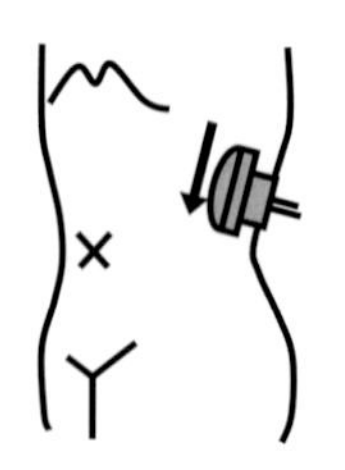

左側腹部縦走査

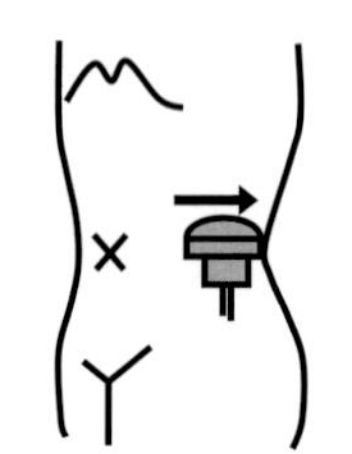

左側腹部横走査

図10　左右側腹部での走査

（７）前額走査（coronal scan）

体軸に平行な前額面での走査でえぐるようにプローブを傾ける走査法である。

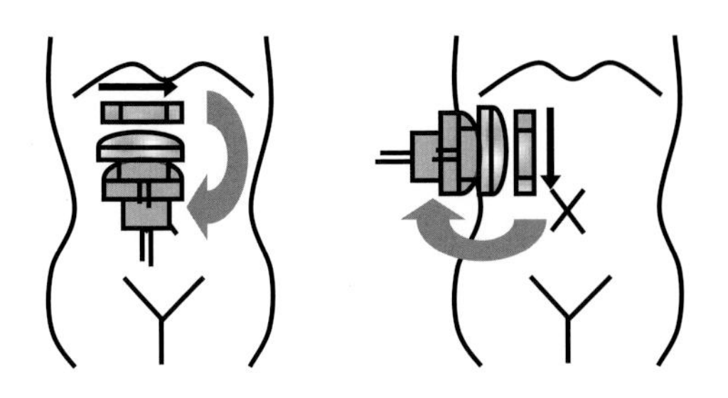

図11　前額走査
身体を前後に二分するような面の走査

（８）扇状走査（tilting）

これまでの走査法と併用し、プローブと皮膚との接面を変えずに扇状に振ることにより臓器をくまなく観察するために必要な走査法である。

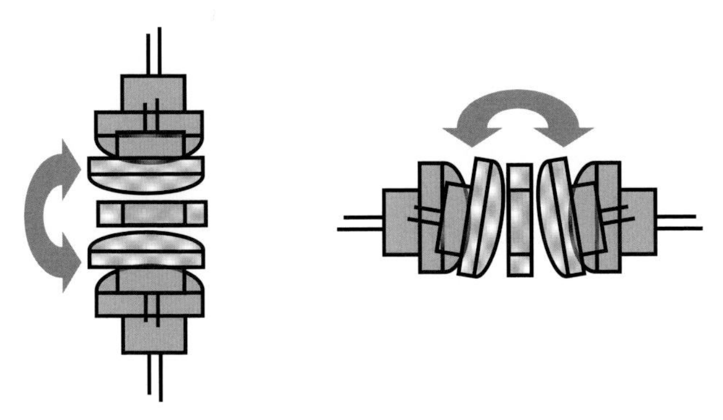

横走査での扇状走査　　　　縦走査での扇状走査

図12　扇状走査

2．検査上の留意点

（1）検者

検査にあたっては音響学、解剖、病態、生理などの知識が重要であることは音響の基礎の項で述べ、まずは音響の基礎が重要とした。解剖については、走査角度がわずかに変化しても描出部位が大幅に変わるため、解剖を立体的に把握しておく必要がある。また、病変の有無を問わず、静止画像の客観性を向上させるために主要脈管をメルクマール（指標）として同一画面に描出し、解剖学的なオリエンテーションを確保しなければならない。このため、目的臓器、周辺臓器、動静脈、リンパ節やその他の構造物についての解剖をしっかり学び、頭の中に三次元的にイメージできるように心がけたい。

次に、超音波所見があった場合は他臓器の検索も行う必要がある。たとえば胆嚢壁の全周性肥厚を認めたとき、壁内にhypoechoic zoneがあれば急性胆嚢炎を疑った結石や胆泥の有無の検索はもとより、鑑別として肝硬変などによる胆嚢静脈のうっ滞による浮腫も考え、肝臓の慎重な観察や脾腫・腹水・側副血行路の有無の検索となる。別の例として肝内にmetaを疑ったなら、超音波所見から原発巣を検討し、その臓器の検索を行う。そして所属リンパ節やウィルヒョウリンパ節、場合によってはダグラス窩や卵巣なども観察しなければならない。このような検査の進め方は病態の知識をなくしてはできないはずである。

これらをモニタ観察下で行うにはかなりのプレッシャーになるはずである。克服するためには勉強会や学会に参加して多様な超音波所見を多くみることにかかってくる。努力と切磋琢磨が生涯継続されてプレッシャーは軽減される。

（2）前処置

上腹部超音波検査は、消化管ガスが比較的少ない午前中に禁食したうえで施行することが望ましい。午後に上腹部検査を行う場合には、摂食後6時間程度経過してから行う。バリウム透視や内視鏡検査も同日に行うのであれば、先に超音波検査を行う。ヨード系造影剤によるエックス線検査後は特に超音波画像に影響を来さない。骨盤臓器の検査を行うのであれば膀胱に尿を溜めたほうがよく、尿検査後であったならば水分を摂取し、30分から40分経過してから行う。

（３）エコーゼリー

ゼリーは皮膚とプローブ間の空気を排除し、超音波ビームを体内に効率よく伝播させるための媒質である。また、皮膚面でプローブの滑りがよくなることでプローブワークをスムースに行うためのものでもある。ゼリーは冬場になると常温でもかなり冷たく、あらかじめ保温器や湯煎により温めておいたほうがよい。また、ゼリーを塗る際には、事前に検査のための必要性を被検者に伝えておくのがよい。

ゼリーの量は、少ないと乾燥などによって画像が暗くなったり、視野が狭くなったりするために、多めに塗って検査したほうがよい。

検査終了後には、被検者の体に付着しているゼリーを拭き取るのに蒸しタオル等を用意しておくとよい（乾いたタオルやティッシュペーパーではよく拭き取れない）。

（４）他データの参照と接遇

事前に被検者の主訴や既往歴、疑われる疾患、ラボデータなどを調べ、関連する疾患と超音波所見をイメージしておく。また、手術創がみられる場合、その内容を聞くなど、接遇の際の会話から得られる情報も多い（診断的会話）。

検査中はプローブでの圧痛（sono murphy sign･･･急性胆嚢炎、急性膵炎、他）や反跳痛(Blumberg's sign)、筋性防御がないか（虫垂炎、腹膜炎、他）、発熱（膿瘍）や便通（消化管ガスの状態、腸閉塞、腸重積、他）も診断的会話に取り入れるとよい。

（５）被検者の体位

通常は仰臥位にて両手は拳上し、頭の下に組むことで胸郭が広がり、肋間・肋弓下走査が容易になる。

消化管ガスの状態や体型によって、左側臥位、右側臥位、坐位、匍匐（ほふく）位(hand-knee position)など有効なことも多い。また、胆嚢などの内腔病変の状態を観察するときにも有効なことがある。検査ベッドが電動で起倒するものなどを使用すれば特に膵臓の描出には有用で、ルチーンに組み込める。

（6）プローブによる圧迫の程度

プローブは被検者の腹部に接触させるのではなく、やや強めに押して食い込むように走査すると良好な画像が得られやすい。これは消化管ガスの排除も兼ねる。ただし、肋間走査などでは強く押すと痛いため、ゼリーをたっぷりと塗ってその上にプローブを軽く置いてなぞるように行う。

（7）呼吸について

肝臓や横隔膜を下肋部より低位に移動させるために腹式呼吸、深吸気での息止めが望ましい。腹式呼吸がうまくできない場合には「おなかを膨らませてください」や「この押しているプローブを押し返すように」など、患者の理解が得られよう適時指示を変える。また、痩身者の胆嚢などは吸気によって骨盤付近まで移動し見失うこともあることや観察部位（肋間走査）や消化管内ガスの状態によっては、呼気のほうが有効な場合があるので、モニタ上で観察して、吸気・呼気を使い分けることも大切である。

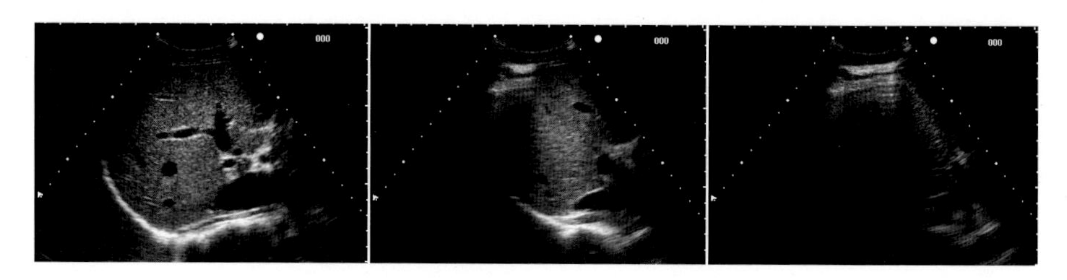

図13　吸気による肝の位置の変化（右肋間走査）

（8）検査着について

ゼリー等による衣服の汚れを防ぐため検査衣に着替えさせることが望ましいが、男性の場合は上半身をはだかとしズボンは臍下まで下げてもらう。女性の場合は上半身をバスタオル等で被いスカート等は臍下まで下げてもらう（検査に不必要な部分はタオル等で被う）。

（9）扇状走査の重要性

超音波画像は、プローブを当て走査している部分の一断面を表示しているだけであり、目的部位全体を観察するには扇状走査が必要である。

（10）装置の調整

最近の装置はダイナミックレンジや視野深度、走査線数、フォーカス数などを数パターン、プリセットして保存できるものが多く、この機能をフルに活用したほうがよい。その他、検査中に行う主な調整は次のとおりである。

① ゲイン調整

検査視野の輝度（反射波の強弱）を全体的に調整する機構で、最も頻繁に使用する。左手は常時ゲインのそばに置き、すぐ調節できるようにする。

ゲインが高すぎると輝度が飽和しやすく描出されるべきものが輝度の高い（白い画像の）中に隠れてしまい、低くすぎると逆に低輝度（黒い画像）の中に隠れてしまうことがある。同一の被検者でも肋間走査では肋弓下走査よりゲインを少し上げるように（明るく）調節する。その他、脂肪肝により高輝度肝となっているような場合に調整することがある。

② STC(TGC)調整

反射信号は、プローブに近い生体の浅い部位が最も強く、深い部位は途中で超音波が減衰するため弱くなる。深さによるエコーの強弱を、深さ毎に調整できる機構がSTC(TGC)である。肋弓下走査にて肝表面から横隔膜近くの肝実質までが均等な明るさ（強さ）で描出されるように調節する。

③ フォーカスの調整

プローブには周波数によった固有のフォーカスゾーンがあり、目的部位をその範囲内にもってくることで最良の画像が得られる。送信多段フォーカスは術者が調節できる唯一のフォーカス調整で、方位分解能の改善が期待できる。

詳細に観察したい深さよりやや深い位置とするのがよい。

CHAPTER 7
肝臓

肝臓(liver)

1．生理・機能

（1）代謝機能

腸管から吸収された糖質、脂質、蛋白質などを体に必要な形に合成。

① 糖代謝（グリコーゲンの合成と分解、血糖の調整）

小腸で消化、吸収されたグルコース（ブドウ糖）などは、門脈を経て肝臓に至り、肝臓でグリコーゲンに合成され蓄えられる。蓄えられたグリコーゲンは、必要に応じて再びグルコースに分解され、血液中にエネルギー源として供給される。この量を調整することで血糖値を正常水準に維持する。肝臓疾患ではこの調整がきかなくなり、高血糖や低血糖をきたす。

② 蛋白代謝（蛋白質の生合成と貯蔵および放出、脱アミノ）

食事中の蛋白質は消化管でアミノ酸に分解・吸収され、肝臓に運ばれ、浸透圧の維持、物質の輸送を担うアルブミンや、免疫に関わるグロブリン、血液凝固に関係するフィブリノゲンなどに作り変えられる。

③ 脂質代謝（リポ蛋白の合成と分解、脂肪酸の合成と分解）

中性脂肪やコレステロールなどを合成、余分なコレステロールは胆汁中に排泄される。

④ ビタミンの代謝（ビタミンの活性化および貯蔵）

造血因子の１つであるビタミンB_{12}は回腸から吸収され、肝臓に蓄えられ必要に応じて骨髄に供給される。またビタミンＫも肝臓に蓄えられ、プロトロンビンの合成を促進する。

⑤ ホルモンの代謝（各種ホルモンの破壊）

肝細胞障害により肝機能が低下するとホルモン不活性化が低下することで血中ホルモンの増加がみられる。エストロゲンなどの女性ホルモンも肝臓で破壊されるため、重い肝臓疾患ではエストロゲンの過剰をきたし、男性では女性化乳房を呈することがある。

（２）胆汁の生成と排泄機能

脂肪の消化を助ける胆汁を生成し、消化管に排泄する（胃から十二指腸に脂肪性の食物が送り込まれると、十二指腸粘膜から一種のホルモンが分泌され、それに反応して胆嚢が収縮、ファーター乳頭部の Oddi 括約筋などが緩み、胆嚢で濃縮された胆汁が十二指腸に排出される）。胆汁の成分は消化に必要な胆汁酸とヘモグロビン（赤血球が寿命とともに壊れた物の残骸）の代謝産物であるビリルビンからなる。また、老廃物などの不要物質も胆汁として排泄。胆管に放出される胆汁の量は１日あたり、500～800mℓ程度である。

（３）血液の貯蔵

体内を循環して右心房に戻る血液の 30％は肝臓を通るなど、全血液の10分の1に相当する血液（500mℓ）が肝臓に含まれるが、肝臓が伸び縮みすることによりさらに大量の血液（500mℓ～1ℓ）を貯めておくことができる。また、食後に胃腸に血液が必要になった場合や出血により血液が足りなくなったときなどに血液を補給する働きもあり、循環血液量を調節している。

（４）凝固作用

血液凝固に必要なフィブリノゲンやプロトロンビンを合成。重い肝臓病ではこれらの蛋白が作られにくくなるため、しばしば出血をきたす。血管内での血液凝固を阻止するヘパリンも生成される。

（５）赤血球の破壊、造血作用

赤血球を破壊し、ヘモグロビンからビリルビンを作る（胎生期には造血作用もある）。

（６）解毒作用

代謝の過程で生じたアンモニアなどの有害物質、食物が消化吸収される過程で生じる老廃物、腸内細菌により産生された毒素、アルコール、体に入って役目を終えた薬物などは体にとって毒となることがあり、これらを分解して無毒化する。

2. 位置・形状・大きさ

（1）位置

肝は左葉の一部が正中線より左方にあるが、大部分は右上腹部を占め、横隔膜直下に位置する（図1）。

（2）形状

暗赤褐色の大きな実質臓器で上面は丸く、下面は平たい。解剖学的には、肝鎌状間膜で左葉と右葉に分けられる（図2）。

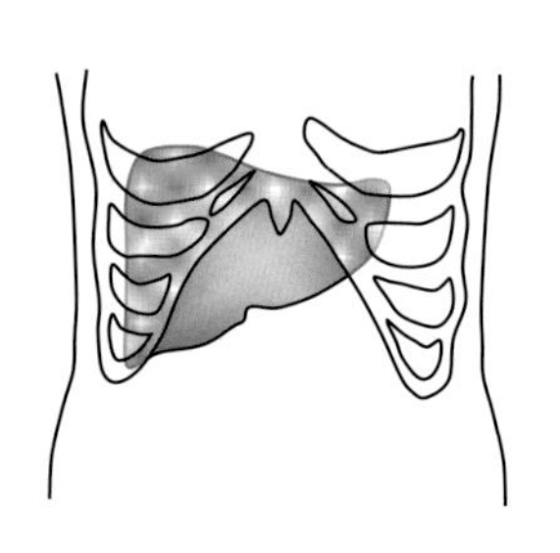

図1　肝の位置

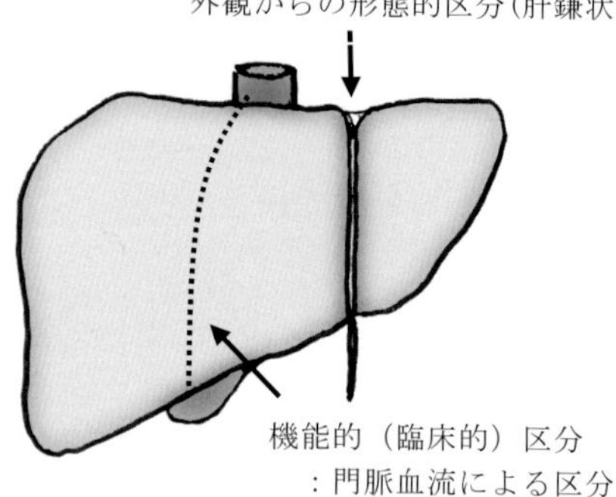

図2　肝の区分　解剖学的区分と機能的区分

（3）大きさ

体重の約40分の1（幼児は約20分の1）で1,200〜1,600g程度である。肝臓の位置、形状、大きさは、年齢・性別・体型などの影響を受け個人差が大きい。

（4）周辺臓器

肝臓の前面は壁側腹膜と接している。後面は左葉が腹部食道から胃の前壁に、右葉は右腎、右副腎、十二指腸上部、右結腸曲に接している。

（５）肝臓の固定

①　肝冠状間膜

横隔膜の腹膜翻転部で輪状の冠靭帯であり、肝の頭背部と横隔膜および後腹膜を結んでいる。

②　左右三角間膜

肝冠状間膜の外側で右側は肝腎間膜に移行する。

③　肝鎌状間膜

ほぼ正中にある腹膜重複翻転部で、肝を前腹壁に固定する。肝葉の系統解剖学的な境界を形成し、肝円索を含む。

④　肝円索

閉塞した臍静脈の遺残。臍から出て肝鎌状間膜の下縁の筋膜裂を走行し、肝内門脈臍部に連続する。

⑤　肝静脈管索

閉塞した胎児期の静脈管（アランチウス管）の遺残である。

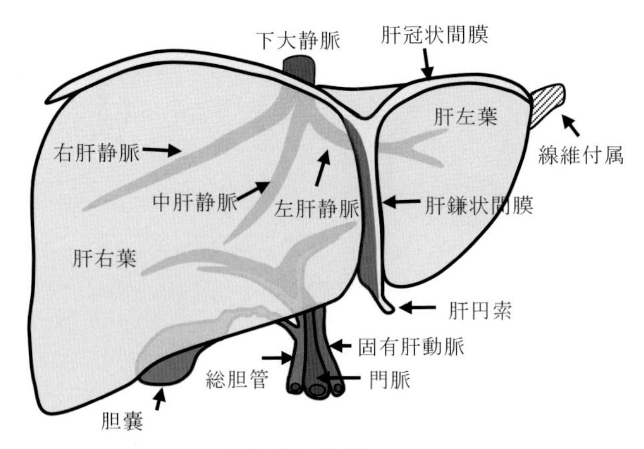

図3 肝の前面

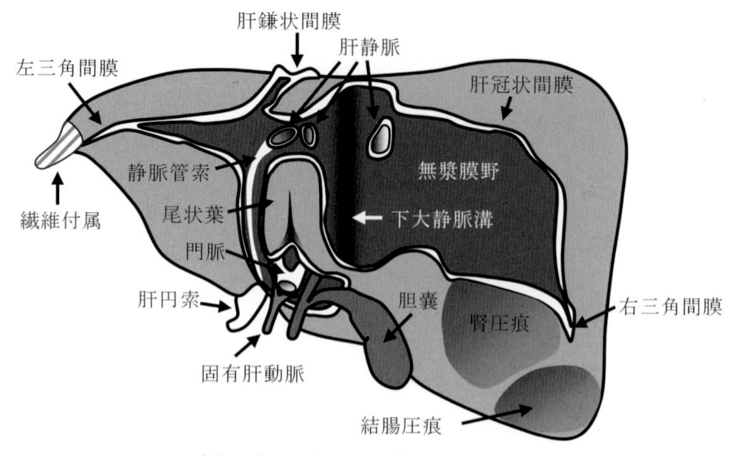

図4　背面からみた肝臓

3．肝臓内の脈管

肝内の脈管は、図５に示すように門脈、肝静脈、肝動脈および胆管に大別される。通常超音波検査で描出されるのは、門脈、肝静脈、胆管である。

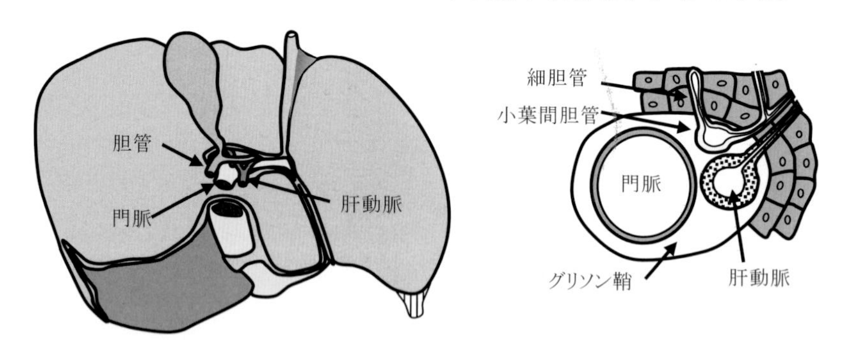

臓側面からの左図（仰臥位）で、下面に肝門部があり、肝動脈、門脈、胆管、リンパ管、神経が通る。また、門脈（小葉間静脈）と肝動脈（小葉間動脈）、胆管（小葉間胆管）はグリソン鞘内を併走。

図5 肝門部の脈管

肝臓の血流供給は門脈（機能血管）が約4分の3（1,000〜2,000mℓ/分）で肝動脈（栄養血管）からは約4分の1（400〜500mℓ/分）である。肝臓に供給された血液は、肝細胞で処理され肝静脈（排泄血管）に集められ、下大静脈を経て心臓へ戻る。

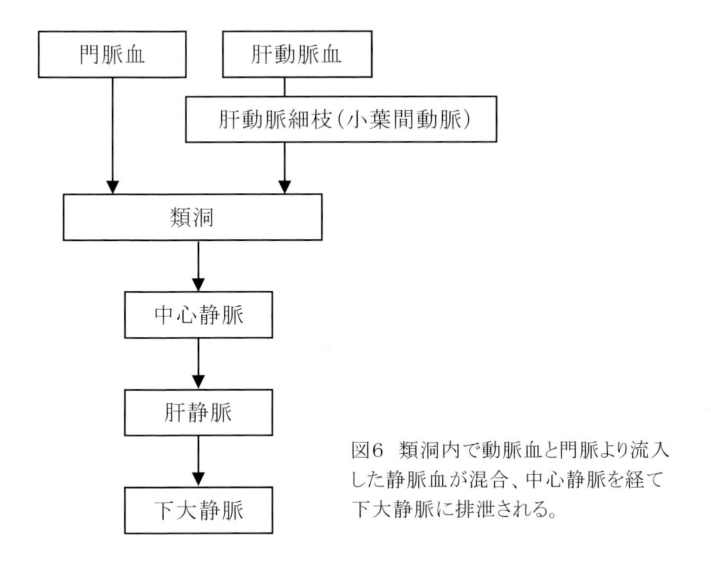

図6　類洞内で動脈血と門脈より流入した静脈血が混合、中心静脈を経て下大静脈に排泄される。

（１）肝静脈（hepatic vein）

肝区域の境界を決定する血管。左・中・右肝静脈の三本と、稀に尾状葉より直接下大静脈に流入する短肝静脈や右後下枝から直接下大静脈に流入する下右肝静脈が存在する。右肝静脈は独立して下大静脈に流入するが、中・左肝静脈は合流してから下大静脈に流入する例が多い。また、肝内門脈とは交叉するように走行し、呼吸により内径の太さが変化する特徴があり、呼気時に太く、吸気時に細くなる。超音波画像には、門脈枝のような強い壁エコーはみられない（但し、超音波が肝静脈の壁に対し垂直に当たる場合は、壁のエコー輝度が高く描出されることがある）。

（２）門脈（portal vein）

肝区域を支配する血管。消化管からの栄養に富んだ血液を肝臓に運ぶ静脈で、脾臓や膵臓からの血液も門脈に流入する。門脈本幹は肝門部で門脈左枝と右枝に分岐し、さらに区域枝に分かれる。超音波検査ではグリソン鞘（Glisson 鞘：小葉間結合組織鞘）からの反射があるため強い壁エコーをともなう。また、門脈枝は立体的で複雑な走行をする（図７）。

（３）肝動脈（hepatic artery）

肝臓に酸素を供給する動脈。門脈に比べ細いため超音波検査で左右肝動脈の分枝部付近までは描出可能であるが、肝内の肝動脈は通常描出されない。ただし、アルコール性肝硬変などでは、門脈血流の低下により、肝動脈血流が増加することにより動脈枝が拡張し､超音波検査で描出されることがある。

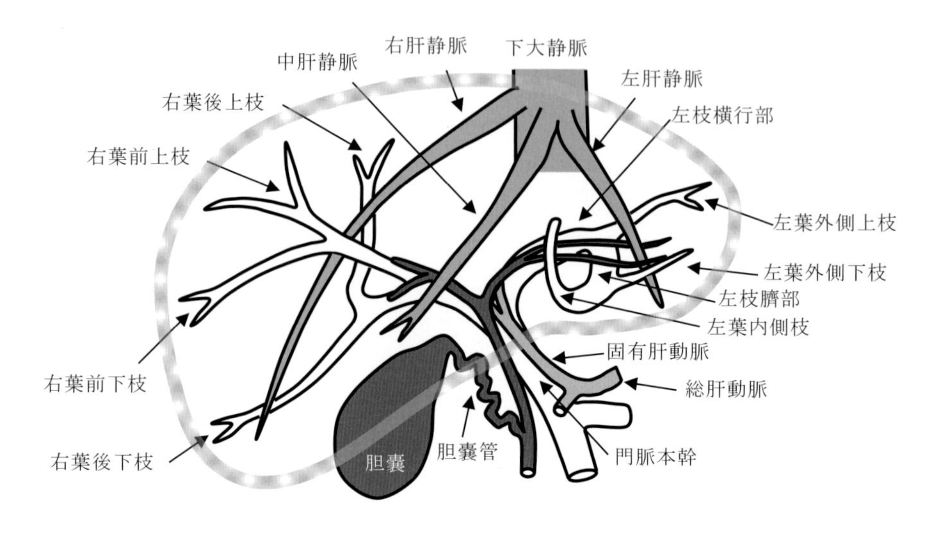

図７　肝内門脈と静脈の走行

（４）胆管（bile duct）

肝内胆管は門脈と並走、細い管腔として三次分枝程度まで描出される（図８）。

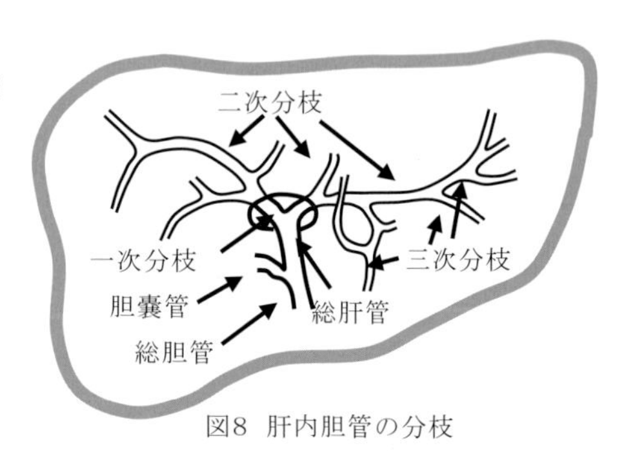

図8　肝内胆管の分枝

４．肝区域

クイノー(Couinaud)の８区域分類やヒーリー (Healey-Schroy)の４区域分類などがあり、一般には臨床的、機能的区域分類であるクイノーの分類が用いられている。この区域は門脈血流支配により区分されるが、肝区域の同定には門脈、肝静脈、靭帯や裂溝などが重要な指標となる。肝静脈は区域間を走行し、門脈枝は区域の中心に位置する。

（１）右葉（S5-8）と左葉の区分（S1-4）

- 胆嚢窩と下大静脈を結ぶ仮想の線であるカントリー線(Cantlie line)により右葉と左葉に分ける
- この位置に一致して主葉裂溝(major lober fissure)中肝静脈(middle hepatic vein:MHV)が存在する

（２）左葉外側区域（S2, 3）と内側区域（S1, 4）

- 門脈左枝臍部(umbilical portion:UP)を境として外側と内側に分ける
- 外側と内側の境界は肝円索(lig.teres hepatis)、肝静脈管索(lig.venosum)、左矢状裂溝(longitudinal fissure)が存在する

（３）左葉外側上区域（S2）と外側下区域（S3）

- 左肝静脈(left hepatic vein:LHV)により分けられる
- 門脈枝Ｐ２とＰ３が走行

（４）左葉内側区域の方形葉（S4）と尾状葉（S1）の区分

- 門脈左枝横行部(transverse portion:TP)により分けられる
- 尾状葉S1は下大静脈を取り囲むように存在しており、S2とは肝静脈管索により分けられる

（５）右葉前区域（S5, 8）と右葉後区域（S6, 7）

- 右肝静脈(right hepatic vein:RHV)により分けられる

（６）右葉前上区域（S8）と右葉前下区域（S5）

■ 門脈枝Ｐ８とＰ５が走行*

（７）右葉後上区域（S7）と右葉後下区域（S6）

■ 門脈枝Ｐ７とＰ６が走行*

＊ 右葉前および後区域はそれぞれ上、下区域に分けられるが、上と下区域の間には明確な境界はなく、同部位を走行する門脈の区域枝により区分される。

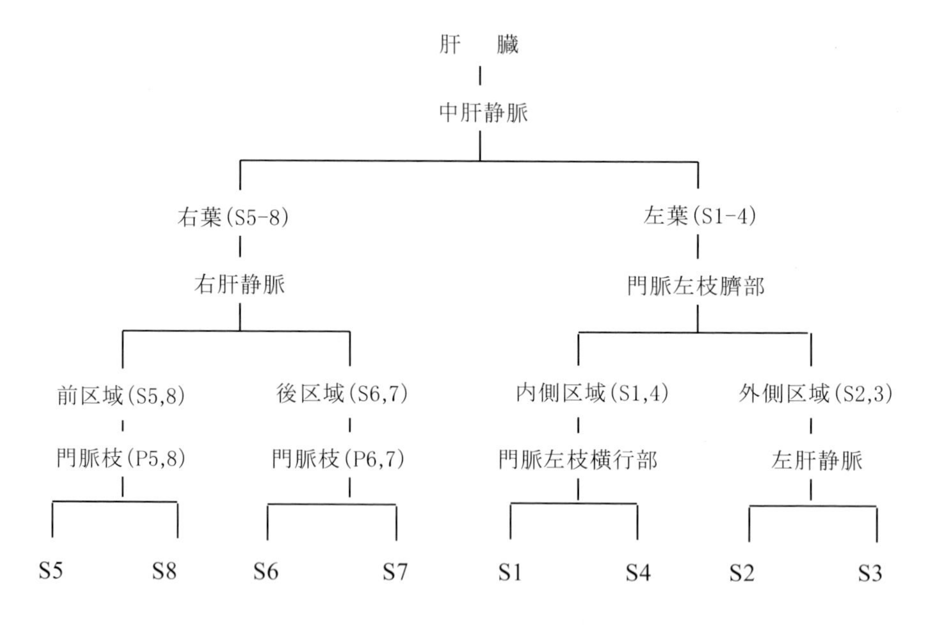

図9　肝の区域と境界

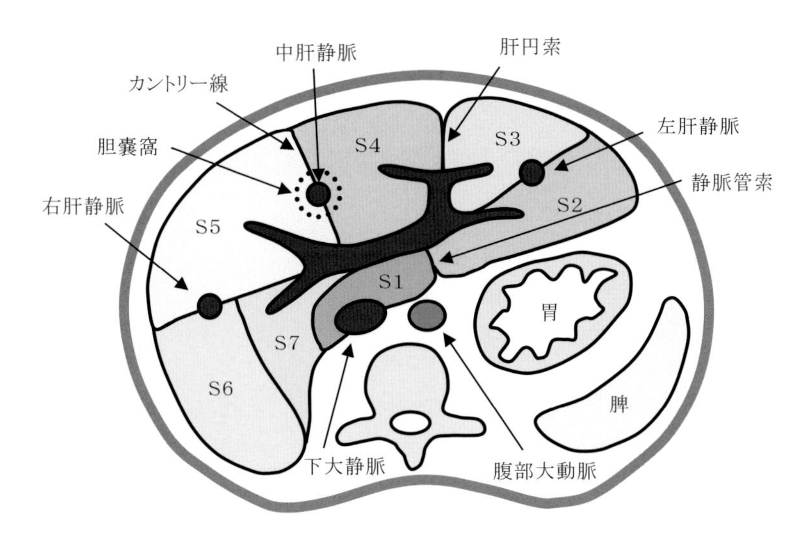

図10 横断面でみた肝区域

クイノーの８区域分類は、尾状葉をS1として、以下反時計回りにS7まで分け、この断面では描出されない前上区域をS8とする。

表1 肝の区域分類

	4区域 ヒーリーの分類	8区域 クイノーの分類	
肝左葉	外側区域	外側上区域	S2
		外側下区域	S3
	内側区域	尾状葉	S1
		方形葉	S4
肝右葉	前区域	前上区域	S8
		前下区域	S5
	後区域	後上区域	S7
		後下区域	S6

5．肝臓の基本走査

肝臓は大きな臓器であるため、見落としを防ぐうえでも各種走査法を組み合わせた一定の手順による検索および体位変換（背臥位、側臥位など）が必要である。

（1）走査法

① 縦走査（心窩部～右側腹部）

- 心窩部に探触子を縦方向に置き、探触子を徐々に右方に移動させ肝を観察する
- 肝左葉から右葉までを縦断面で連続的に描出（右葉は肋骨と肺とで観察不能な箇所がある）
- 左葉は最大吸気時に全体が明瞭に描出、心窩部からの走査では肝左葉の大きさ、表面、辺縁を評価

a．心窩部縦走査（大動脈面）―― 左葉辺縁、S2、S3の描出

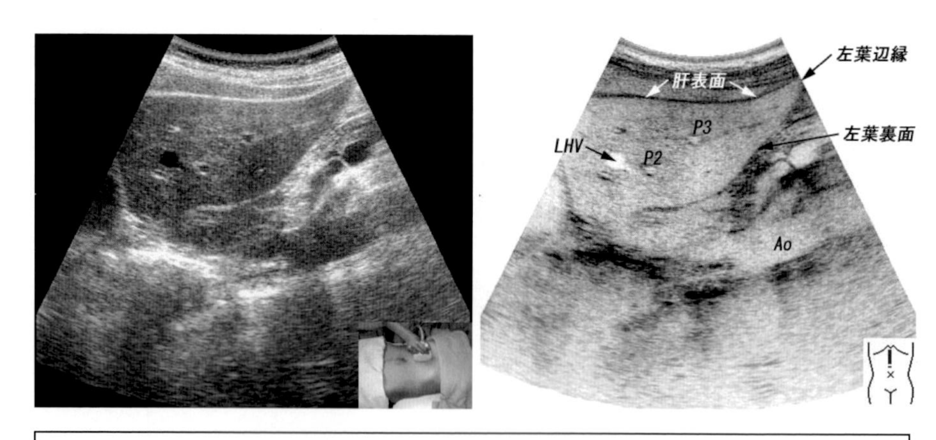

左葉大動脈面：肋骨の影響を受けることもなく吸気時には全体像が良好に描出され、表面や辺縁の評価にも適した断面である。Pは支配門脈枝の略。

b．心窩部縦走査（下大静脈面）―― S1、S2、S3 の描出

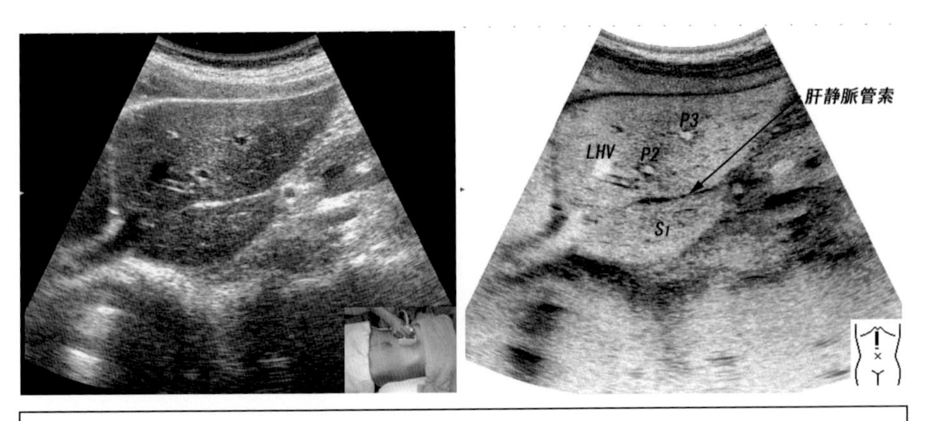

左葉下大静脈面:左肝静脈は門脈の外側区域枝の間を肝部下大静脈へ走行し、尾状葉は下大静脈と静脈管索の間に描出される。

c．右肋弓下縦走査 ―― S6、S7 の描出および肝腎コントラスト

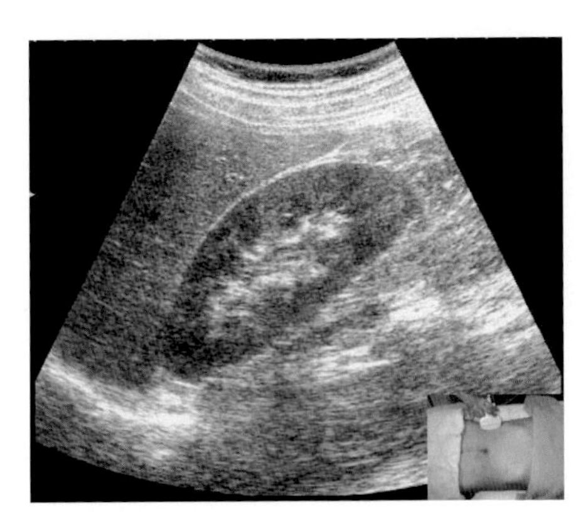

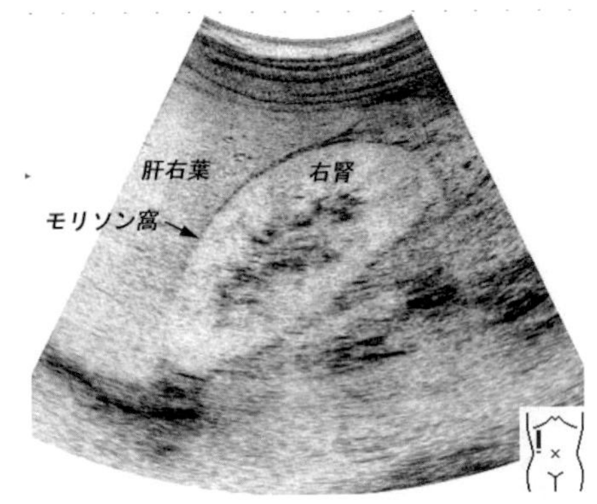

② 横走査

- 心窩部からの肝左葉の観察が中心、門脈、胆管、肝静脈が連続性を持って観察できる（右葉は、肋骨と肺とで観察不能な箇所がある）
- 痩せている被検者の場合、探触子が骨の影響で心窩部に入らないことがあるが、この場合セクタ型探触子などを用いるとよい

a．心窩部横走査 ── S1 の描出

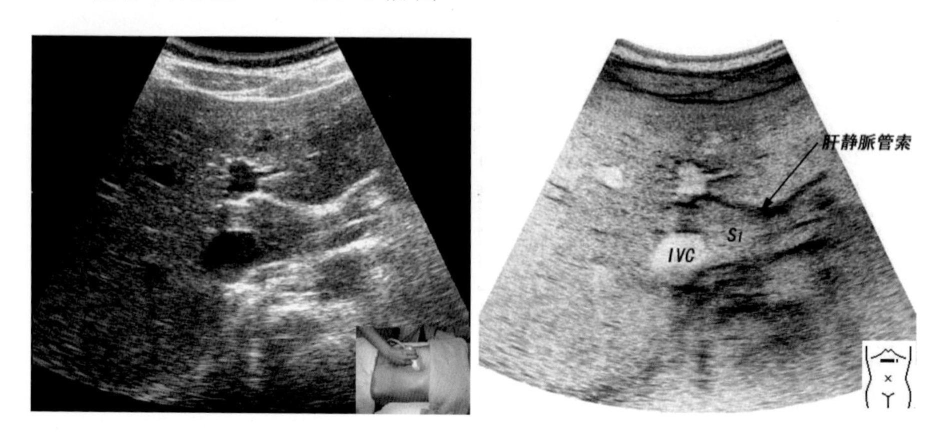

b．心窩部横走査（左葉左枝臍部面）── S1、S2、S3、S4 の描出

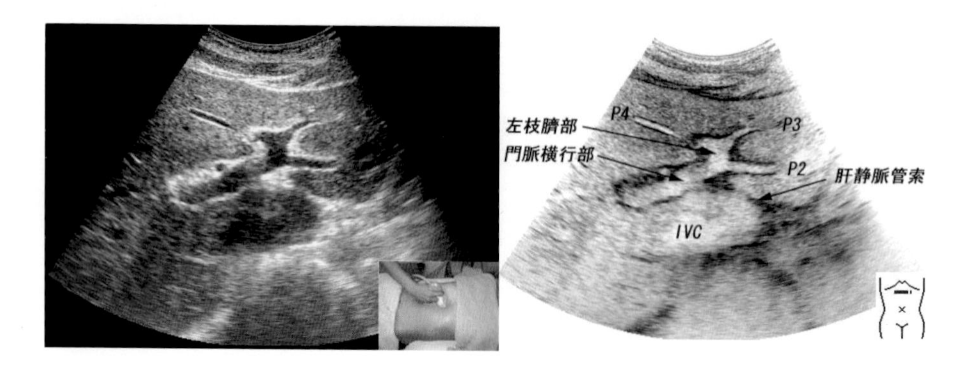

c．右肋弓下横走査（右葉門脈横行部面）— S4、S5、S6、S7 の描出

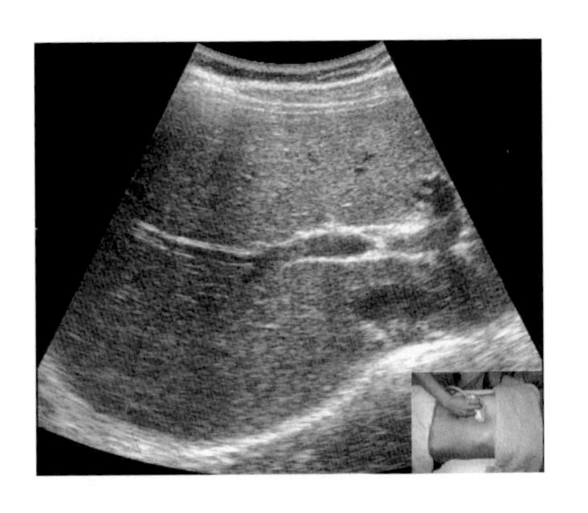

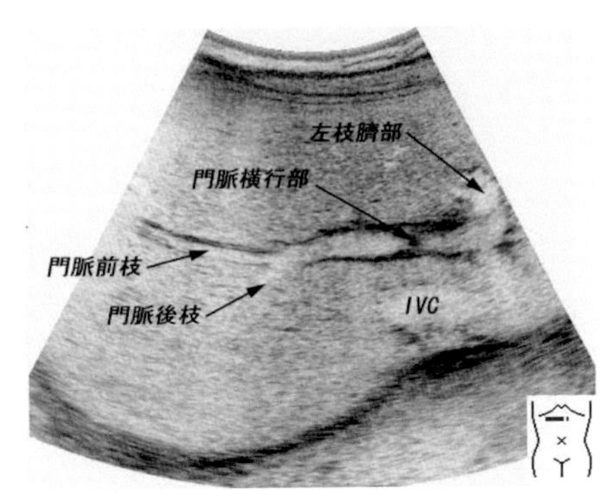

③ 斜め走査、右肋弓下走査

- 探触子を右肋弓下に置き、肝辺縁から横隔膜までを扇状に幅広い角度で走査（扇状走査：チルティング）、横隔膜近傍の描出は左側臥位で吸気時にえぐるように走査するとみやすい（S8 は最も死角になりやすい為、十分意識して観察する）
- 肋骨による影響がなく肝右葉を中心とした広範囲を観察でき、左右の門脈枝、胆管枝、肝静脈が連続性を持って観察できる
- 肝萎縮、消化管のガスの多い場合、臓器挙上、腹筋発達例では、吸気時においても描出が困難なこともある ⇒ 肋間走査が有効である

a．心窩部斜め走査（肝静脈面）— S2、S3、S4、S7、S8 の描出

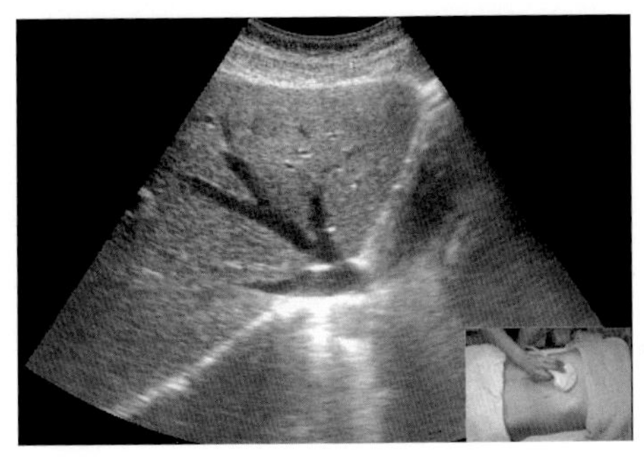

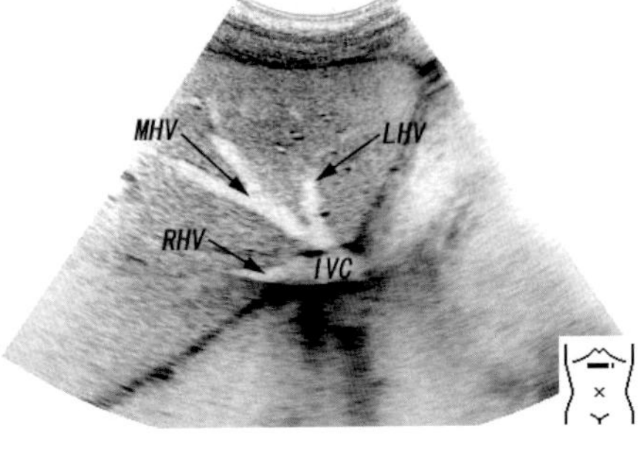

b．右肋弓下斜め走査（肝静脈面）— S4、S5、S6、S7、S8 の描出

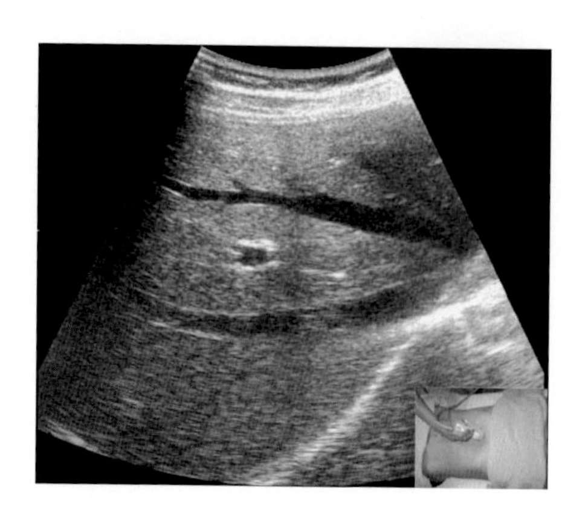

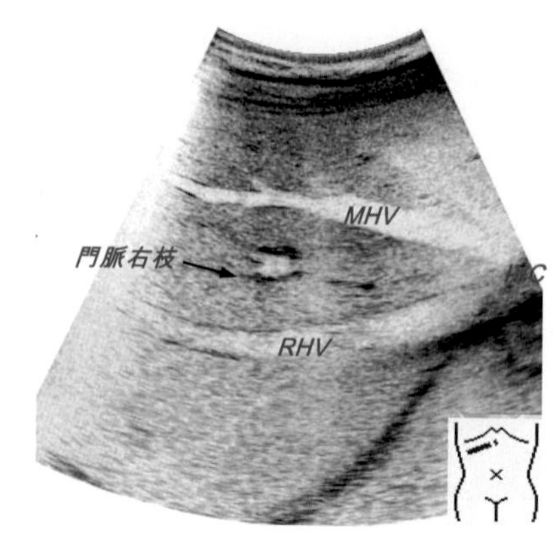

④ 肋間走査

- 前胸壁〜側胸壁の各肋間にて、扇状走査を行い、肋間走査では少しゲインを上げる
- 肝右葉を中心に描出され、門脈枝の走行により肝区域の同定に有用
- 前〜中腋窩付近（腹側寄りの肋間）で前区域、中腋窩付近で右肝静脈、後中腋窩付近で後区域が描出される
- 右肋弓下走査に比べ、消化管ガスによる影響を受けることが少なく、肝萎縮例などで有効
- 横隔膜下は肺の影響を受け、死角となりやすいため、必要に応じた呼吸走査を行う
- 探触子は、目的、被検者の体型にあわせてセクタ型やコンベックス型を選択する

a．右肋間走査——右葉前区域（S5、S8）の描出

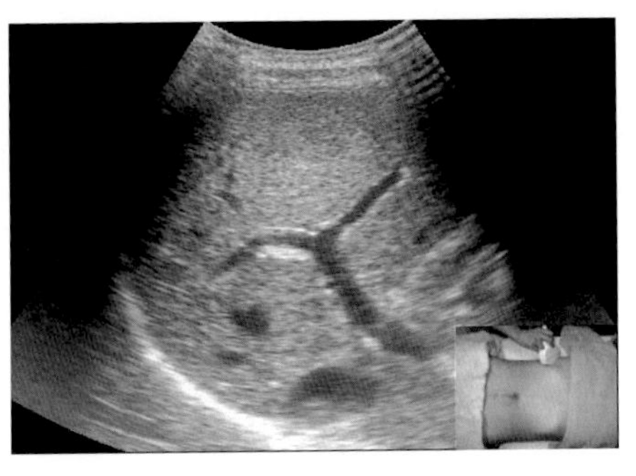

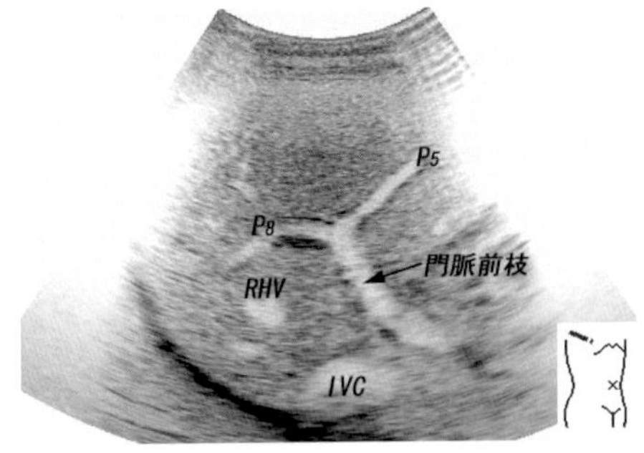

b．右肋間走査——右葉後区域（S6、S7）の描出

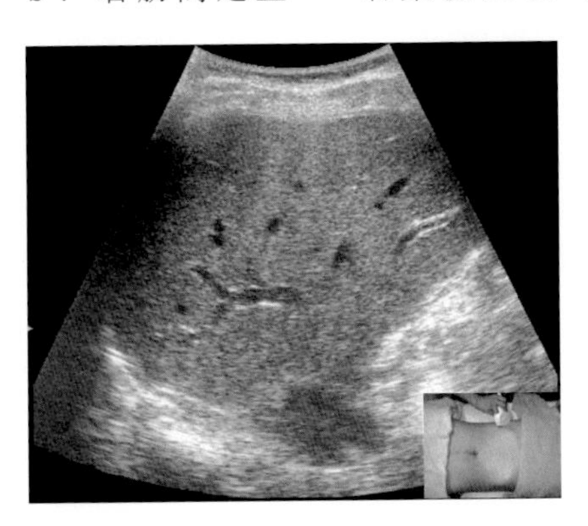

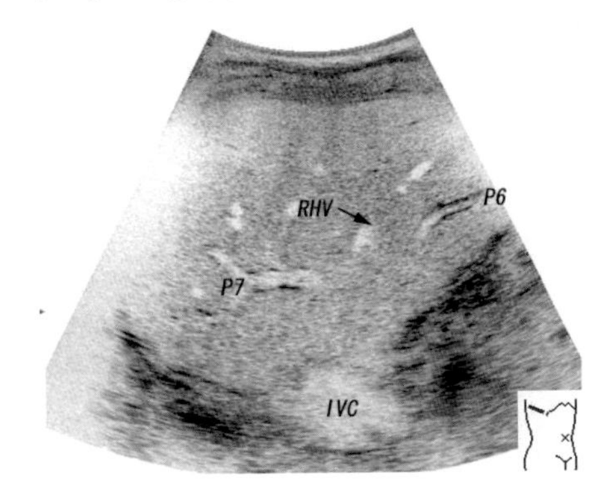

c．右肋間走査（右肝静脈面）—— S5、S6、S7、S8 の描出

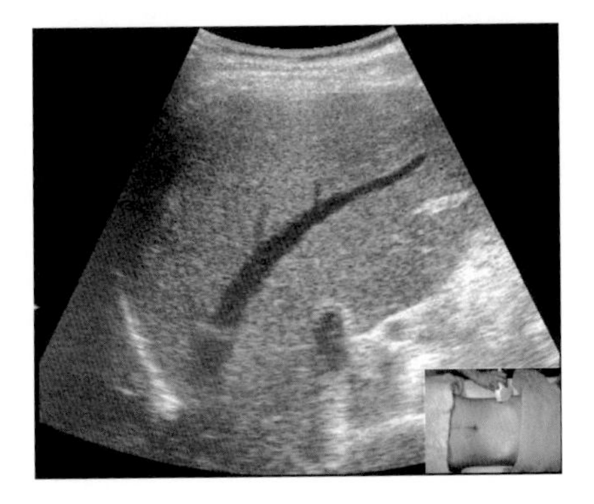

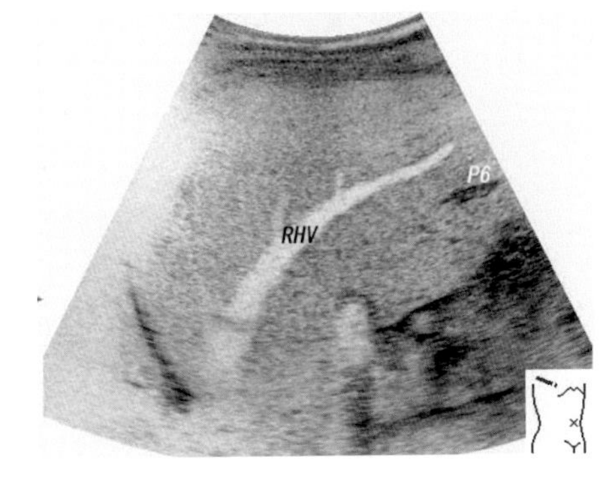

⑤ 左肋弓下走査

■ 左肋骨弓に沿って扇状走査を行う
■ 肝左葉（外側区域）の描出に有効

⑥ 左肋間走査

■ 左前胸壁より肝左葉の一部（特に左葉腫大例）が観察されることがある

（2）死角となりやすい部位

■ S2（左葉外側上区域）
■ S8（右葉横隔膜直下）
■ S6（右葉後下区域）
■ 肝表面

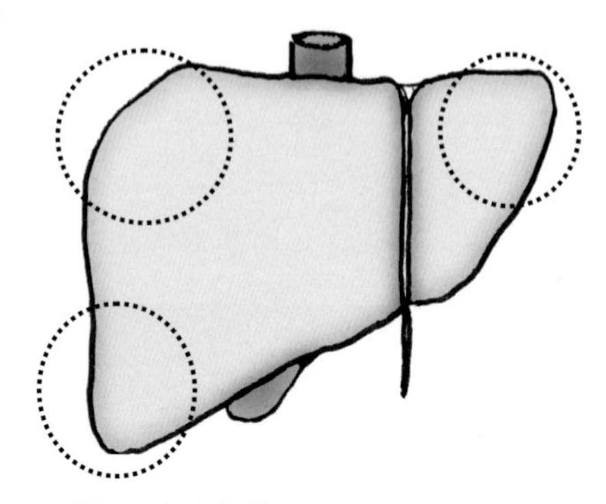

図11　超音波検査で死角となりやすい部位

（3）体位変換の有用性

■ 左側臥位にすることにより、肝は大きく左斜め下側へ変位し、肋骨弓下への肝のはみ出しも多くなる
■ また病変までの方向や深さも変化するため、仰臥位では描出できなかった病変も検出可能となることがある
■ 逆に描出ができなくなる場合もあるため、仰臥位および側臥位の両方で観察すべきである

6．肝臓の主要疾患と超音波所見

（1）びまん性肝疾患のチェックポイント

形状と大きさ	腫大	脂肪肝、急性肝炎、白血病、リンパ腫、うっ血肝
	萎縮	肝硬変、劇症肝炎
	左葉腫大と右葉萎縮	肝硬変
辺縁	鋭角	正常
	鈍化	肝炎、肝硬変
（内側区の辺縁は健常者でも鈍化傾向を呈するため評価に適さない）		
下面（裏面）	突出	肝腫大
表面	整（平滑）	正常
	不整	肝硬変、劇症肝炎
（肝表面は慢性肝障害の進行につれ、線維化を反映した変化を呈しやすい）		
肝実質エコー（密度）	微細	正常
	粗糙	肝硬変、慢性肝炎
肝実質エコー（分布）	均一	正常
	不均一	まだら脂肪肝、日本住血吸虫症、肝硬変、劇症肝炎
肝実質エコーレベル	高	脂肪肝、慢性肝炎
	低	急性肝炎
減衰	なし	正常
	あり	脂肪肝
脈管像	・門脈、肝静脈の狭小化、口径不同⇒肝硬変 ・脈管の不明瞭化⇒脂肪肝、腫瘍塞栓、血栓 ・肝静脈拡張⇒うっ血肝、Budd－Chiari 症候群 ・肝動脈拡張⇒アルコール性肝障害、オスラー病 ・門脈末梢枝壁エコー増強⇒急性肝炎 ・門脈拡張、側副血行路⇒門脈圧亢進症	
関連臓器（脾臓、胆嚢）	・脾腫⇒慢性肝炎、肝硬変、血液疾患など ・胆嚢壁肥厚⇒肝硬変、急性肝炎（内腔虚脱） ・胆嚢萎縮⇒劇症肝炎	
腹水の有無	・肝硬変、劇症肝炎など ・軽度の腹水はモリソン窩、脾周囲腔、膀胱直腸窩、直腸子宮窩にみられる。	
リンパ節	・総肝動脈周囲のリンパ節は健常者でも観察されることがあるが、特に慢性肝炎や肝硬変で腫張することが多い	

門脈圧亢進	・門脈本幹径15mm以上、脾静脈径10mm以上 ・側副血行路の形成 求肝性⇒肝外門脈閉塞症 などでみられる肝被膜を通じての側副血行路。門脈血を肝へ流入させる。 遠肝性⇒門脈系の血液が肝を通過せずに心臓に戻る。（臍傍静脈、左胃静脈、脾腎短路など）

（2）肝炎（hepatitis）

① 急性肝炎（acute hepatitis：AH）

肝細胞の壊死をともなう非化膿性の急性炎症性疾患。原因として、肝炎ウイルス、E-Bウイルス（伝染性単核症）、サイトメガロウイルス、コクサッキーウイルス、アルコール性、薬剤性などがある。初期には食欲不振、全身倦怠感、その後悪心、発熱、嘔吐、腹痛、黄疸を呈し、まれに劇症肝炎に移行する。病期や炎症の程度により、検査上まったく所見がみられない場合など様々である。

■ 超音波所見

・肝全体の腫大、肝縁鈍化（図12）、肝実質エコーレベル軽度低下
　⇒ 肝細胞の浮腫による
・肝内門脈末梢枝の壁エコー増強
　⇒ 肝実質のエコーレベル低下により相対的に輝度が上昇
・肝表面は平滑
・胆嚢内腔の虚脱および壁の肥厚
　萎縮、虚脱 ⇒ 肝機能低下により、胆汁生成低下
　壁肥厚 ⇒ 炎症の波及、リンパ流うっ滞による一時的な門脈圧亢進
・肝門部リンパ節腫脹
・脾腫（程度は様々）

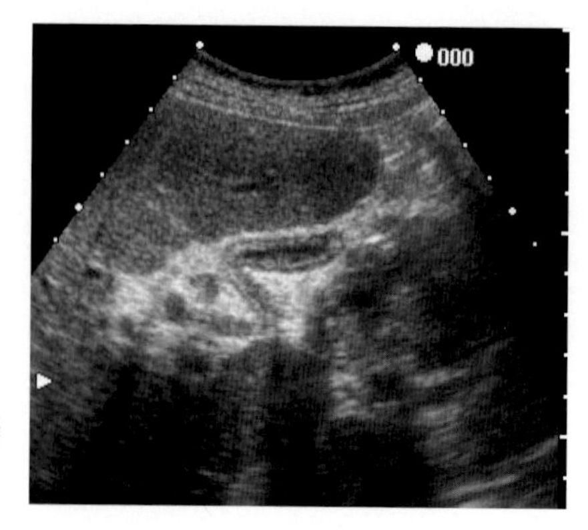

図12　急性肝炎
肝縁の鈍化（edge dull）、胆嚢の萎縮、壁肥厚が描出される。

② 慢性肝炎（chronic hepatitis：CH）

門脈域を中心に円形細胞浸潤と線維の増殖をともなった炎症が6ヶ月以上持続する疾患、臨床的には非活動型と活動型に大別される。進行度により超音波所見に異常を認めない例から、肝硬変に近い例まで様々である。

■ 主な原因

- ウイルス性肝炎（A型肝炎、B型肝炎、C型肝炎など）
  A型：一過性で予後良好　B型：一過性感染と持続感染がある
  C型：高率に慢性化し、肝硬変、肝癌へ進展する場合が多い
- 自己免疫性肝炎
- アルコール性肝炎
- 薬剤性肝障害
- うっ血性
- 胆汁性（原発性胆汁性肝硬変）
- 寄生虫性
- 代謝異常性（ヘモクロマトーシス、Wilson 病など）

■ 超音波所見（正常～肝硬変に近い所見まで様々である）

- 肝実質エコーレベル軽度上昇（図13）
- 実質軽度粗糙化（B型肝炎ではメッシュパターン）
- 肝腫大（左葉または両葉）
- 肝辺縁の鈍化
- 肝表面軽度不整
- 肝門部リンパ節腫脹
- 脾腫

肝炎ウイルスによるエコー所見の差については、B型はC型に比べ結節形成傾向が強く、肝実質の粗糙化が目立つ。

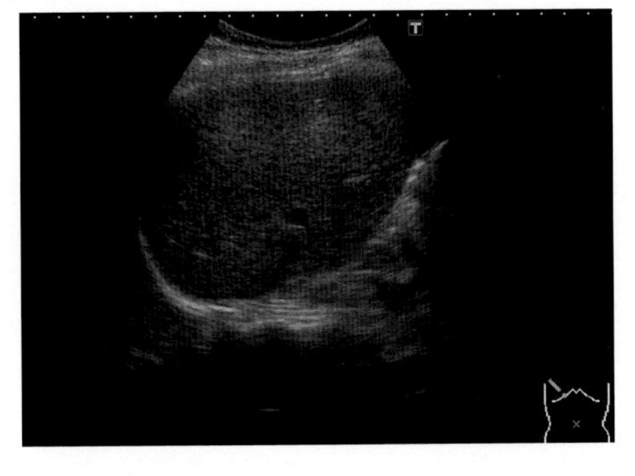

図13 B型慢性肝炎
40歳、F HBe 抗原陽性で経過観察中。体表側と中～深部側のエコーレベルを比較すると後者のエコー輝度が上昇しており、肝小葉の線維化、粗糙化を反映した所見と考えられる（右肋間走査）。

③ 劇症肝炎(fulminant hepatitis)

急性肝炎の経過中、急激な肝細胞の広汎壊死により急性肝不全症状（出血傾向、腹水、意識障害）が出現する疾患で、予後は極めて不良。診断基準として、急性肝炎発症後８週間以内に高度の肝機能障害にもとづく肝性昏睡Ⅱ度以上の脳症をきたし、プロトロンビン時間40％以下（基準値70～100）を示すものとされている。急性型は発病後10日以内に脳症を発症する。亜急性は腹水が出現する頻度が高く予後も悪い。超音波所見は肝硬変に類似する。

■ 超音波所見
- 肝全体の萎縮
- 肝実質エコーレベルの不均一化
  ⇒ 急激に起こる肝細胞壊死により、変性壊死部が高エコーを呈する
- 肝表面の不整
- 胆嚢内腔の虚脱、壁肥厚
- 腹水

（３）肝硬変(liver cirrhosis：LC)

慢性肝障害の終末像で肝機能不全をともなう。本来の小葉構造が壊され、高度線維化と再性結節の形成、肝の循環障害による門脈圧亢進症を生じた状態。多くはＣ型肝炎、次いでＢ型、アルコール性などが原因となる。腹水、食道静脈瘤、肝性脳症、全身倦怠感、食欲不振、腹部膨満感などを認め、黄疸、上部消化管出血、食道静脈瘤破裂などを起こすことがある。また、高率に肝細胞癌を合併するため、注意が必要である。

■ 超音波所見
- 肝右葉萎縮と左葉腫大（あるいは両葉萎縮）
- 肝表面、辺縁の凹凸不整（図14）
- 肝縁の鈍化
- 肝実質粗糙化（図14）
- 肝内血管(特に肝静脈)の狭小・口径不整・不明瞭化（図14）
  ⇒ 肝静脈は周囲に結合織をもたないため、実質の線維化による変化を受けやすく、狭小・口径不整を呈しやすい
- 胆嚢壁肥厚（門脈圧亢進などの循環障害による）
- 側副血行路（門脈圧亢進による）
- 脾腫、腹水（非代償期）

・ 肝門部リンパ節腫脹

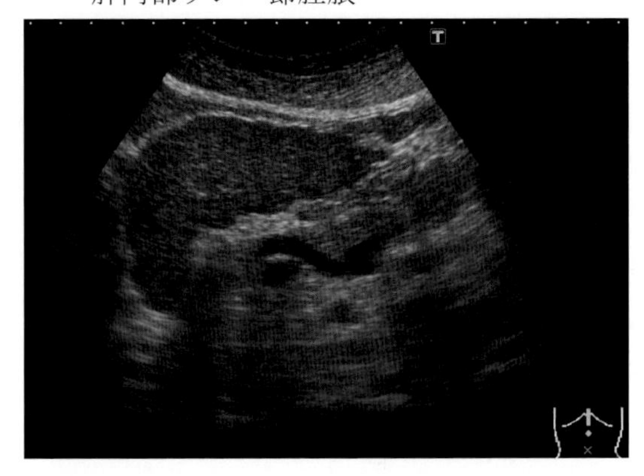

図14 肝硬変症
68歳、F 肝硬変、食道静脈瘤にて経過観察中。肝左葉の辺縁は凹凸不整が著明で、内部エコーは粗糙化、肝静脈は狭小化していた（心窩部縦走査）。

【BREAK】

1. 門脈圧亢進で形成される門脈系側副血行路

■ 左胃静脈
■ 食道静脈瘤
■ 短胃静脈
■ 脾静脈一左腎静脈短絡
■ 臍傍静脈
■ 肝外門脈閉塞症（cavernomatous transformation）

2. 原発性胆汁性肝硬変(primary biliary cirrhosis;PBC)

中年女性に多く発症する自己免疫性肝疾患。以下の症例は、60代女性で(a)肝表面の軽度凹凸、(b)内部エコー粗糙化、(c)腹水（少量）、(d)脾腫、門脈圧亢進がみられた。

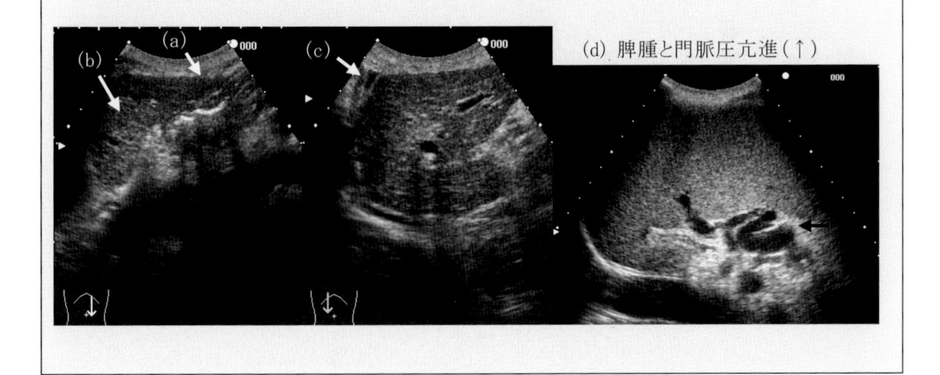

(d) 脾腫と門脈圧亢進（↑）

（４）脂肪肝(fatty liver)

肝細胞に中性脂肪が多量に沈着したもの、組織学的には肝小葉の30％以上に脂肪滴が占拠する状態。成因は代謝異常、肥満、アルコール多飲、糖尿病、高脂血症、ステロイドホルモン投与、低栄養状態など多種にわたる。脂肪沈着は肝全体から特定の区域のみに認めることもあり（不規則性脂肪肝)、腫瘍との鑑別を要することがある。ときに脂肪肝と思われていても、肝炎、肝硬変をともなっていることがある。

① 脂肪肝(fatty liver)

■ 超音波所見

- 肝実質エコーレベルの上昇(bright liver)
- 肝腎および肝脾コントラストの上昇(hepato renal or splenic contrast)
- 深部エコーレベル減衰(deep attenuation)
- 肝内脈管の不明瞭化、右腎や胆嚢壁との境界不明瞭化(masking sign)
- 肝辺縁鈍化(edge dull)

② 不規則性脂肪肝（まだら脂肪肝）(irregular fatty liver)

■ 地図型：不定形の高エコー域（地図状のムラ）

■ 区域型：門脈や肝静脈を境に脂肪沈着に差がみられる

■ 限局型（図15） ⇒ ときに肝腫瘍との鑑別を要する

- 限局性脂肪沈着：脂肪沈着の多い部分が限局的高エコーを呈する
- 限局性低脂肪化：脂肪沈着の少ない部分が限局的低エコーを呈する (normal spared region)

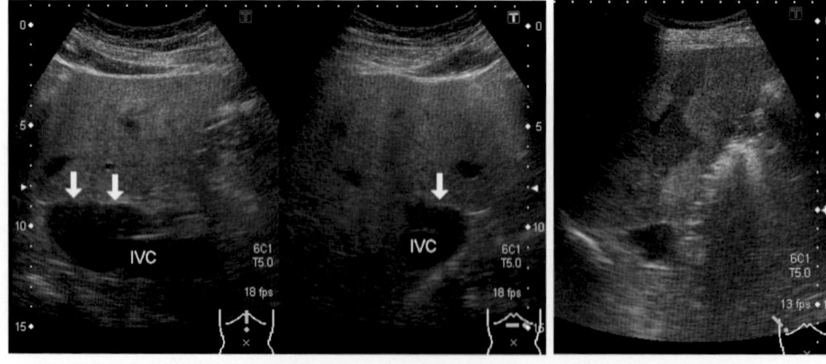

図15　不規則性脂肪肝(限局性低脂肪化と地図型)
左）55歳、M　人間ドックで指摘され経過観察中。下大静脈と静脈管索を取り囲むように尾状葉の一部が限局性に低エコーを呈する。
右）2型糖尿病で通院中のスクリーニング検査にて指摘された脂肪肝(地図型)。

【BREAK】NASH（非アルコール性脂肪肝炎）
脂肪肝の10％程度の頻度で、飲酒歴がほとんどないのに、アルコール性肝障害のような組織変化をきたし、様々な治療にもかかわらず肝硬変から肝癌まで進行してしまう肝炎。脂肪肝との鑑別が困難で確定診断は肝生検。肥満が大きな要因の1つと考えられる。

（5）うっ血肝（congestive liver）

右心不全（心弁膜疾患、動脈硬化性心疾患、肺性心など）により生じる肝障害。高度の右心不全により下大静脈や肝静脈がうっ滞し、静脈圧が上昇、初期には肝腫大を起こすことがある。長期間にわたってうっ血が続くと静脈圧の上昇による圧迫や酸欠により肝実質の線維化が起こり、心臓性（うっ血性）肝硬変症へ進展する。健常者でも静脈の径が太く目立つ場合があるため、必ず呼吸変動の有無で確認する（バルサルバテスト）。

■ 超音波所見

・肝腫大
・肝静脈、下大静脈径の拡張と呼吸性変動の消失（図16）
　⇒ 通常、肝静脈および下大静脈は呼気時に太く、吸気時に細くなる
・腹水
・脾腫

鑑別疾患としては、Budd-Chiari 症候群（肝静脈幹や肝部下大静脈の閉塞や狭窄による肝静脈の流出障害に起因する病態）が挙げられる。

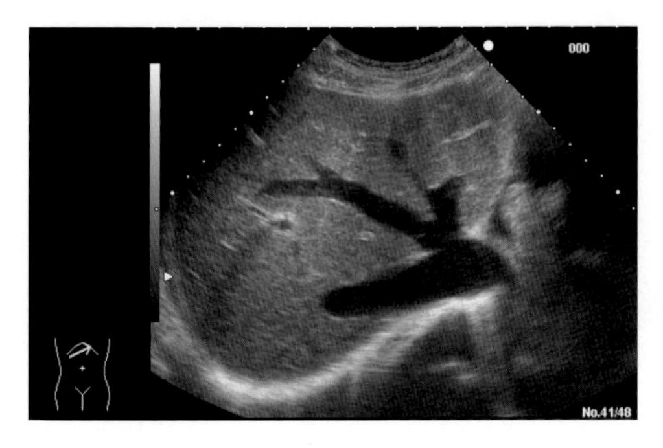

図16　うっ血肝
75歳、M　心不全、肝機能障害
肝腫大、肝静脈および下大静脈の拡張を認める。下大静脈径27mm、呼吸性変動は低下し、右房圧は15mmHg以上と推定される。

【BREAK】
1. 肺性心とは？
　肺疾患が原因で肺への血流障害が起こり、心臓（右室）に負担がかかった状態。
2. 肉ずく肝
　うっ血肝の長い経過によって割面が肉ずく（ナツメグ）様となることから命名。肝細胞が萎縮し、細胞索が狭くなり全体も萎縮、色素沈着を来す。

（6）日本住血吸虫症（schistosomiasis japonica）

日本住血吸虫の門脈系血管内寄生による肝疾患。山梨県甲府盆地、広島県片山地方、佐賀県および福岡県の筑後川流域などの水田、沼、川などに棲息するミヤイリガイを中間宿主として感染、本邦では撲滅され既感染者を認めるのみであるが、中国、東南アジアでは現在もみられている。組織学的には門脈域の虫卵による石灰化と線維化からなり、慢性期は虫卵による門脈塞栓・肉芽腫形成をきたし、肝硬変症に進展、門脈圧亢進症をともなう。臨床所見としては、急性期に発熱や皮膚の疼痛感が認められる。

■ 超音波所見
- 肝内線状高エコー（網目状、亀甲状、魚鱗状）
- 肝辺縁線状エコーは肝辺縁より起こる
- 肝表面の凹凸不整

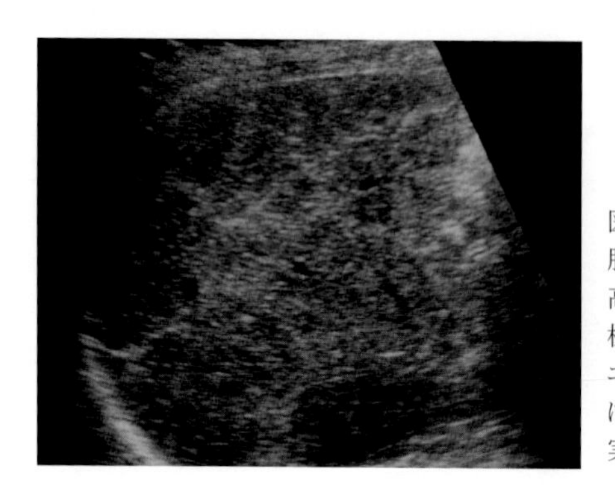

図17 日本住血吸虫症
肝実質エコーは網目状高エコー（亀甲状高エコー）で、虫卵による門脈末梢枝塞栓からの線維症が示唆される。特徴あるエコーを呈するこの症例は診断に迷うことは少ないが、出身地を確認することで確実となる。

（７） 良性腫瘍（benign tumor）

① 肝血管腫（hemangioma of the liver）

非上皮性腫瘍である肝血管腫は肝の良性腫瘍の中で最も多い。病理組織学的には海綿状血管腫、毛細血管性血管腫、内皮性血管腫に分類され、海綿状血管腫が多い。また、血管腫は血液で満たされた血管の集合体であるため腫瘍性被膜は認めない。超音波所見は次のとおりである。

■ 超音波所見

- 境界明瞭、不整形ないし類円形腫瘤
- 内部エコ―は低、等、高、混合と様々
- 肝血管腫のエコーパターン
  高エコー型：腫瘍全体が高エコーを呈する（全体の70～80%）
  低エコー型：腫瘍全体が低エコーを呈する
  辺縁高エコー型
  混合エコー型：高・低エコーが不規則に混在、大きなものに多い（硝子化、血栓化、線維化などによる）
- 辺縁高エコー帯（marginal strong echo、hyperechoic rim）
  ⇒ 肝細胞癌で認めるブライトループ（bright loop）との鑑別に注意
- 輪郭凹凸不整（辺縁に細かいギザギザを認める）
- 音響増強（多重反射）
- 内部エコーの変化
  ⇒ 体位変換などにより腫瘤内の血流速や血液の貯留状態が変化
  経時的･･･ワックスアンドウェインサイン（wax and wane sign）
  体位変換･･･カメレオンサイン（chameleon sign）
  用手圧迫･･･ディスアペアリングサイン（disappearing sign）
- 肝血管腫では外側陰影や辺縁低エコー帯は認めない
  high flow hemangioma では周辺に低エコー帯様

■ 主な鑑別疾患

- 肝細胞癌：薄い辺縁低エコー帯
- 転移性肝癌：厚い辺縁低エコー帯
- 不規則性脂肪肝（限局性脂肪沈着、限局性低脂肪化）
- 肝血管筋脂肪腫

【BREAK】 カサバッハメリット(Kasabach-Merritt)症候群

血小板減少性血管腫。巨大血管腫では、血小板減少(DIC:播種性血管内凝固)をともなうことがあり、出血傾向を示し、破裂の危険もある。

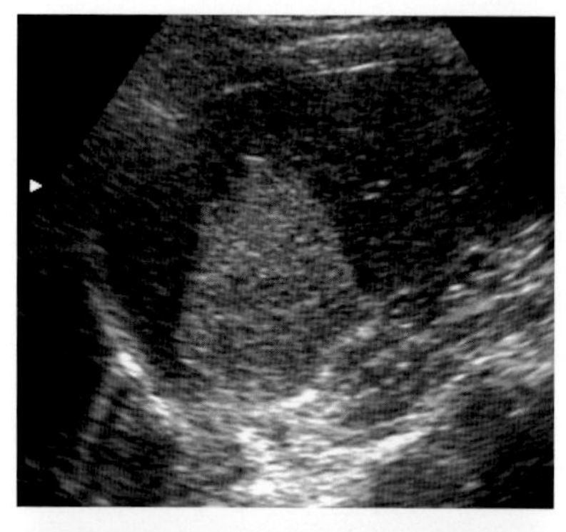

図18 高エコーを呈する大きな血管腫
一般にみられる肝血管腫は肝辺縁に多く、高エコーに観察されるものが多い。しかし、大きな血管腫では内部エコーが不均一なものもあり、他の疾患との鑑別を要する場合がある。このような場合、基礎疾患の有無とカラードプラが有効である。

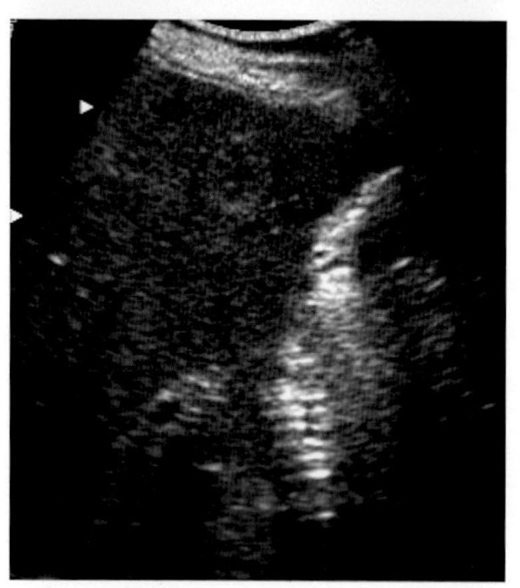

図19 辺縁高エコー帯を呈する血管腫
辺縁高エコー帯 (hyperechoic rim)をともなった肝血管腫である。診断に迷うことは少ないが、経時的に、あるいは体位変換などで内部エコーの変化を確認できれば、超音波検査だけでも確定診断できる。海綿状血管腫の場合、細い血管内の血流量の変化にともなう反射エコー強度の差が、腫瘤内部エコーの変化として観察される。

② その他の良性腫瘍

腺腫や肝内胆管腺腫、肝内胆管嚢胞腺腫などの上皮性腫瘍が知られるが稀少である。

（８）悪性腫瘍（malignant tumor）

① 肝細胞癌（hepatocellular carcinoma：HCC）

原発性肝癌の85～90％を占める、肝細胞に似た細胞からなる上皮性悪性腫瘍で、80％以上に慢性肝疾患を合併、正常肝からの発生は少ない。原因としてはC型肝炎ウイルスによるものが多い。肝細胞癌は脈管内（特に門脈）に浸潤し、腫瘍塞栓をきたしやすい。

■ 組織学的分化度 ⇒ 低分化ほど発育が早く、浸潤傾向が高い
（高、中、低、未分化型がある）

■ 肉眼的分類（Eggel 分類）

・結節型（nodular type）
腫瘍と非腫瘍部（周囲正常組織）との境界および輪郭が明瞭なもの。通常、線維性被膜が存在し、膨張性に発育する。

・塊状型（massive type）
周囲正常組織との境界が不明瞭かつ不規則に浸潤し、線維性被膜がない。大きな腫瘍が多く、門脈腫瘍塞栓が高率に認められる。

・び漫型（diffuse type）
肝全体が無数の小さな腫瘍結節に置換された状態で、腫瘍の輪郭は識別されない。超音波上、肝実質は粗糙に描出されるが、明瞭な腫瘍像は得られないため、肝硬変との鑑別が重要となる。腫瘍の進展により門脈や肝静脈内に腫瘍塞栓を形成。

■ 結節型肝細胞癌の典型的超音波所見

・境界明瞭、辺縁（輪郭）が整な類円形
・内部エコーは様々（低～高、混合エコー）
・薄い辺縁低エコー帯　halo（腫瘍の被膜を反映）
・モザイクパターン（mosaic pattern、tumor in tumor、nodule in nodule）
（腫瘍内部の分葉構造を反映）
・隔壁エコー（septum echo）
・外側陰影（lateral shadow）、後方エコー増強（posterior echo enhance）
・肝表面への突出像（hump sign）
・脈管内腫瘍塞栓
・径２cm以下のものでは内部エコーは低いものが多い（図20）
ただし、脂肪化、淡明細胞化、線維化などによりエコーレベルが高くなるものもある。（20％、高分化型肝細胞癌）⇒ 血管腫との鑑別を要す。
・ブライトループ（脂肪化をともなった高分化型肝細胞癌の中心部に脂肪

化をともなわない低分化型が発育するために生じる。肝血管腫で認める辺縁高エコー帯との鑑別を要する)

・ 血流動態の変化 ⇒ 腫瘍の悪性度と血流変化は相関（表２）

表２　血流動態の変化

	門脈血	動脈血
再性結節	◎	×
腺腫様過形成（AH）	◎	×
高分化型肝細胞癌	△	○
低分化型肝細胞癌	×	◎

■ 鑑別疾患

・ 肝血管腫：辺縁低エコー帯（－）

・ 転移性肝癌：厚い辺縁低エコー帯、多発性

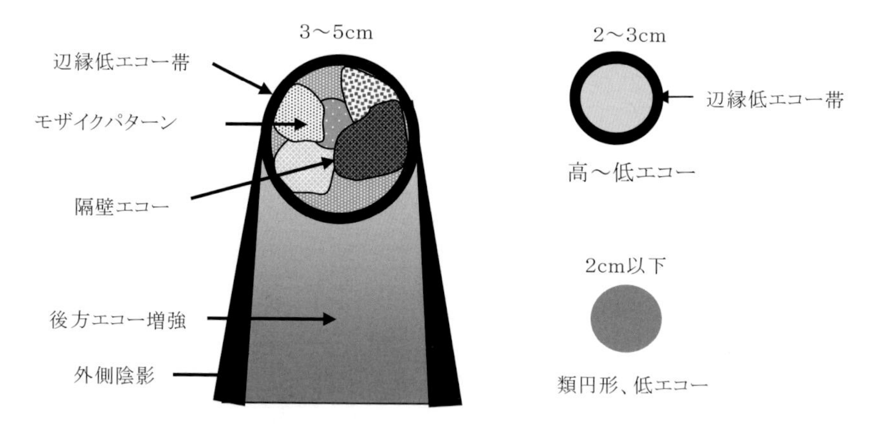

図20 HCC の大きさによる超音波所見

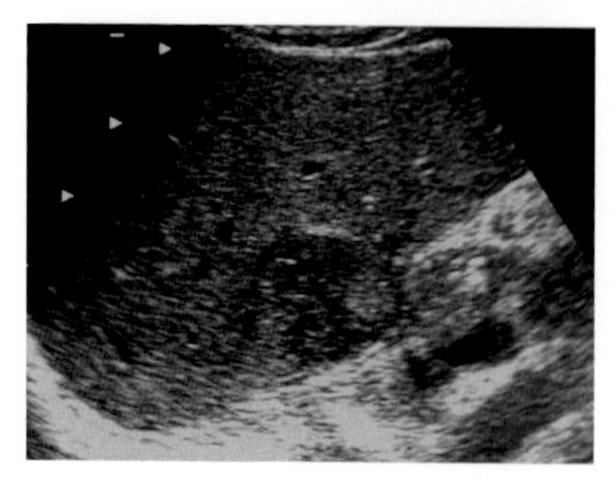

図21 モザイクパターンを呈するHCC
辺縁低エコー帯(halo)、および低エコーの隔壁エコーがみられ、いわゆる nodule in nodule の形態を呈する結節型肝細胞癌である。隔壁で境とされる nodules は低エコーを呈するもの、高エコーを呈するものが混在している。外側陰影(lateral shadow)を有し、後方エコーの増強が認められる。

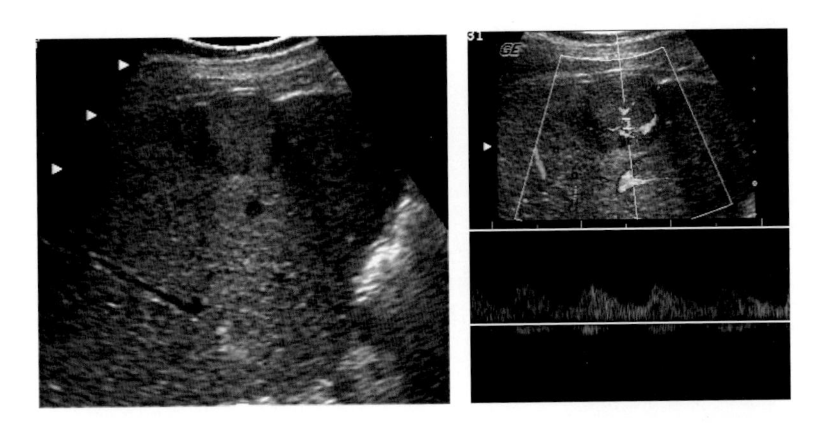

図22　2cm程度のHCC
肝表面に突出する(hump sign)やや高エコーを呈す2cm大の腫瘤が認められる。腫瘤はhaloを有し、外側陰影および後方エコーの増強もみられ、肝細胞癌が強く示唆される。カラードプラでは、腫瘤辺縁および内部に拍動を有する血流が認められ、肝細胞癌とほぼ確定診断される。肝の腫瘤性病変の鑑別診断にあたっては、パルスドプラ法を用いた血流解析が非常に有用である。

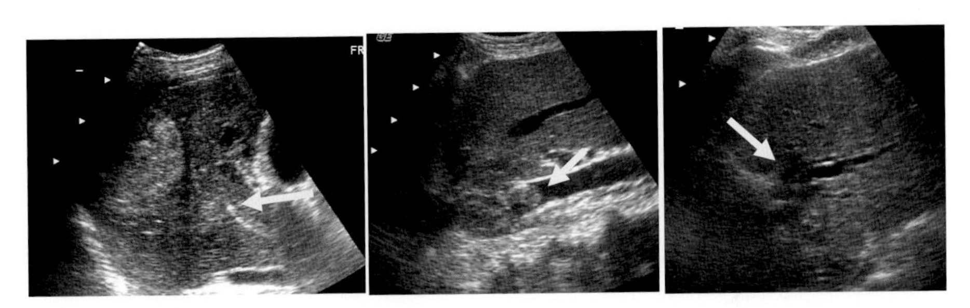

図23　進行肝細胞癌による腫瘍栓
左）門脈腫瘍栓(門脈本幹)、中）静脈腫瘍栓(下大静脈)、右）胆管腫瘍栓(左枝胆管)

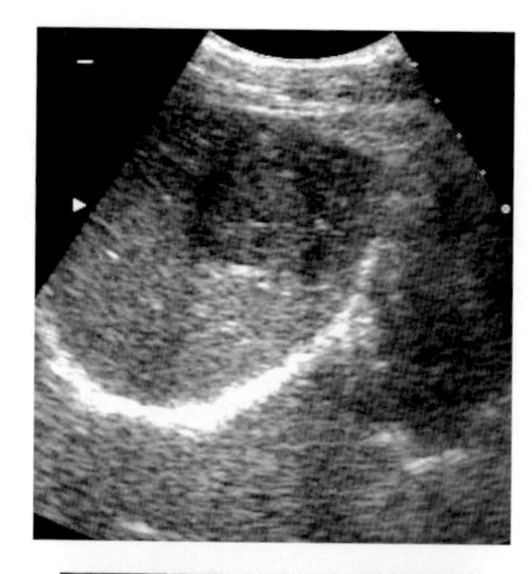

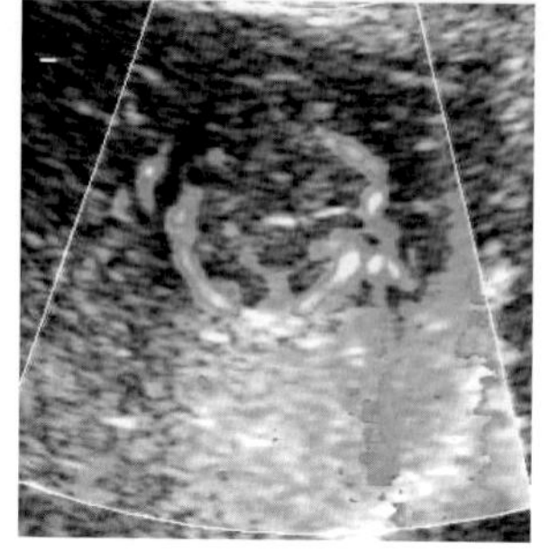

a)	
b)	
c)	d)

図24　HCCの血流

a)、b)はS4 に4cm大の隔壁構造を有す類円形の高エコー腫瘤が認められ、halo および外側陰影、後方エコーの増強がみられる。カラードプラでは、腫瘤周囲を取り巻くような血流信号およびそこから内部に流入する血流信号が明瞭に認められ、腫瘤内の血流(動脈血流と思われる)が非常に豊富であることがわかる。肝に流入する血流には、肝動脈などから流入する動脈血流と、腸管などからの栄養成分を肝に運ぶ門脈血流の2系統が存在している。肝細胞は門脈から、逆にHCCは動脈から主に血流を受けており、これを利用して血管造影時にCTを併用し、門脈造影下CTを行い、肝臓内に存在する腫瘍の数・・・c)、また動脈造影下CT(CT-A)・・・d)により、腫瘍の質的診断を行っている。門脈造影下CT(CT-AP)では、肝実質は門脈より血流を受けるため造影剤で染まるが、腫瘍は動脈より血流を受けるため染まらず、黒くぬけてみえる。逆に動脈造影下CTでは、腫瘍は動脈より血流を受けるため非常によく染まり、白くみえるようになる。d)では、右肝動脈から造影剤を注入しているため、肝臓の左半分は染まっていない。また腫瘍右下の部分は染まっておらず、この部分は左肝動脈から栄養されていることが示唆される。このように、血管造影時にCT検査を併用することによって、腫瘍の数やその支配血管(腫瘍を栄養している血管)を詳細に検討することができ、治療法選択に欠かせない検査に位置づけられている。

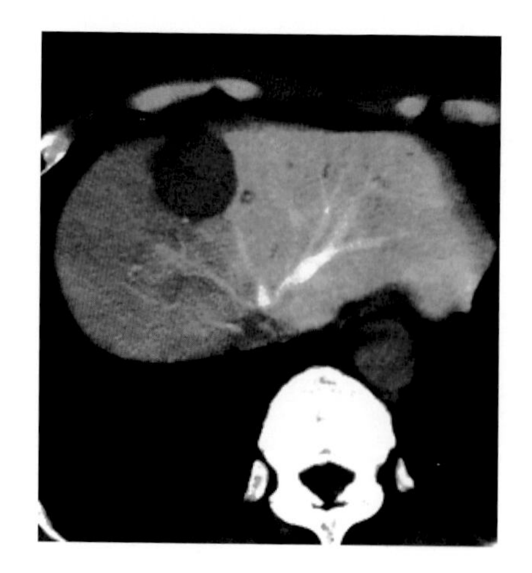

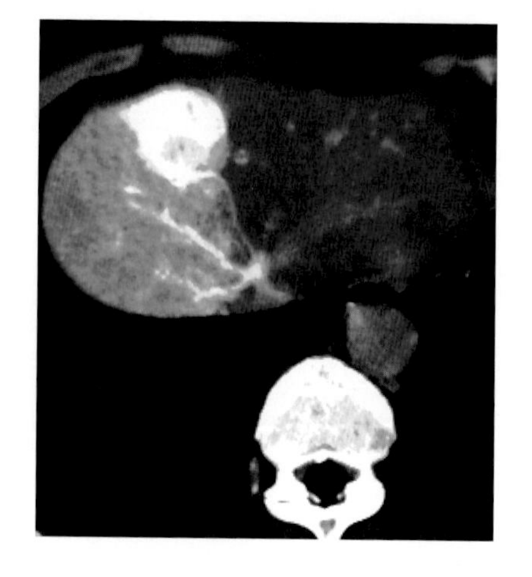

② 胆管細胞癌（cholangio（cellular）carcinoma：CCC　肝内胆管癌）

原発性肝癌の約１割。肝内の胆管上皮から発生した悪性腫瘍で、腺癌が多い。肝細胞癌とは異なり肝硬変に合併することはまれであり、浸潤性に発育し被膜で覆われない。肝門部に生じるものが多いが、末梢型もみられる。肉眼的には結節型、塊状型、びまん型に分類する。腫瘍内部の壊死および出血傾向は少ない。肝細胞癌よりも予後不良（肝内転移、リンパ節転移、他臓器への転移など）

■ 肉眼的分類

・腫瘤形成型：肝内に塊を形成するタイプ
・胆管浸潤型：胆管上皮に沿って広がるタイプ
・胆管内発育型：胆管内に隆起性病変を形成するタイプ

■ 発生部位分類

・肝内胆管⇒胆管細胞癌
・肝門部⇒肝内か肝外か断定できないもの
・肝外胆管⇒胆管癌
　＊ 末梢型では肝細胞癌、転移性肝癌との鑑別が困難なことがある

■ 超音波所見

・境界不明瞭な充実性腫瘤
　⇒ 胆管の閉塞部位に明らかな腫瘤像として描出されない場合もある
・内部エコーは低〜高エコーと様々
・末梢胆管の拡張（図25）
・半数程度に辺縁低エコー帯を認める
・腫瘍内部に管腔構造を認めることがある
・胆管非拡張例では肝細胞癌や転移性肝癌との鑑別が困難

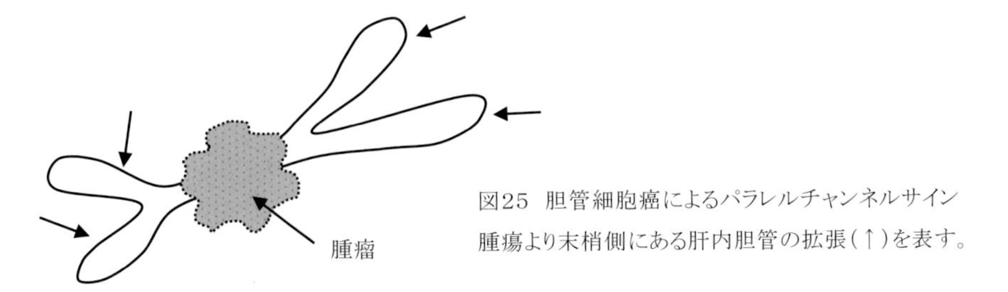

図25　胆管細胞癌によるパラレルチャンネルサイン
腫瘍より末梢側にある肝内胆管の拡張（↑）を表す。

■ 鑑別疾患

・肝細胞癌：胆管拡張（－）
・転移性肝癌：胆管拡張をともなうことは少なく、多発性

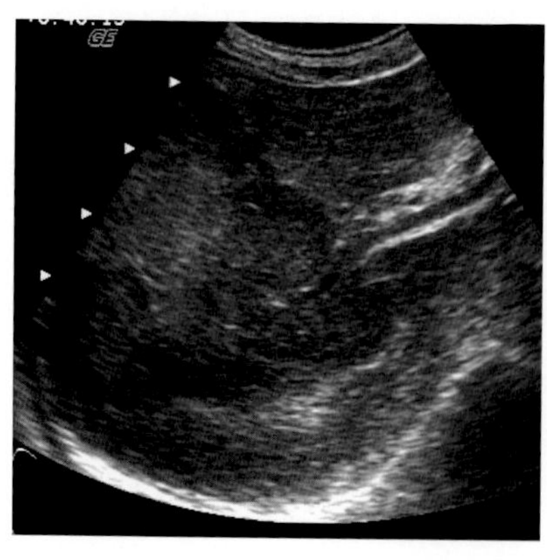

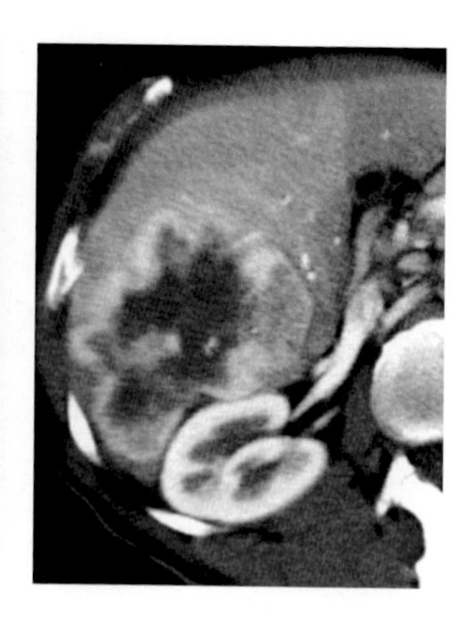

図26　胆管細胞癌(左:Bモード　右:造影CT)
本症例は大腸や乳癌などの腺癌と画像所見が非常に類似しているため、原発性か転移性かの鑑別にしばしば苦慮する。本疾患は単発にみられることが多く、病変が多発している場合は転移性肝腫瘍を考慮し、原発巣を検索しなければならない。また、転移性肝腫瘍では、腫瘍より末梢の胆管拡張をともなうことは稀であるが、本疾患ではしばしば観察される。大腸の肝転移では、しばしば内部に石灰化をともなっており、原発巣の推定に有用な所見となっている。

③ 転移性肝癌(metastatic liver cancer)

他臓器の癌が肝に転移したもの。肝臓は肺と共に血行性転移をきたしやすい臓器である。経路として血行性、リンパ行性、直接浸潤などがある。原発巣として、大腸、胃、膵などの門脈系臓器が多いが、肝動脈が主な経路となる肺や乳癌などの転移も多い。転移性肝癌は原発巣の組織を反映し、多彩な像を呈する。原発巣の検索はもとより、門脈腫瘍塞栓、リンパ節転移の有無や他臓器（クルケンベルグやシュニッツラー転移)、胸水、腹水などもチェックする。

■ 超音波所見

- 肝内多発性腫瘤像（それぞれの腫瘤像は類似している)
- 境界明瞭～不明瞭
- 厚い辺縁低エコー帯（被膜ではなく、増殖する腫瘍細胞に相当)
- 腫瘤中心部に無エコー域（液化壊死を反映、扁平上皮癌、平滑筋肉腫)や高エコー（凝固壊死）⇒ ブルズアイサイン(ダーツの的の中心、図27)
- 乏血性（図28）だが、原発巣で異なり、腎癌では多血性
- 腫瘤内石灰化（大腸癌、胃癌、卵巣癌)、後方エコー減衰

■ 鑑別疾患

- 肝細胞癌：単発性が多い。薄い辺縁低エコー帯、モザイクパターン
- 肝血管腫：辺縁低エコー帯（－)

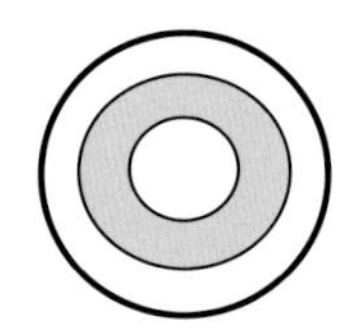
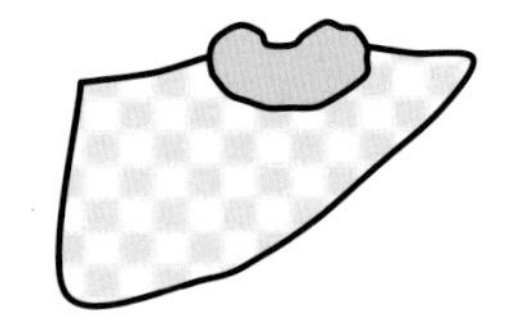
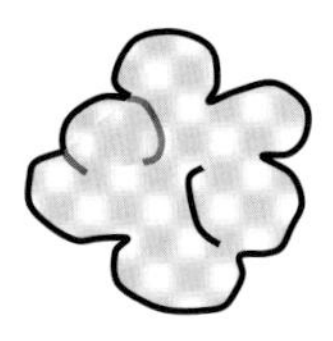

図27　転移性肝癌の超音波所見
左)ブルズアイサイン(bull's eye sign)、腫瘤などの内部エコーが、同心円状の構造を示すエコーパターン。中)癌臍(umbilication)、肝表面の腫瘍の辺縁側が陥凹したもの。胆管細胞癌や転移性肝癌で観察される。
右)クラスターサイン(cluster sign)、多数の腫瘤が集簇して一塊となって描出される。

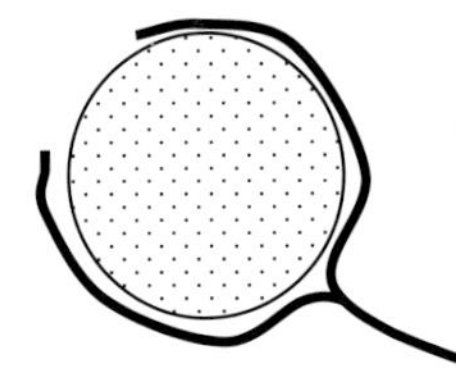

辺縁部分を走行し、腫瘤内部に血流信号を認めることは少ない

図28　カラードプラによる血流分布

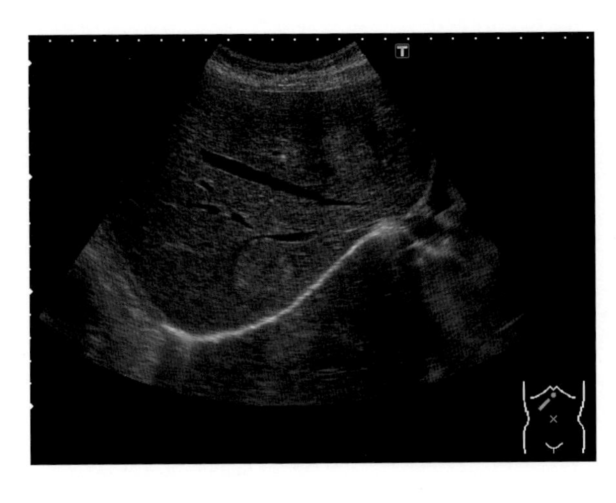

図29　転移性肝癌
68 歳、F　便潜血陽性にて精査。肝内に辺縁低エコー帯を有する内部高エコーな腫瘤が多発している。肝との境界は不明瞭で膨張性発育を示す所見とは明らかに異なっている。

④ その他の悪性腫瘍

■ 胆管嚢胞腺癌：稀である。肝内胆管嚢胞腺腫との鑑別は周囲組織への浸潤で判定

■ 肝芽腫：小児の肝悪性腫瘍中、最も頻度が高い。非硬変肝に発生

（９）その他

① 肝嚢胞(liver cyst)（単房性・多房性）

嚢胞壁は一層の上皮性細胞に覆われ、内部に液体貯留をともなった嚢状病変で先天性と後天性とがある。単純性肝嚢胞は胆管との交通性を認めず、内容物は漿液性のものが多い。

■ 超音波所見

・境界明瞭、輪郭整な類円形腫瘤

・内部は無エコー

感染や出血を生じると内部エコーに変化がみられる

⇒ 複雑性嚢胞(complicated cyst)

・後方エコー増強

・大きなものでは外側陰影を認めることがある

・隔壁を有するものもある

＊ 不整な壁肥厚や嚢胞内部の充実性病変の有無に注意する

⇒ 肝嚢胞腺癌、転移性肝癌、肝膿瘍などとの鑑別

■ 多発性肝嚢胞は腎、膵、卵巣などにも嚢胞を合併することが多い

⇒ 多嚢胞症

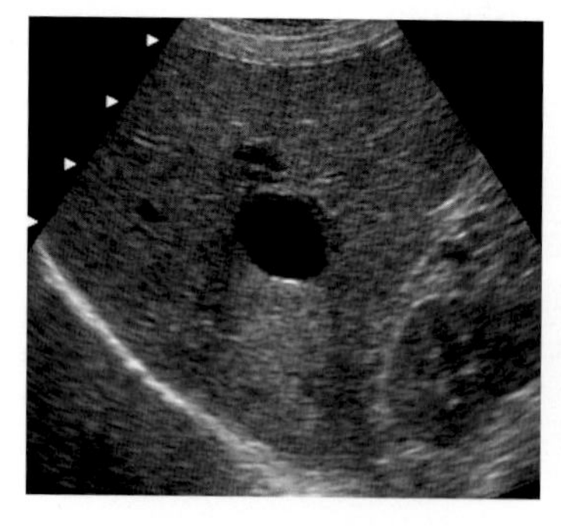

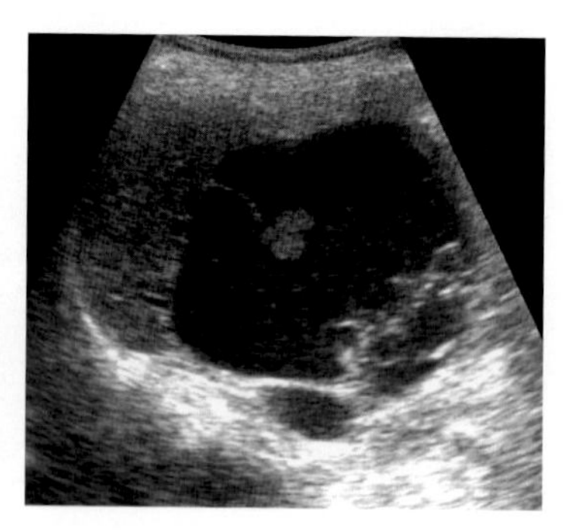

図30　肝嚢胞(左)と肝嚢胞腺癌(右)

左)肝S6 に類円形で無エコーな3cm 大の腫瘤性所見がみられる。周囲から連なる血管構造がみられる場合は、門脈瘤やシャントなどが考えられる。多方向からのアプローチとカラードプラが極めて有用である。

右)一見嚢胞のようであるが、内部は隔壁構造を呈した部分と、乳頭状に突出した充実性腫瘤が観察される。

② 肝膿瘍(liver abscess)

肝内に膿瘍が形成された状態で、細菌性、アメーバ性、真菌性に分類される。肝膿瘍の基礎疾患として糖尿病がある。膿瘍の超音波像は病期により様々な像（充実性〜嚢胞性）を示し、臨床所見（発熱、炎症所見）が参考になる。

■ 超音波所見

・境界不明瞭な不整形限局性病変として描出される

・経時的に内部エコー変化（充実性→嚢状）

膿瘍形成初期（未成熟）

⇒高・低エコーが混在(mixed pattern)する境界不明瞭な充実性腫瘤像

膿瘍成熟期

⇒ 病巣の内部壊死などを反映した無エコー域と微細点状エコーの混在した低エコー像(cystic〜hypoeoic pattern、fine echo)

・後方エコー増強

・ガス産生菌による肝膿瘍では、内部にガスを反映した高輝度エコーを認めることがある

■ 鑑別疾患

・肝嚢胞：境界明瞭、内部無エコー

・肝嚢胞腺癌：嚢胞壁の一部に隆起性病変

・転移性肝癌：無エコー域の周囲に充実性腫瘤像

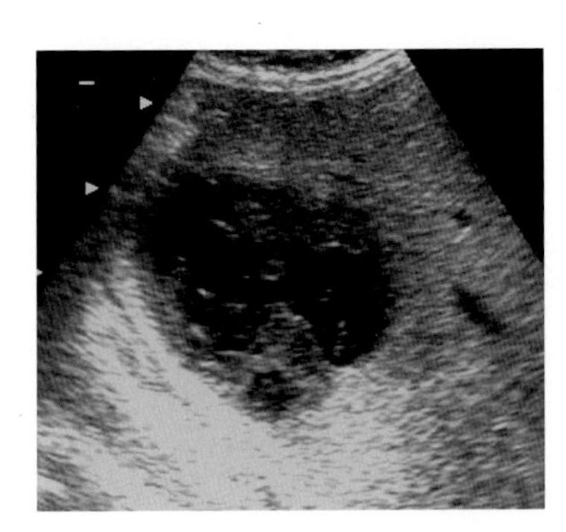

図31 肝膿瘍
辺縁凹凸不整、不規則な内部エコーと強い後方エコーの増強がみられる。臨床症状と血液データが参考所見になるが、経過観察で内部エコーが変化し、後期には、無エコーとなる。

③ 肝内石灰化(liver calcification)

肝組織にカルシウムが沈着した状態で、壊死組織や変性病変にともなって起こりやすいが、健常者においてもしばしば観察される。

■ 超音波所見

・肝内の高エコーまたはコメット様エコー

・石灰化部分は肝内胆管や門脈と離れて存在し、胆管拡張をともなわない

・音響陰影

■ 鑑別疾患

・肝内結石：肝内胆管に結石が形成されたもの。末梢側の胆管拡張をともなう同区域の肝萎縮

・胆道気腫：高エコー像は消化管ガスに由来するため、体位変換にて反重力方向へ移動。胆管拡張（－）

・石灰化をともなう転移性肝癌

・肝内脈管壁の石灰化

④ 限局性結節性過形成(focal nodular hyperplasia：FNH)

若・中年の女性に多い過形成性病変。正常肝に発生し、肝被膜下（肝辺縁）に多い。通常被膜はなく、腫瘍中心部に中心性瘢痕が認められる。

■ 超音波所見

・内部エコーは様々であるが、大きいものほど高エコーを示す

・中心性瘢痕(central scar)や線維性隔壁（高エコー）を認めることがある

・動脈性拍動波を示す血流シグナルが腫瘤中心部に流入し、そこから辺縁に向かって、車軸状ないし放射状に広がるのが特徴（図32）

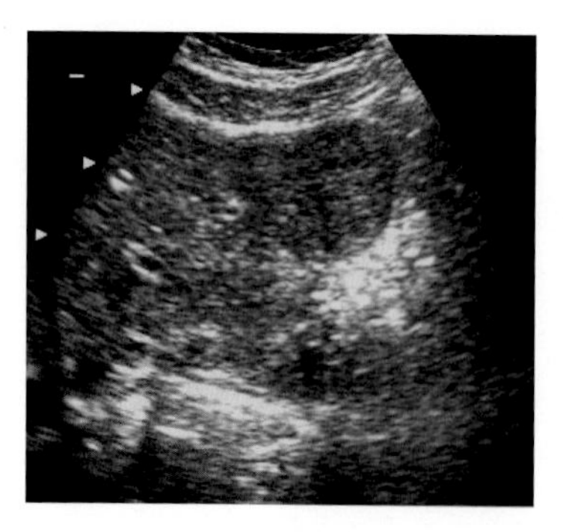

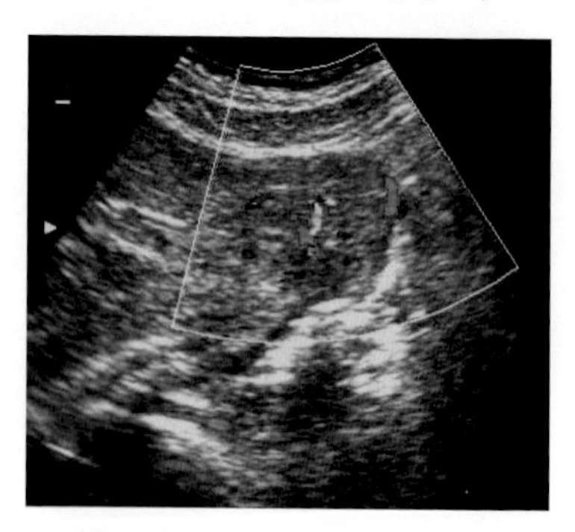

図32　限局性結節性過形成(focal nodular hyperplasia:FNH)
カラードプラでは腫瘍内部から車軸状に走行する血流(spoke-wheel pattern、動脈血流と思われる)がみられる。

⑤ 腺腫様過形成（adenomatous hyperplasia：AH）

肝障害（特に肝硬変）にみられる反応性過形成で、前癌病変といわれる。肝細胞癌や再性結節との鑑別は困難である。

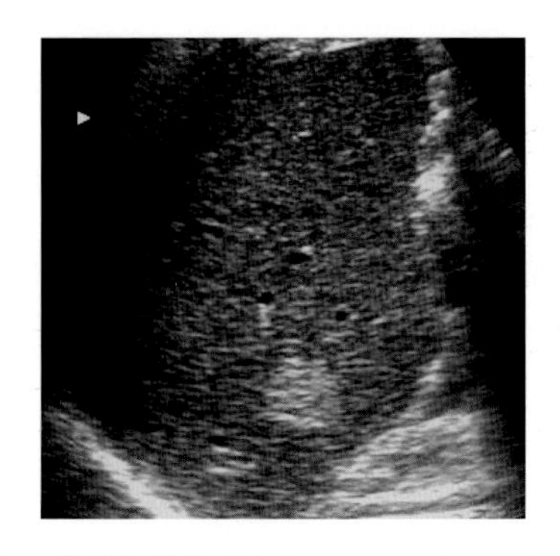

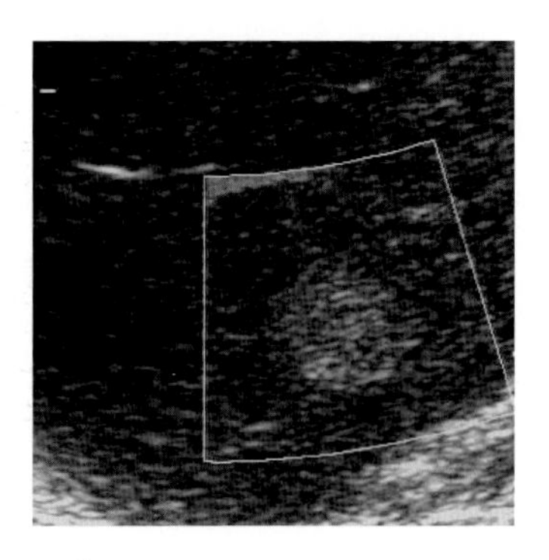

図33 腺種様過形成（adenomatous hyperplasia:AH）
類円形の約2cm 大の高エコーを呈する腫瘤が認められる。境界は明瞭だが平滑ではなく、一部不整な部分もみられる。カラードプラでは内部に血流信号はみられない。血管腫との鑑別が問題となるが障害肝にみられることが多く、また辺縁はギザギザと描出されることは少ない。

⑥ 肝細胞腺腫（liver cell adenoma）

良性腫瘍の中でもまれな腫瘍で、被膜は1／3程度に認められる。正常肝細胞に類似した細胞で構成され、異型性に乏しい。肝細胞癌と異なり、肝硬変をともなうことはなく、原則的には単発性に発生する。30～40 歳の女性に多く、経口避妊薬の使用の増大とともに発生頻度も増加してきているといわれている。また糖尿病Ⅰ型にも合併することが知られている。

■ 超音波所見
- 内部エコーは高、低、混合エコーなど多彩
- 境界明瞭

■ 鑑別疾患
- 肝細胞癌：組織学的にも困難な場合が多い

⑦ 胆管性過誤腫（biliary hamartoma）

Von-Meyenburg complex とも呼ばれ、肝内の胆管が嚢状に拡張した胆管性微小過誤腫。胆管の嚢胞状変化は大部分顕微鏡レベルであるが、5～10mm大となることもある。

通常、病的意義はないが超音波検査で肝実質が著しく不均一に描出され、肝硬変などとの鑑別を要する。

■ 超音波所見

- 肝実質は著しく不均一
- コメット様エコー（微小嚢胞による多重反射）
- 斑状高エコー

  ⇒ 超音波上、小さく嚢胞状として描出されない拡張した胆管を反映
- 多発する小嚢胞
- 肝実質は不均一であるが、肝表面は整である

【BREAK】 過誤腫とは？

その臓器を構成する細胞が正常の組織学的構築を示さず、種々の異常な組織構築を示すもので、多くは先天的発生異常とされている。その臓器に存在しない他の臓器の正常細胞群の出現も広い意味で過誤腫とされる。

CHAPTER 8
胆嚢・胆道

胆嚢・胆道（gall bladder・bilialy tract）

1．生理・機能

肝で合成され胆汁酸を主成分とする胆汁は、毛細胆管・肝内胆管・左右肝管を経て総肝管、胆嚢管を経て胆嚢で貯留、濃縮された粘調な胆汁となる。食事刺激によりコレシストキニンなど各種消化管ホルモンの分泌、迷走神経および総胆管末端のOddi括約筋の運動などが複雑に関与し、胆汁は総胆管を通り十二指腸乳頭より腸内へ排泄される。胆汁の主な作用は、脂肪の消化・吸収の促進である。

2．胆嚢の解剖

（1）位置・形状・大きさ

長径６～８ｃｍ、短径２～３ｃｍ、容量３０～５０ｍℓの西洋梨状を呈す嚢胞状臓器で、1/3は胆嚢窩において結合織で付着し、残りは肝とともに腹膜で覆われる。胆嚢は底部(Gf)・体部(Gb)・頸部(Gn)に三区分され、頸部は屈曲し、ラセン構造を呈する胆嚢管(C)に続き、三管合流部を経て総胆管につながる（図１）。

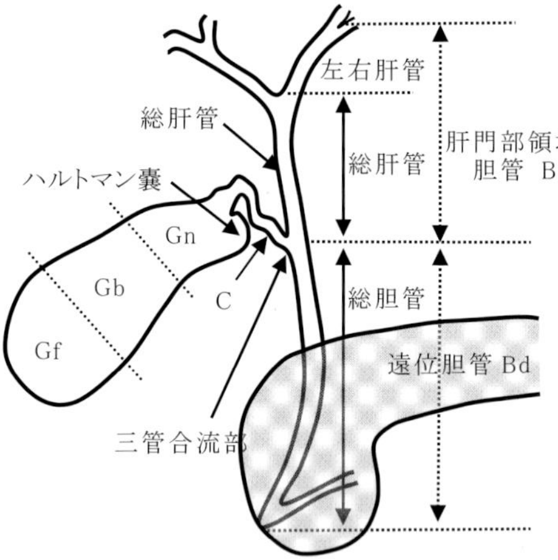

図1 胆嚢と肝外胆管の区分

（2）隣接する臓器

- 内側：十二指腸上部～下行部
- 外側：肝右葉後下区域(S6)
- 腹側：肝右葉前下区域(S5)と内側区域(S1、S2)
- 背側：横行結腸と右腎

（３）脈管

胆嚢動脈は右肝動脈から分枝することが多く、深枝と浅枝に分岐する。胆嚢静脈、リンパ管は門脈に還流する。肝床側の胆嚢静脈の一部は直接肝へ流入する。

（４）壁構造

壁の厚さは1～2mmで、粘膜層・筋層・漿膜（含漿膜下層）からなり、消化管壁とは異なり粘膜筋板・粘膜下層を欠いている。
図２に示すよう、正常な胆嚢壁内にはロキタンスキーアショッフ洞(Rokitansky-Aschoff sinus：RAS)が存在する。これは、胆嚢粘膜上皮が筋層内あるいは漿膜下層にまで憩室様に陥入したもので、成人の約９割(M28個、F18個)にみられる。胆嚢腺筋腫症はRASの増生による胆嚢壁の肥厚性病変である。また、胆嚢床では肝内胆管と交通するルシュカ(Luschka)管が存在する場合もある。

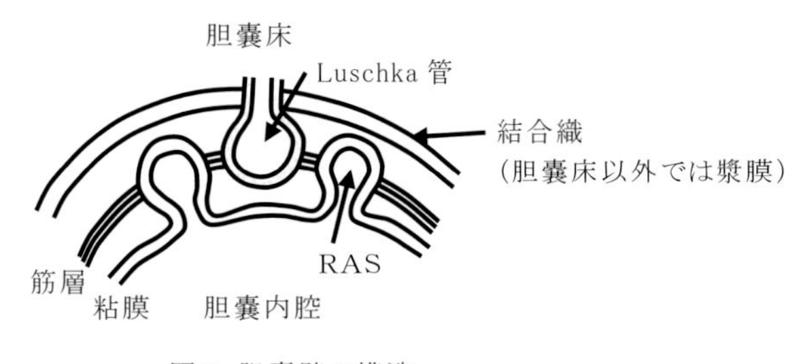

図2　胆嚢壁の構造

3．胆管の解剖

（１）分類

胆道は、肝内末梢の胆管（三次分枝）から二次分枝を肝内胆管(Bh)、一次分枝は左右の肝管(RHD,LHD)として肝管合流部まで進み、その先は総肝管(CHD)、三管合流部からは総胆管(CBD)と呼ぶ。胆道癌取扱い規約第６版によれば、肝内胆管以外を肝外胆管とし、三管合流部までを肝門部領域胆管(Bp)、それ以降の末梢を遠位胆管(Bd)としている（図１）。

（2）胆管径

- 肝内胆管：1mm以下
- 左右肝管：3mm以下
- 肝外胆管：7mm以下

【BREAK】セブン・イレブンルール
肝外胆管内径について、7～11mmを注視するとしたもの。

（3）走行

肝内胆管は、門脈の腹側を併走する。ただし、B3*（外側下区域枝）・B4（内側区域枝）・B8（前上区域枝）では門脈の背側を走行する。
肝外胆管のうち左右肝管、上～中部では門脈腹側やや右側を走行する。
下部胆管では門脈本幹から離れ"逆くの字"、かつその背側（下大静脈の腹側）を走行する（図３）。

＊bile duct のB

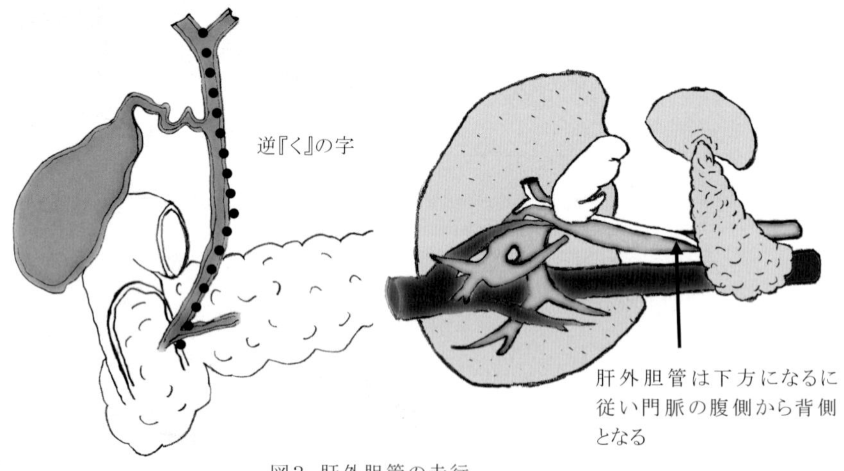

図3　肝外胆管の走行

4．基本走査

（1）胆嚢

胆嚢の基本走査は、右肋弓下走査と右肋間走査の２つに大別することができる。底部・体部・頸部を意識し、適切な呼吸や体位変換を試みながら全体を観察する。特に底部は多重反射により病変を見落としやすい部位でもあり、注意しなければならない。

① 右肋弓下走査

門脈横走部と中肝静脈が交差する付近で、胆嚢床である線状高エコーを探し、頸部を同定する。扇状走査で尾側方向に探触子を傾け全体を観察する。胆嚢の同定や検出に有効である（図４-a）。

② 右肋弓下縦走査

鎖骨中線上の縦ないしは７時方向の走査で胆嚢の長軸像を描出することができ、全体像をつかみやすい走査でもある（図４-b）。

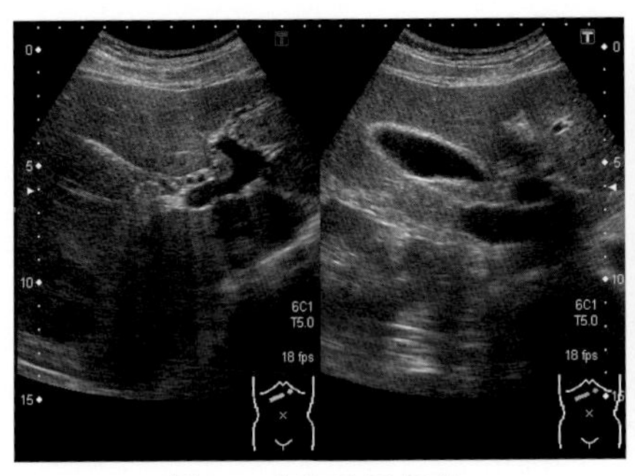

図4-a 右肋弓下走査

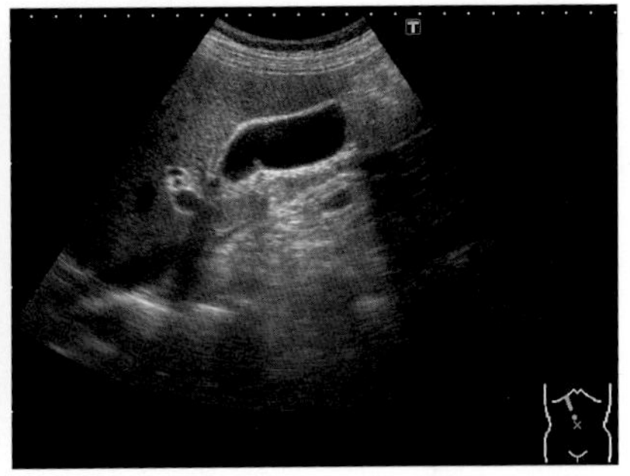

図4-b 右肋弓下走査

③ 右肋弓下横走査

縦走査から90度時計方向に回転させ短軸像を描出し、底部～頸部までスライド走査を行う。壁病変の観察に有効である（図４-c）。

④ 右肋間走査

右側胸部〜下肋部の肋間に探触子を置き、門脈右葉前区域枝を指標としてその下方（尾側）に胆嚢が描出される。頸部の観察に適し、消化管ガスの影響を受けにくい、肥満者にも有効な走査法である（図４-d）。

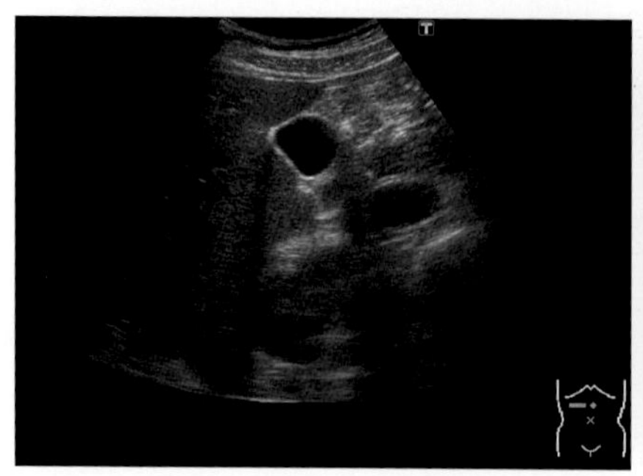

図4-c　右肋弓下横走査

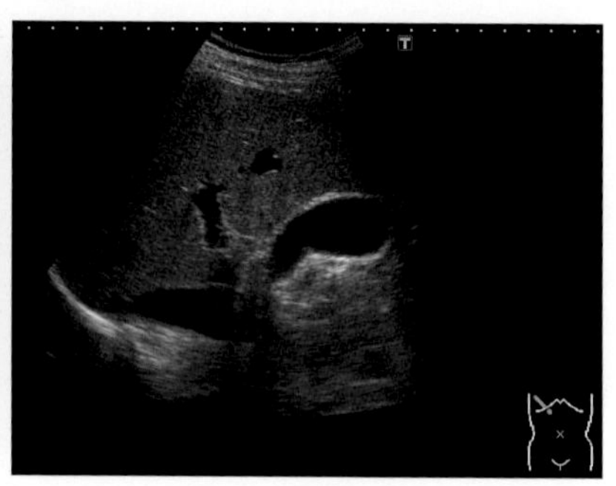

図4-d　右肋間走査

（２）胆管（肝外胆管）

胆管描出の基本は、併走している門脈を確実に描出することである。肝内胆管は肝内門脈枝の走査方法を流用するため省略する。

① 横断像

まず右肋弓下〜横走査で左右肝管長軸像を描出し、その位置から尾側方向に探触子をスライドさせ、門脈の横断像を描出する。門脈腹側の右側に上部胆管、左側に固有肝動脈が描出される。この横断像がときにミッキーマウスサインとも呼ばれる（図５）。

さらに肝外胆管を末梢に追うと十二指腸ガスにより見失うことも多いが、膵頭部で再びみえることも少なくない（図６）。膵頭部を走行している胆管は下部胆管（膵内胆管）であり、上部胆管と比べて門脈から右側へ離れながら、かつ背側を走行する。横断像で“逆くの字”の走行イメージをつかみ、次の縦断走査へ移行するとわかりやすい。

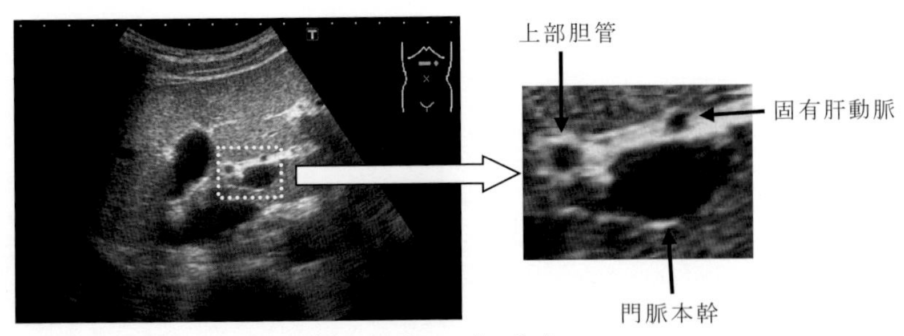

図5　ミッキーマウスサイン

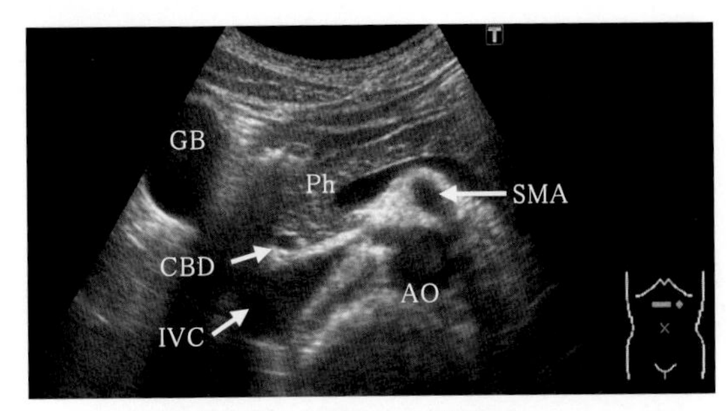

図6　膵内胆管（CBD）短軸像

② 縦断像

1枚の静止画としては胆管の状態を表現しやすい方法である。
門脈本幹の腹側に肝外胆管の縦断像が描出され（図7）、上部胆管は10時方向、下部胆管は11時～1時方向に一致する。

固有肝動脈は肝外胆管と同様に門脈腹側に位置し、同程度かやや細い管腔構造物として描出されるため注意を要する。しかし、走行を追っていくと総肝動脈、腹腔動脈へと連続するため鑑別は容易であるし、カラードプラで観察する方法も有用である。

図8は三管合流部を描出したものである（総肝管と胆嚢管が明瞭に描出）。

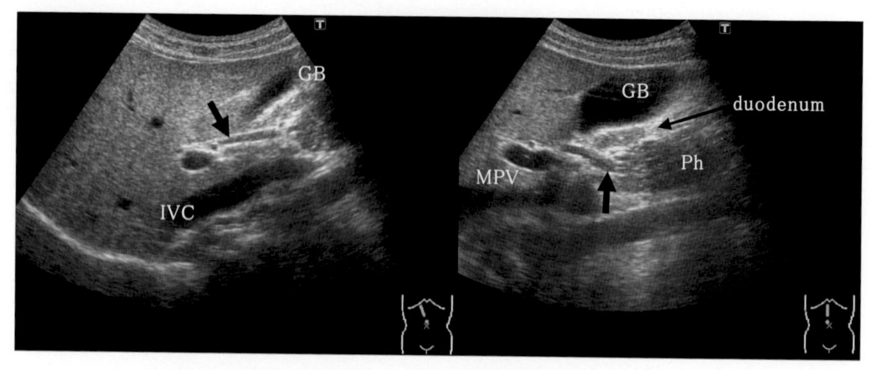

図 7　左）上部胆管)、右）下部胆管

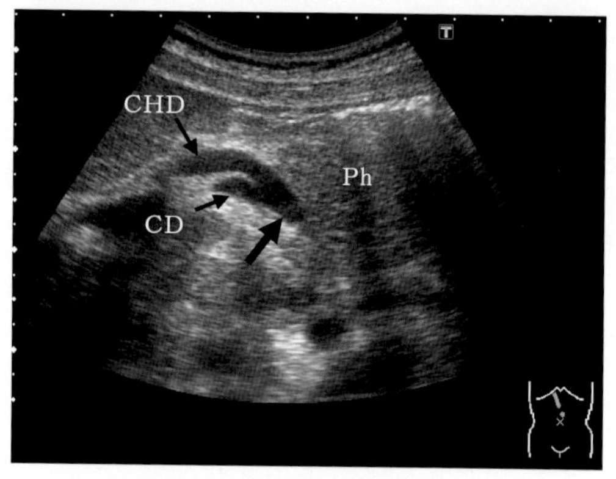

図8　三管合流部付近

5．胆嚢・肝外胆管の正常超音波画像

（1）右肋弓下縦走査　胆嚢長軸像　Gn、Gb、Gf

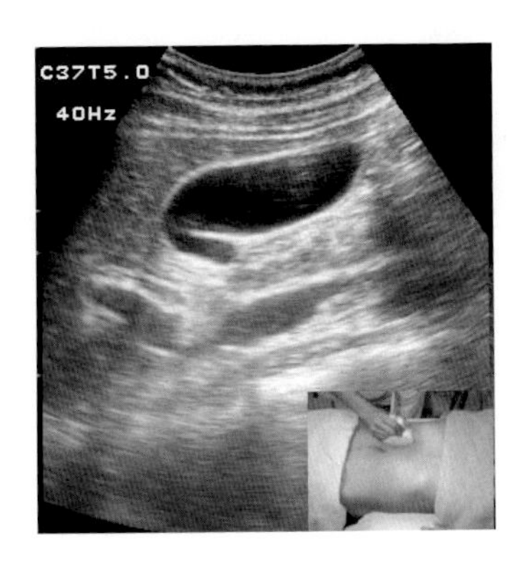

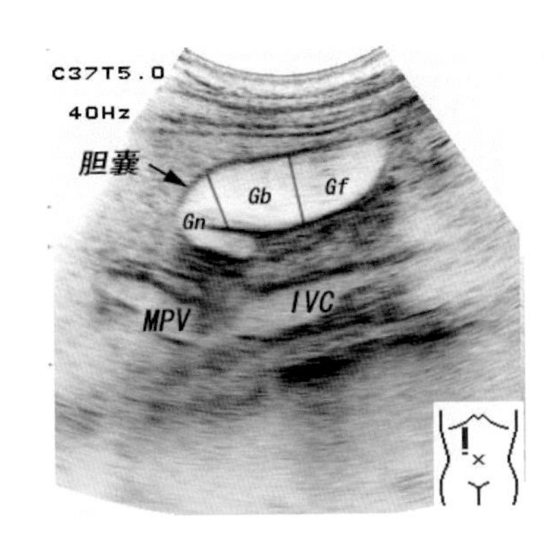

（2）右肋弓下横走査　胆嚢短軸像　Gn、Gb

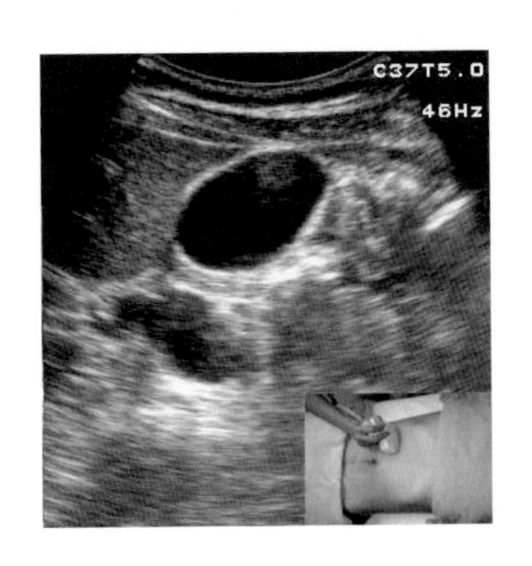

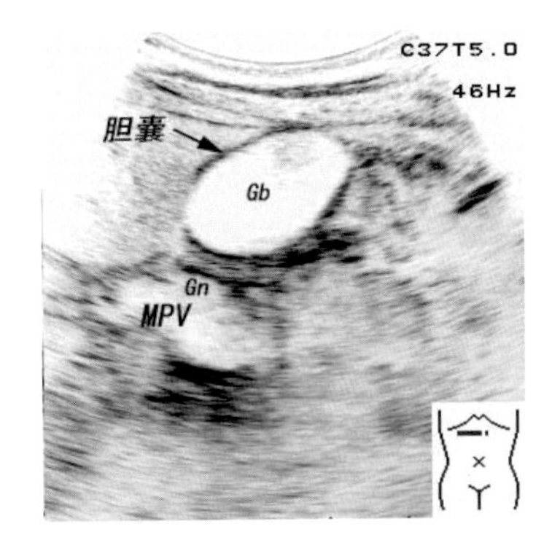

（3）右肋弓下斜め走査　肝外胆管

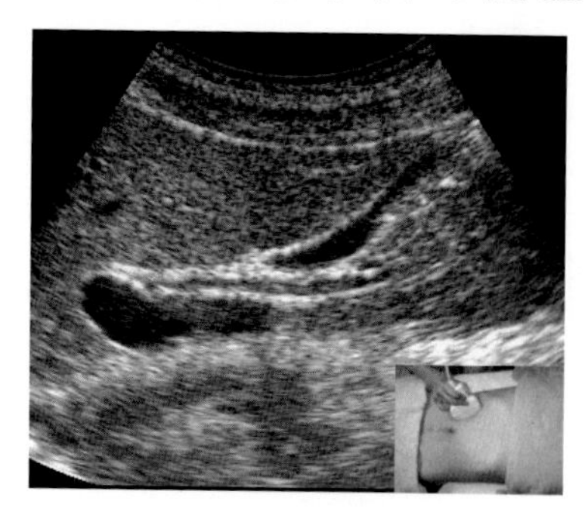

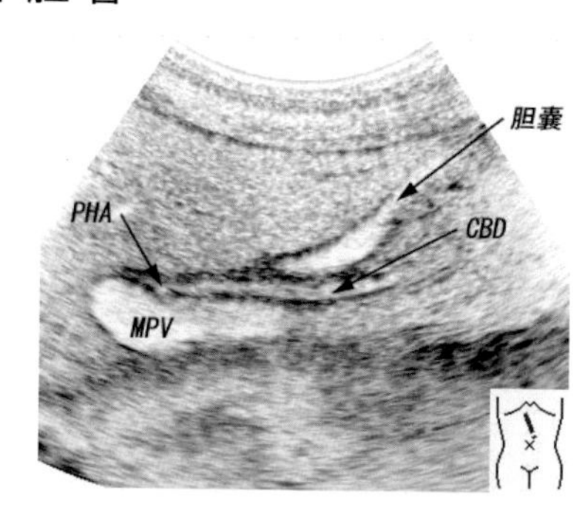

6．胆嚢・肝外胆管の主要疾患と超音波所見

（1）胆嚢のチェックポイント

位置	内臓逆位、遊走胆嚢など	
数	胆嚢欠損症、重複胆嚢など	
形態	屈曲胆嚢、多房性胆嚢など	
大きさ	緊満	長径80mm以下でも短径が30mm以上
	腫大	長径×短径が80×30mm以上
	萎縮	長径×短径が30×15mm以下（図9）
壁の性状と肥厚	～3mm	正常
	3mm～	・炎症性か浮腫性か ・全周性か限局性か、平滑か不整か ・RAS(Rokitansky-Aschoff sinus)の有無
内腔エコー	（結石・隆起性病変・debrisなど） ・位置・形・大きさ・エコー輝度・移動性の確認 ・アーチファクト（多重反射、サイドローブ）との鑑別 ・内腔虚脱	
周囲の観察	・炎症の波及（fluid collection） ・胆嚢癌からの肝や横行結腸への直接浸潤	

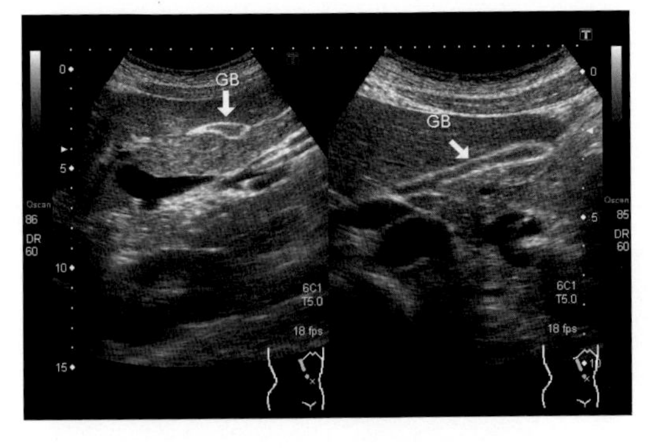

図9　胆嚢萎縮
22歳、F　伝染性単核症による急性肝炎。肝腫大や肝内部エコー低下などは認められず、間接所見として胆嚢萎縮と軽度の全週性肥厚が観察された。

（２）胆石症（cholecystolithiasis）

5F（fourty or fifty、female、fatty、fair、fertile）と呼ばれる中年、肥満、色白、多産女性に多い。胆石は成人の10％前後の人が保有し、一生無症状のまま過ごす無症状胆石（silent stone）は半数以上を占める。また、色素性結石は胃の術後など絶食の継続時などでもみられる。胆石の基本的な超音波所見は、ストロングエコー、音響陰影（acoustic shadow）、可動性である。

①　コレステロール結石（cholesterol gallstone）

- 頻度70～80％
- 純コレステロール結石（10％）　放射状で１個、薬物療法の対象
- 混成石（50％）　外層層状、内部は放射状で１個、結石前面のみの描出
- 混合石（10％）　層状・放射状の混在、多数、三日月状や多角形の結石表面のエコー像
- 混成石と混合石はビリルビンカルシウムが混在

②　色素性結石（pigment gallstone）

- ビリルビンカルシウム結石
  頻度～20％、微細層状、多少のコレステロールを含む、１個～多数。
- 黒色石
  頻度５％、ビリルビン由来、無構造で音響陰影は弱い、１個～多数。

③　稀石（rare gallstone）

- 炭酸カルシウム結石：胆嚢
- 脂肪酸カルシウム結石：胆管

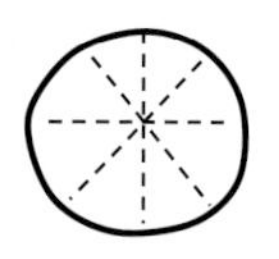
放射状

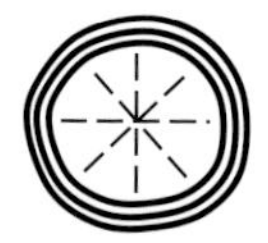
外層層状＋放射状

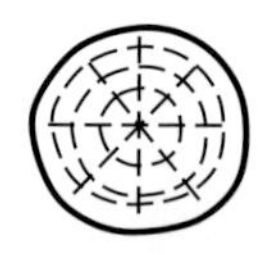
層状＋放射状

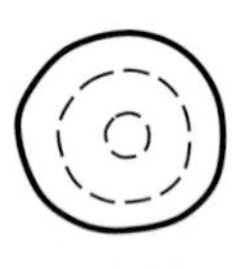
層状

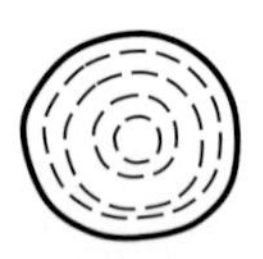
微細層状

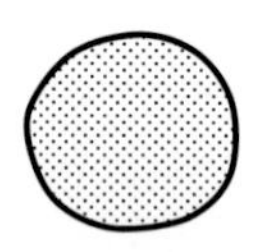
無構造

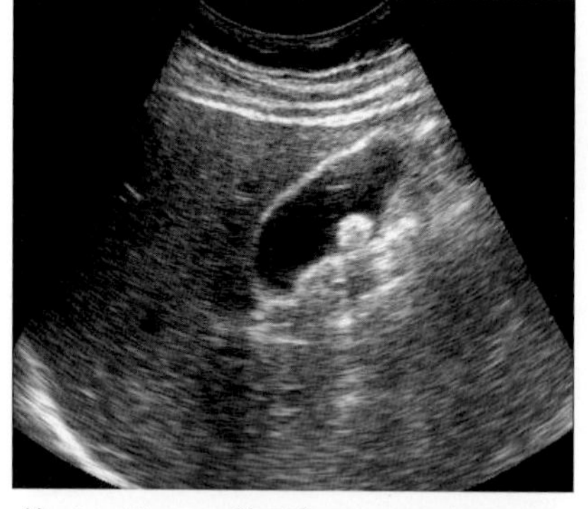
純コレステロール結石(pure cholesterol stone)

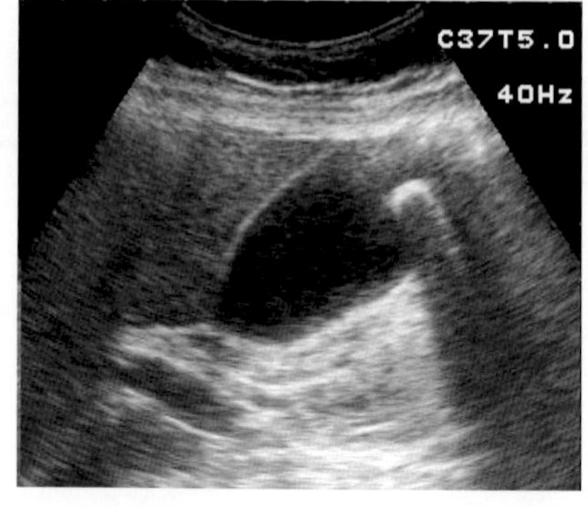

混合石(mixed stone)

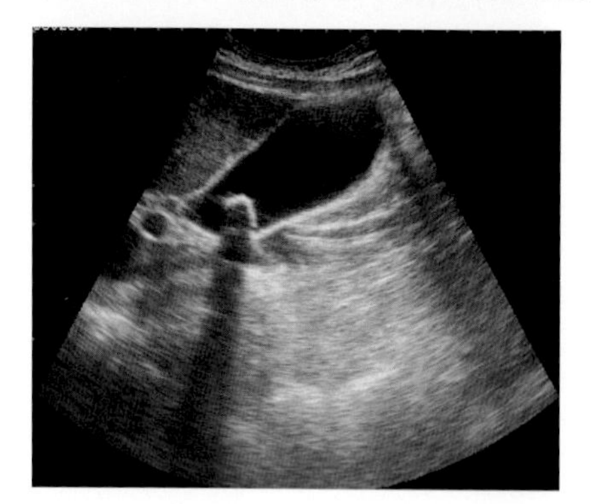
混成石(combination stone)

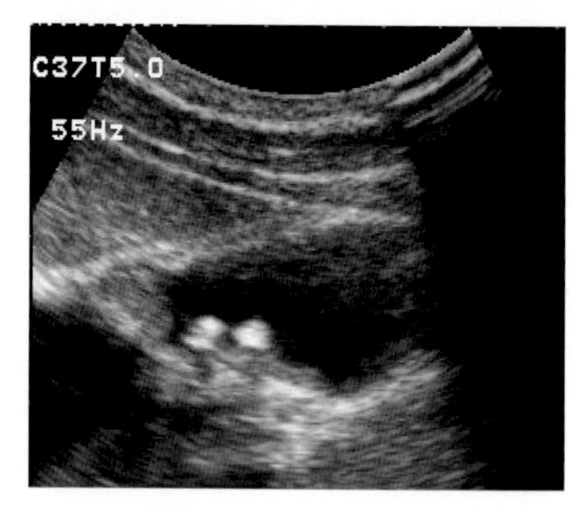

黒色石(black stone)

図10　胆石の内部構造

図11のように体位変換で移動性の有無を確認することは、胆石や胆泥(debris)の鑑別に有用であるばかりでなく、胆嚢癌の胆石合併率は80%ともいわれるため、胆石の音響陰影により観察ができなかった胆嚢癌をはじめとした壁病変の検出に大変有用である。

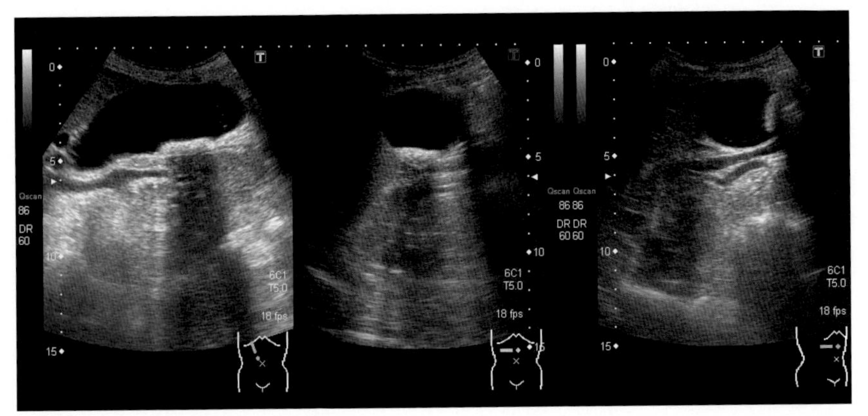

図11　体位変換による胆石の移動
仰臥位（左・中）から左側臥位（右）にすることで、重力方向に移動する音響陰影をともなうストロングエコーより、胆石であると確認できる。

（３）胆泥（biliary sludge、debris）

胆汁うっ滞時や炎症時に、胆嚢内に点状高エコーが多数認められることがある。胆汁うっ滞時ではビリルビンカルシウムとコレステロール結晶によるものでスラッヂ（sludge）と呼ばれる。炎症時では胆嚢壁由来の粘液や変性した組織破砕物、血液、膿などによるもので、デブリ（debris）と呼ばれる（図12）。

- ■ 浮遊または堆積する点状高エコー
- ■ 淡い不定形の内部エコー
- ■ 体位変換で移動

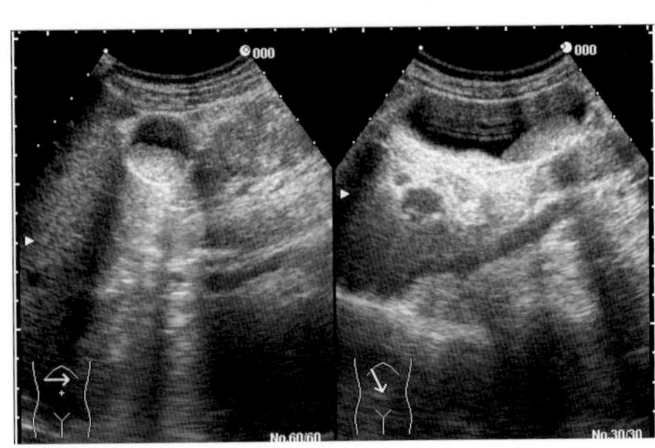

図12　胆泥
胆嚢長軸像ではボール状を呈し、隆起性病変との鑑別が重要。移動性とカラードプラにて胆泥と確認できた。

（４）石灰乳胆汁（limy bile）

胆嚢管閉塞があり慢性炎症が持続すると、胆嚢胆汁中の炭酸カルシウムの量が多くなり、単純X線像で白い液体貯留として認められる。原因は胆石による閉塞のものが多い。

- 点状高エコー
- 音響陰影
- 体位変換による形状変化

（５）磁器様胆嚢（porcelain gallbladder）

胆嚢壁が広域に石灰化し、磁器様を示したもので、リン酸カルシウムを含む。原因は胆嚢管閉塞があり、慢性炎症の持続による壁の線維化、さらに石灰化したもので（図13右）、胆嚢癌の合併も高率である。

- 胆嚢壁に一致した高エコー・・・シェルサイン（shell sign）など
- 音響陰影

（６）急性胆嚢炎（acute cholecystitis）

胆嚢結石を有する例が多く、胆石のハルトマン嚢への嵌頓や胆嚢管に詰まることによって胆嚢頸部や胆嚢管が閉塞することで発症する。起因菌として糞便系大腸菌群であるE.coliやK.pneumoniaeなどの腸内細菌によることが多い。また、ガス産生菌（clostridium welchiiなど）により胆嚢内腔や壁などにガスが産生され、気腫性胆嚢炎を生じることがあり、特に高齢者や糖尿病患者にみられる。

- 胆嚢腫大（図13）
- 胆嚢壁肥厚（三層構造、hypoechoic zone、旧 sonolucent layer）
- 胆泥、胆石の合併（図13）
- 胆嚢周囲膿瘍　胆嚢周囲液体貯留

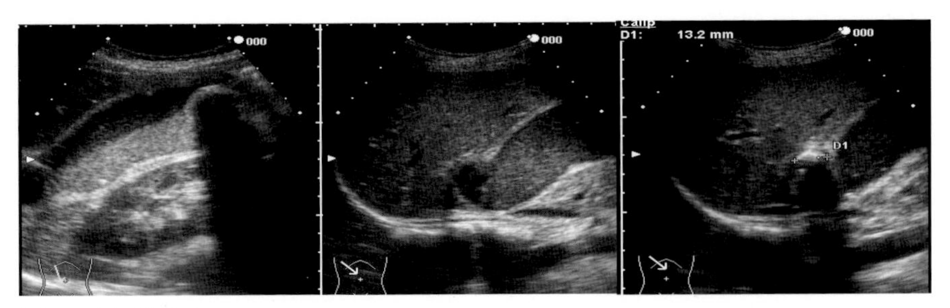

図13　急性胆嚢炎
腫大した胆嚢内に胆泥と胆石を認める。さらに検索していくと頸部で結石が嵌頓していた症例。

（７）慢性胆嚢炎（chronic cholecystitis）

急性胆嚢炎からの移行例と最初から慢性に経過する例があり、胆石を合併することも多い。炎症性細胞浸潤により結合織の増生がおこり胆嚢壁が肥厚する。

- 胆嚢萎縮
- 胆嚢壁肥厚
- 胆石の合併

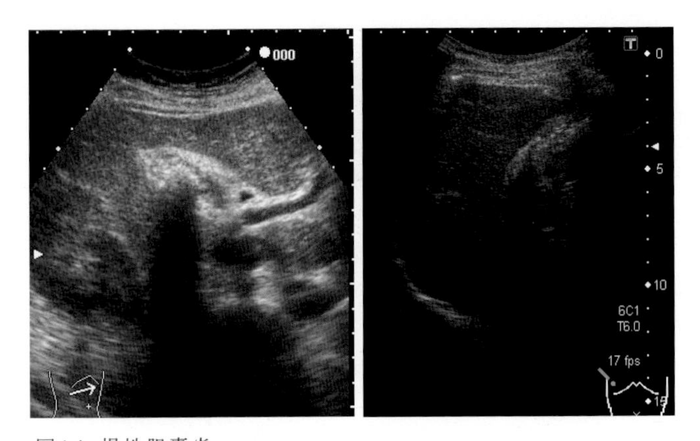

図14　慢性胆嚢炎
左）胆嚢は萎縮し、壁は全周性に肥厚、内腔には胆石を保有している。
右）慢性胆嚢炎による壁の石灰化（磁器様胆嚢）。

（８）良性腫瘍(benign tumor)

■ 腺腫(adenoma)

単発性、広茎性の腫瘤は径5～10mmで、胆嚢底部に多い。組織学的に乳頭状腺腫と管状腺状腺腫に分けられ、前癌病変と考えられている。

（９）胆嚢腫瘍様病変（非腫瘍性病変）

① コレステロールポリープ(cholesterol polyp)

胆嚢の隆起性病変で径5mm以下のものはコレステロールポリープであることが多い。成人の数%にみられ、多発例が多い。経過を追うと消失することもある。粘膜固有層内にコレステロールエステルを含むマクロファージが集簇し、一層の粘膜上皮に覆われる。胆嚢体部、頸部に好発する。

■ 桑実状、金平糖状の高エコーな隆起性病変
■ 多発性

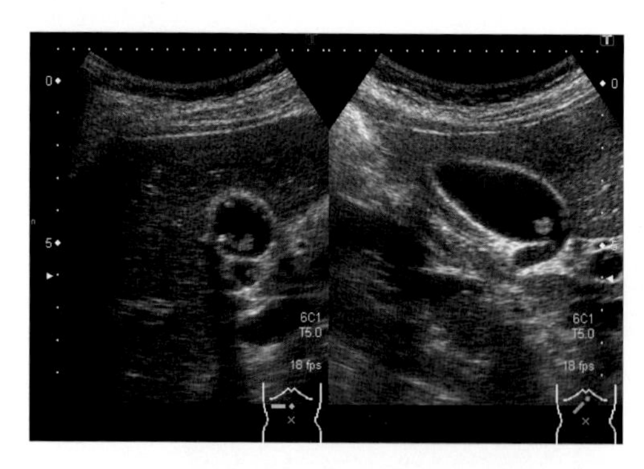

図15　コレステロールポリープ
長軸像では、体部に最大 5mmの金平糖状高エコーな隆起性病変が壁から浮いているように描出されている。一方、短軸像では、8時方向に茎を有する12mm大の形状不整な隆起性病変として描出される。胆嚢ポリープとして5年間経過観察中の症例である。

② 過形成性ポリープ(hyperplastic polyp)

胆嚢粘膜固有上皮の過形成によるポリープ。

■ やや低いエコーレベルと比較的均一な内部エコーを有する
■ ポリープ表面の不整、有茎性や広基性
■ 膵胆管合流異常をともなった胆嚢内にみられることもある

③ 胆嚢腺筋腫症（adenomyomatosis）

胆嚢の粘膜と筋層の過形成、壁内に粘膜が陥入して洞様（sinus）になったRASの増生をともなう。病変が底部に限局する底部型（fundal type）、体部または頸部で三角形状に肥厚する限局型（segmental type）、全周に変化が生じるびまん型（general type）に分類される。胆嚢内腔には結石が存在することが多い。

- ■ 胆嚢壁肥厚
- ■ 胆嚢壁内の小嚢胞（Rokitansky-Aschoff sinus：RAS）
- ■ コメット様エコー
- ■ トライアングルサイン（triangle sign・・・segmental type にみられる）

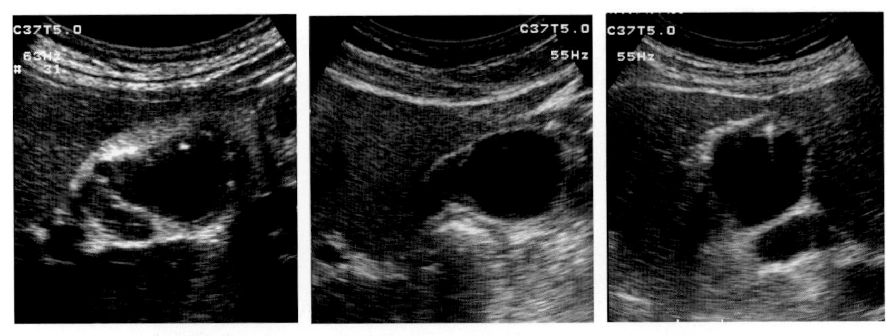

図16　胆嚢腺筋腫症
左）びまん型（general type）、RASが描出される。 中）限局型（segmental type）、トライアングルサインが描出。 右）底部型（fundal type）、コメット様エコーの描出。

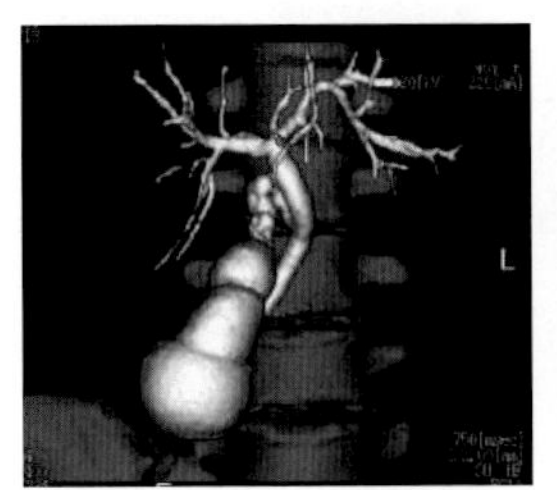

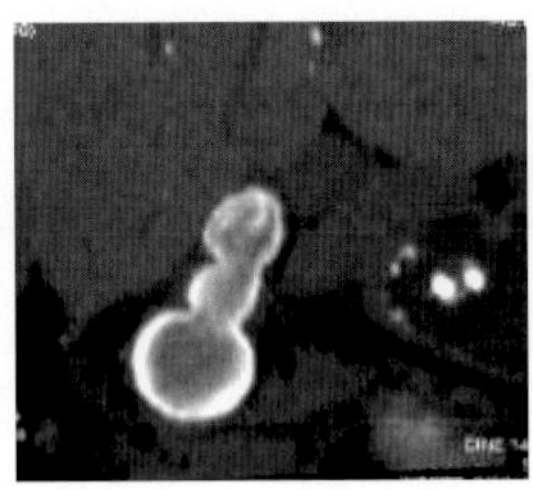
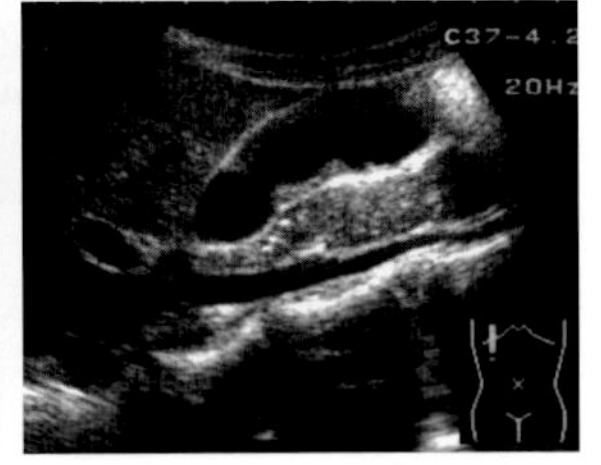

図17　胆嚢腺筋腫症（同一症例のX線CT画像との比較）
左）3DCT（VR法）では、内腔の評価が不可能。中）3DCT（MIP法）では壁の評価は可能であるが RAS の描出は難易。右）超音波画像ではトライアングルサインと RAS が描出。

④ 炎症性ポリープ(inflammatory polyp)

慢性胆嚢炎にともなう。間質への炎症細胞の浸潤と血管、結合織の増生がある。

- 低いエコーレベル
- 有茎性や広基性

(10) 悪性腫瘍(malignant tumor)

- 胆嚢癌(gallbladder cancer)

本邦での胆道癌の死亡者数は約8，000人で、高齢者ほど発生頻度が高く、男女比は1:2で女性に多い。胆嚢結石を長期に保有することで発生頻度が高くなる(胆石合併率は80%程度)。膵胆管合流異常で合併率が高く、底部、体部、頸部の順に好発する。隆起型、混合型、壁肥厚型がある。

- ・隆起性病変
- ・胆嚢壁の不均一な肥厚
- ・肝に浸潤

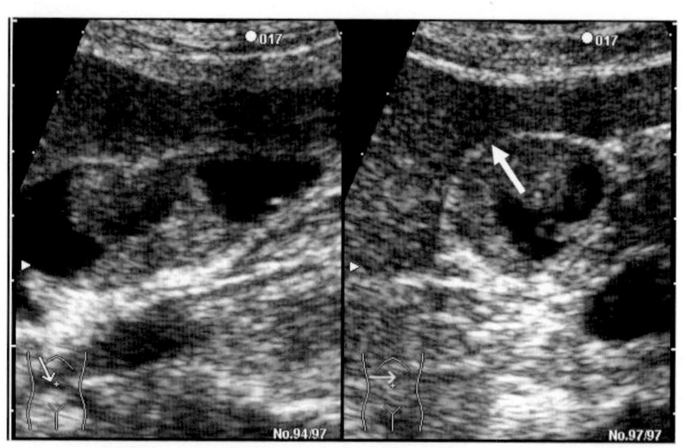

図18　胆嚢癌
胆嚢体部、6～2時方向へ乳頭状隆起を呈す多血性(hypervascularity)といえる腫瘍が描出され、肝床側への浸潤が疑われた(↑)。組織診断はDepth ssのModerately differentiated adenocarcinomaであった。

7．胆道の主要疾患と超音波所見

（1）胆管のチェックポイント

拡張	・結石 ・癌（肝内胆管癌、胆管癌、膵頭部癌、etc） ・先天性疾患：先天性胆管拡張症 ・遺伝性：Caroli 病
狭窄・閉塞	癌（肝内胆管癌、胆管癌、膵頭部癌、etc）
管腔内 異常エコー	・胆道気腫（pneumobilia） ・肝内結石 ・癌（肝内胆管癌、胆管癌、膵頭部癌、etc）
走行異常	膵・胆管合流異常

（2）肝内結石（intrahepatic stone）

左右肝管を含めてそれより上部の肝内胆管内に結石がある状態。結石より末梢側の胆管が拡張する。慢性例では結石の存在する肝区域の萎縮を認め、経過中、胆管癌を合併する頻度は10％ほどで、肝外胆管にも同時に結石を保有することが多い。

- ストロングエコー（ビリルビンカルシウム結石はあまり強くない）
- 音響陰影
- 末梢胆管の拡張（しない時もある）

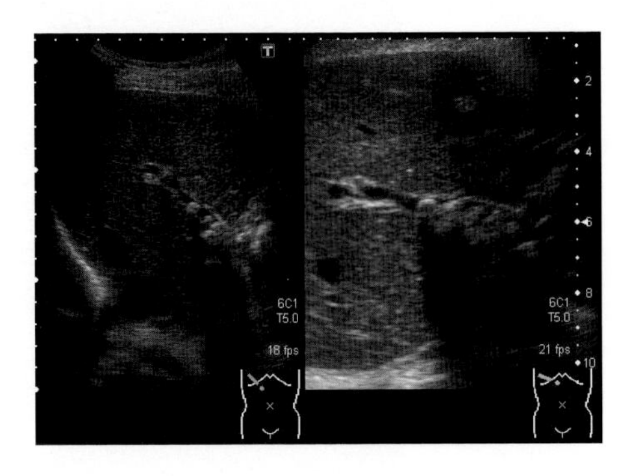

図19　肝内結石
拡張したB8内に音響陰影をともなうストロングエコーが連続して並んでいる。

（３）肝外胆管結石（stone of the extrahepatic bile duct）

ビリルビンカルシウム石や脂肪酸カルシウム石が下部胆管に存在することが多い。

- ストロングエコー（ビリルビンカルシウム結石はあまり強くない）
- 音響陰影
- 肝外胆管の拡張

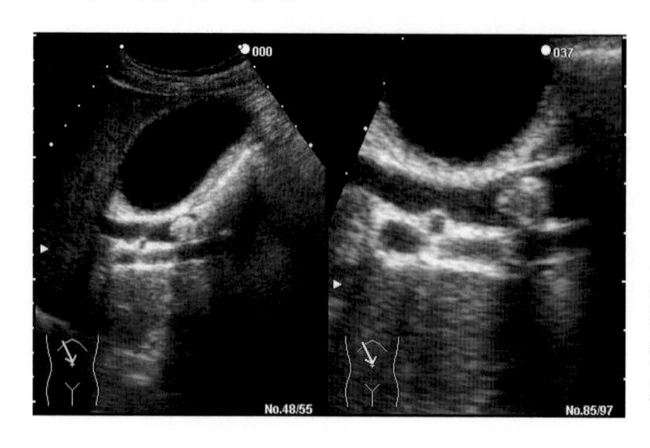

図20　肝外胆管結石
拡張した総肝管内に音響陰影をともなうストロングエコーを認める。管壁の肥厚は目立たない。

（４）胆道気腫（pneumobilia）

胆道内に空気が存在する状態で、胆道と腸管の交通によって起こる。胆嚢結石に生じた内胆汁瘻、十二指腸乳頭部切開術後、消化管胆道吻合術後、ガス産生菌による胆道感染症などで認められる（ERCP後にみられる場合もある）。

- 肝内門脈枝の走行に沿った点状ないし線状の高エコー
- 多重エコー
- 体位変換による気腫エコーの移動

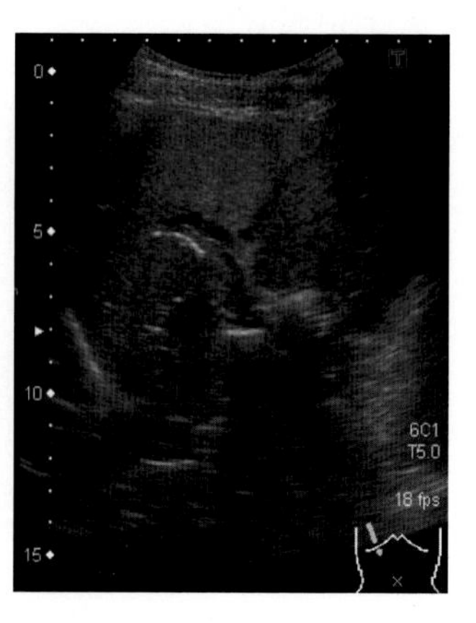

図21　胆道気腫
65歳、M　膵頭十二指腸切除術後、B8に線状高エコーを認める。B8 に沿って線状高エコーが描出されている。

（5） 先天性胆道拡張症(congenital biliary dilatation)

胆管の一部が先天的に異常に拡張するもので本邦に多い。肝内胆管にみられるものを肝内胆管拡張症(Caroli 病、図22)と呼び、常染色体劣性遺伝により肝内胆管の非閉塞性嚢腫状拡張を来し、肝外胆管は正常である。肝線維症合併のない純型（Ⅰ型）と合併型（Ⅱ型）に分けられ、ほとんどがⅡ型。

総胆管にみられるものは総胆管拡張症と呼び、アロンゾレイ(Alonso-Lej)の分類が知られる(図23)。症状は腹部腫瘤、腹痛、黄疸。総胆管の嚢状拡張がほとんどで、膵胆管合流異常をともなうことが多い。小児型（10歳までに発症）と成人型（30歳までに発症）があり、いずれも女性に多い。

また、胆石、胆道癌の発生頻度が高い。

- カロリ(Caroli)病では、肝内胆管の嚢胞状拡張
- 総胆管拡張症では、嚢胞状の拡張や紡錘状拡張(図23)

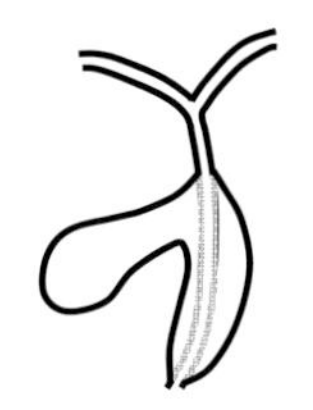
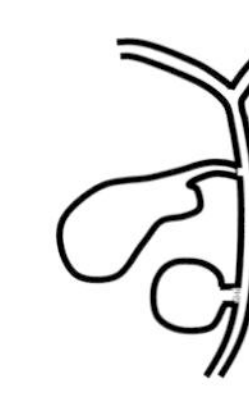
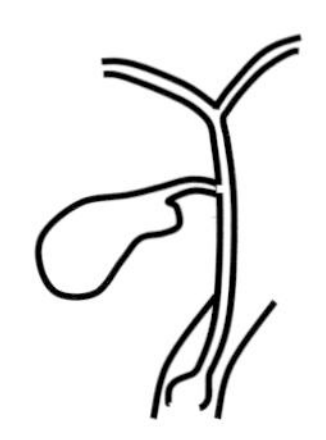

Ⅰ型（総胆管嚢腫）　Ⅱ型（胆管憩室型）　Ⅲ型（十二指腸内胆管嚢腫）

図23　アロンゾーレイ(Alonso-Lej)分類

（6）胆管癌(bileduct carcinoma)

胆嚢および胆嚢管以外の肝外胆管に生じた癌を呼ぶ。上部胆管癌、中部胆管癌、下部胆管癌と発生部位で分けるが、上部胆管癌が多い。腫瘍が小さくても早期に黄疸を起こすことがある。乳頭型、浸潤型は、結節型に比べ黄疸は軽度であるが、逆に予後が悪い。

- 肝外胆管癌の結節型や乳頭型は拡張した総胆管内に腫瘍像
- 肝外胆管癌浸潤型は拡張した総胆管の途絶や先細り

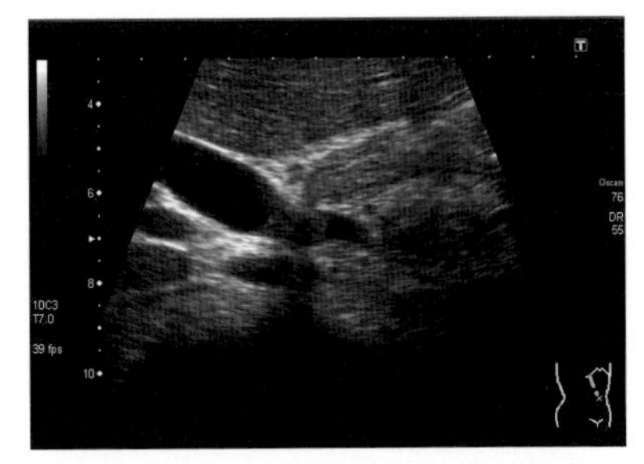

図22　60 歳、M　黄疸を主訴に来院。肝内胆管は拡張し、胆嚢は軽度腫大。肝外胆管に結節性の充実性腫瘍を認める。病理では漿膜に達する結節浸潤型の中部胆管癌(stageⅣ)であった。

CHAPTER 9
膵　臓

膵　臓(pancreas)

1．生理・機能

（1）外分泌

膵は多数の小葉からなり、膵実質の大部分を占める。小葉は無数の腺房から、腺房は腺房細胞と腺房中心細胞からなる。膵液は、小腸粘膜からのセクレチンの作用によって分泌されるもの（水、炭酸水素ナトリウム）とコレシストキニン（パンクレオザイミン）の作用によって分泌されるもの（アミラーゼやトリプシノーゲンなど）とがあり、一日に約1ℓ分泌される。また、トリプシノーゲンは腸液のエンテロキナーゼの作用によってトリプシンとなる。

- ■ アミラーゼ（グリコーゲンなどの多糖類を加水分解し、ブドウ糖に）
- ■ リパーゼ（脂肪を脂肪酸とグリセリンに分解、胆汁酸で作用促進）
- ■ トリプシン（蛋白質をポリペプチド、一部はアミノ酸に）

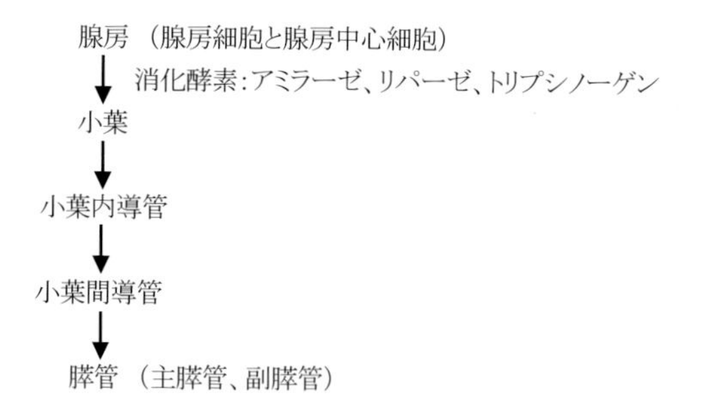

（2）内分泌

腺組織の間には膵島（ランゲルハンス島）と呼ばれる細胞の集合体が20～200万個ほどみられ、体部・尾部に多い。膵島の中の細胞は以下の３種があり、なかでもα細胞が１とすればβ細胞は３の量的比率である。

- ■ α細胞（好酸性）・・・グルカゴン（血糖値を上げる）
- ■ β細胞（好塩基性）・・・インスリン（血糖値を下げる）
- ■ δ細胞・・・ソマトスタチン（インスリン、グルカゴンの過剰分泌抑制）

2. 位置・形状・大きさ

やや呼吸性移動あるが、第12胸椎から第２腰椎の高さで、脾門と右腎門を結ぶ線上をわずか弓なりに横たわり、後腹膜（前腎傍腔）に位置する。右は十二指腸窓、左は脾門部に接したヘチマ状の長さ約15cm、幅約3cm、厚さ約2cm、重量約75gの臓器である。

膵の三区分は図１に示すよう、上腸間膜静脈(SMV)左側縁より左側（脾側）を二等分し、内側を膵体部(Pb)、外側を膵尾部(Pt)、SMV左側縁より右側（十二指腸側）を膵頭部(Ph)と呼ぶ。膵頭部では上腸間膜静脈を巻き込むように、その背側に膵鉤状突起と呼ばれる部分が連なる（図２）。膵鉤状突起（膵鉤部）は発生学的に、腹側膵芽が背側に移動したもので腹側膵、逆に膵鉤部以外の部分は背側膵と呼ばれる。

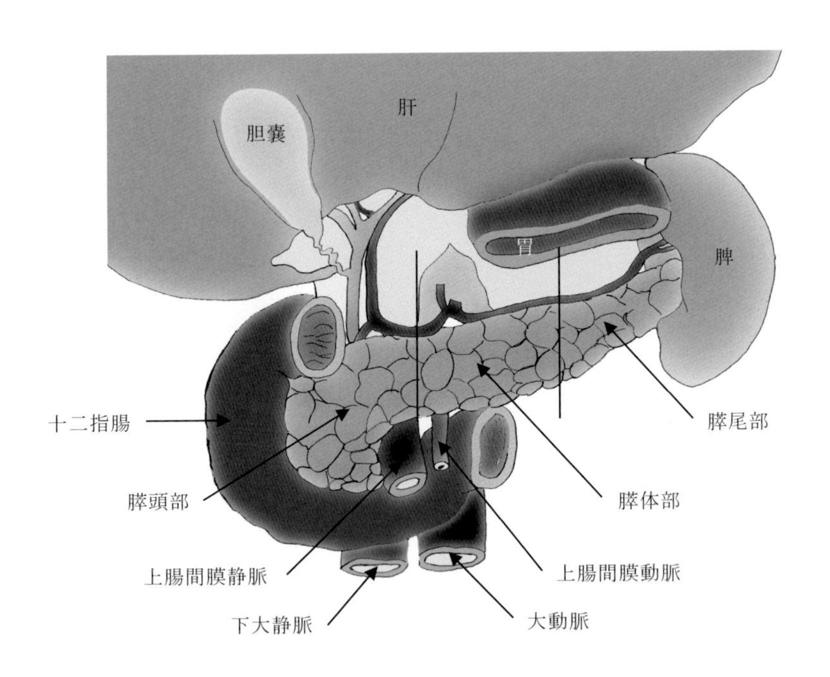

図1 膵の区分

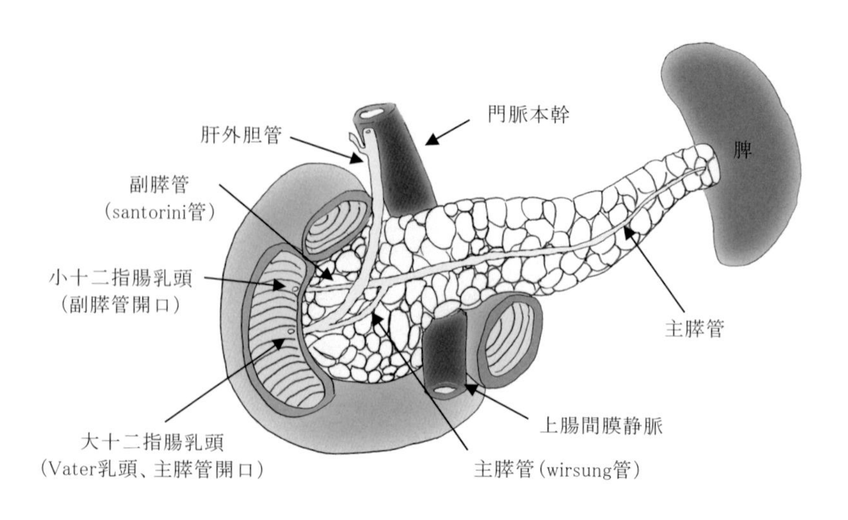

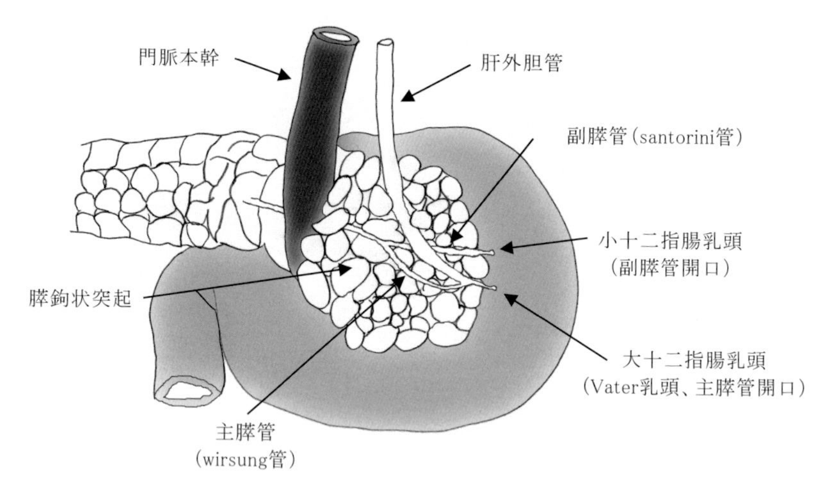

図2　膵内部構造

（１）内部構造

膵管（主膵管、副膵管）が膵内を走り、浅く膵頭部内（背面寄り）を縦走する総胆管と合流して十二指腸ファーター乳頭へ開口する（バリエーションに富む）。膵実質エコーレベルは肝に比べやや高エコーか同程度（加齢・肥満・糖尿病により高エコー）、主膵管は体部で最も観察されやすく、膵管壁が反射して縁どりとしてみえることが多い（高齢者、糖尿病の膵エコーレベルは、腺組織の萎縮と脂肪置換により肝より高くなる）。

（2）周囲臓器

頭部右側に十二指腸、体尾部前方に胃、空腸が位置している。血管系は、体～尾部背面に脾静脈が横走、その上方、膵上縁を脾動脈が横走する。頭部の一部である膵鉤状突起は、上腸間膜静脈の背側に回り込んでいる。

- 頭側：肝
- 足側：横行結腸、十二指腸（水平部）
- 腹側：胃、肝
- 背側：大血管系、左腎
- 右方：十二指腸（下行部）
- 左方：脾臓

3. 膵臓の基本走査

膵臓の検査は難易度が高いといわれる。これは被膜をもたない臓器であるため境界が明瞭でないことや消化管の状態に影響されやすいためである。検査体位は通常臥位で行うが、消化管ガスにより描出が困難な場合などは、坐位や側臥位でも試み、脱気水を飲用させるなどの工夫が必要である。また、消化管ガスはプローブで圧迫して移動させるか、時間を待つことにより描出できる場合も多い。

膵臓の同定には、心窩部横走査にて大動脈を中心に足側へプローブを移動し、上腸間膜静脈（門脈）へ合流する脾静脈の長軸像を得る。脾静脈の腹側で、肝（もしくは胃）との間に膵臓の長軸像が観察される。縦走査では、基本となる断面を指標血管（上腸間膜静脈、上腸間膜動脈）とともに正確に描出し、その周囲に膵臓の縦断像を得る。縦・横どちら

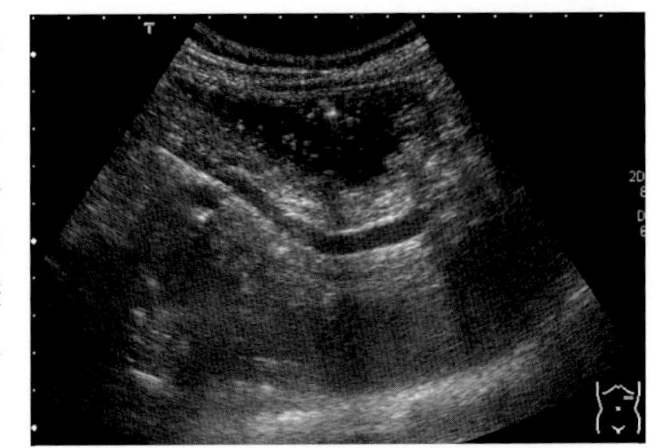

図3　飲水法による膵体尾部の描出

の走査でも扇状走査が必要で、特に死角となる尾部は down the tail view(図4左)や左肋間走査による経脾観察、特に膵鉤状突起をはじめとした膵頭部などは上腸間膜静脈と下大静脈を基準にした縦走査にて、十分観察する必要がある。また、膵頭部は意外と頭尾方向に大きい（図４右）。

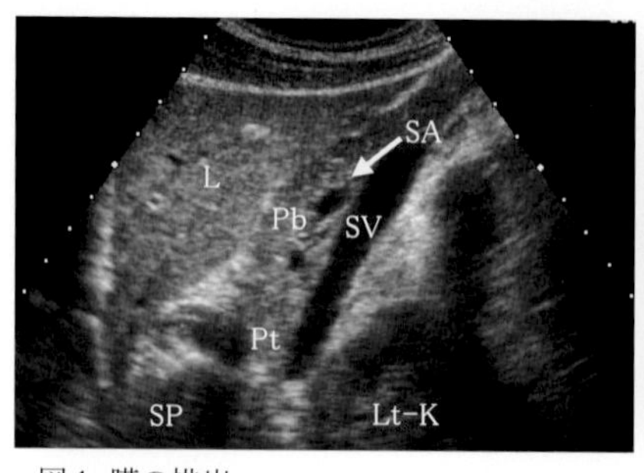

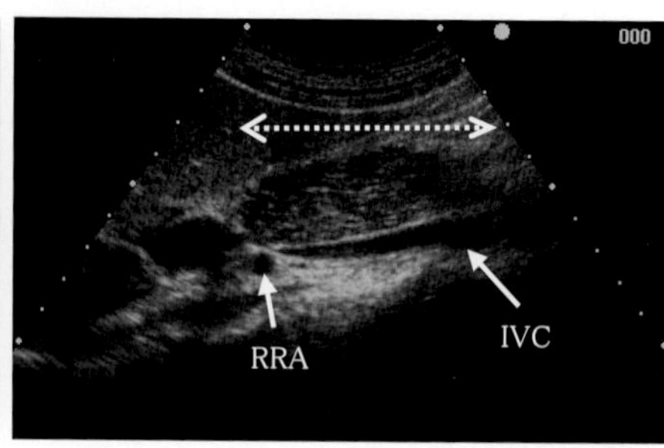

図4 膵の描出
左）down the tail view　右）膵頭部短軸像

膵管の計測は、膵の厚みであれば短軸で図の実線で示す矢印のように計測する。長軸像で計測すると超音波ビームが点線に示すよう斜入射しているため正確な厚みの計測とはならない。また統一はされないものの、膵管は内腔の径を計測するのがよい。

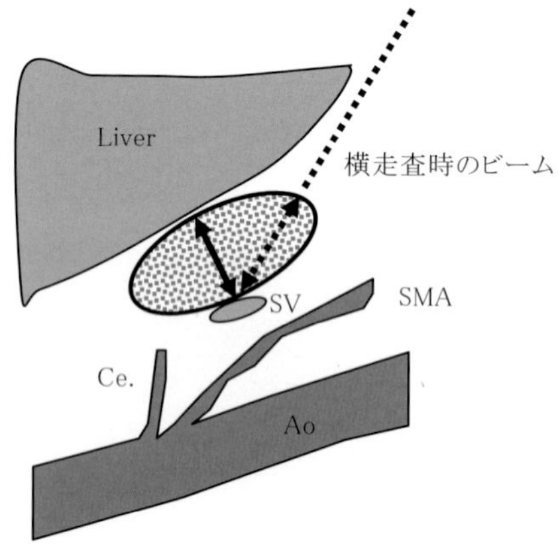

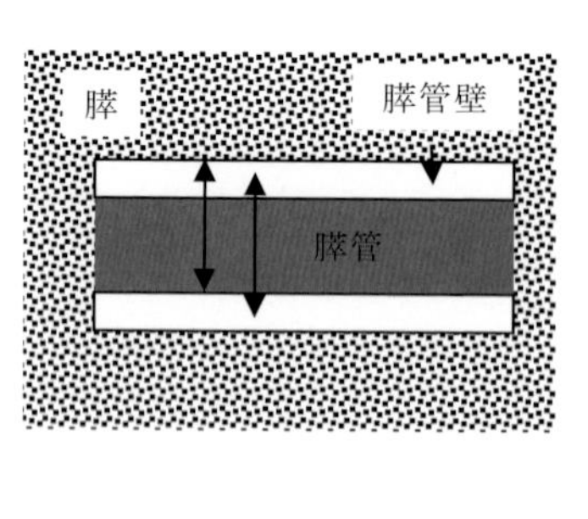

図5 膵の距離計測
左）長軸像で厚みを計測すると膵が厚く計測されるので短軸像で計測。
右）膵管は壁外側と壁内側間か壁の中間距離を計測。

4．膵臓の描出

（1）心窩部横～斜め走査　長軸像

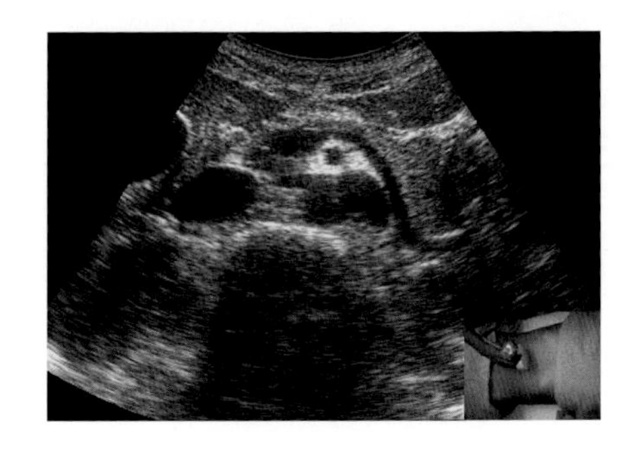

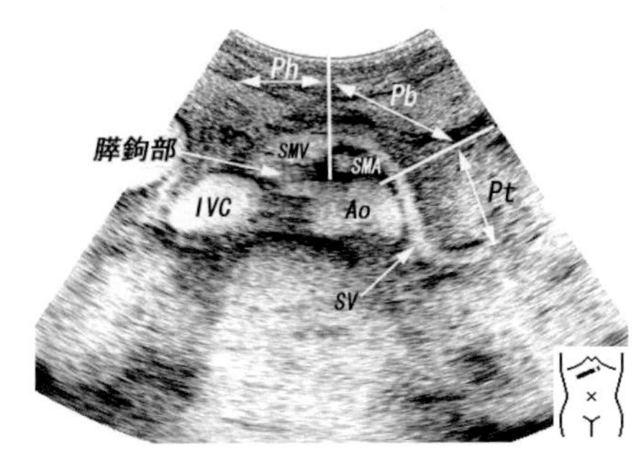

（2）心窩部縦走査　短軸像

膵体部　SMA面　　膵頭部　SMV面　　膵頭部　IVC面

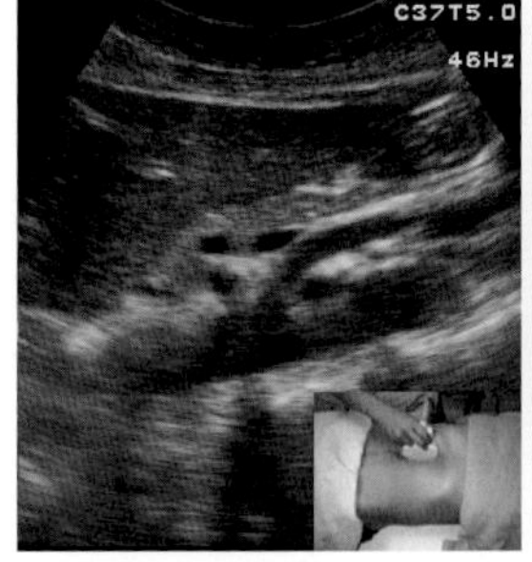

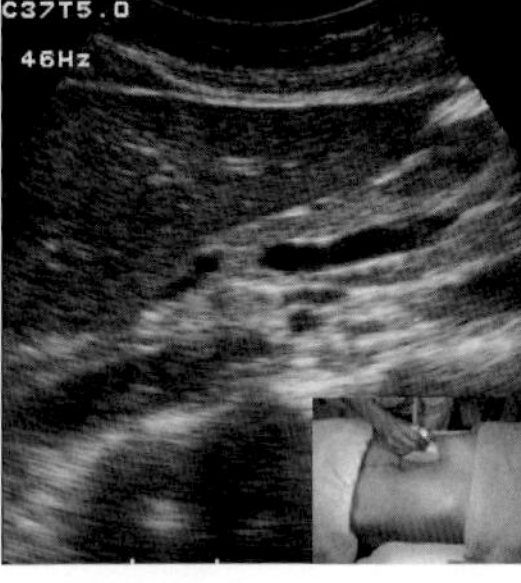

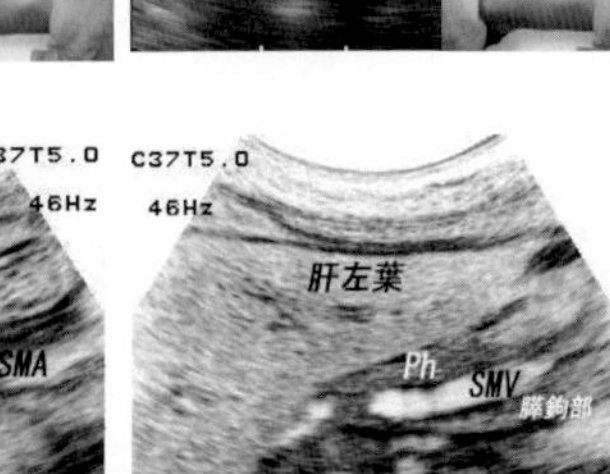

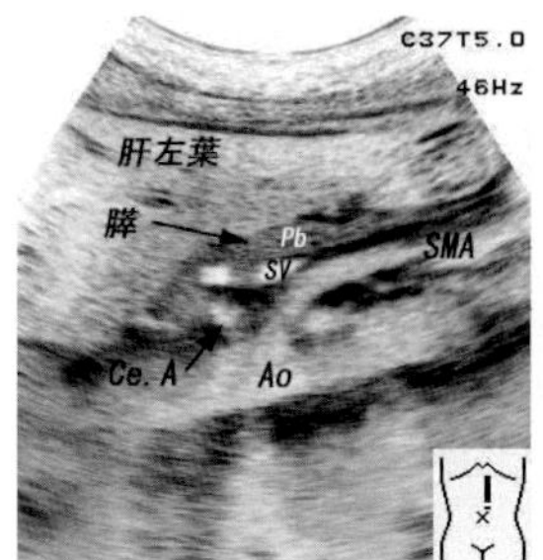

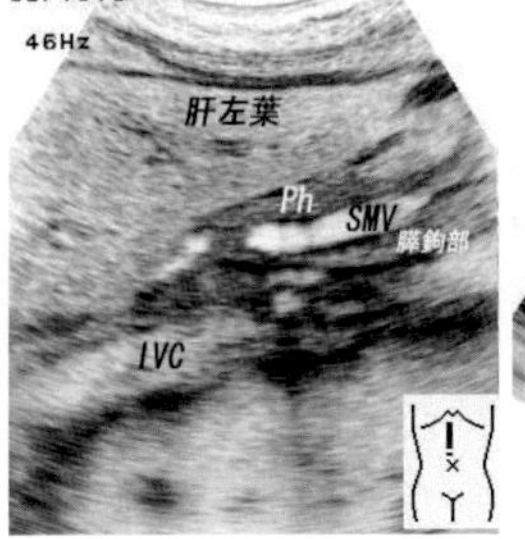

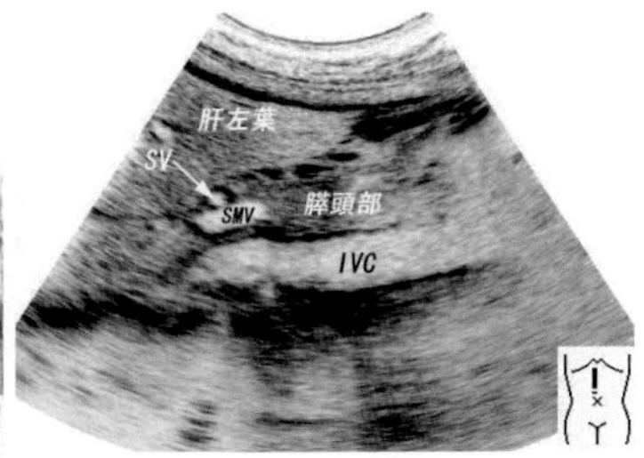

（3）down the tail view による膵尾部の描出

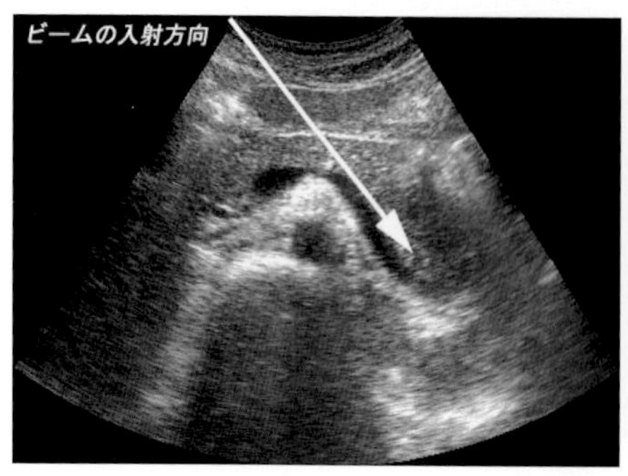

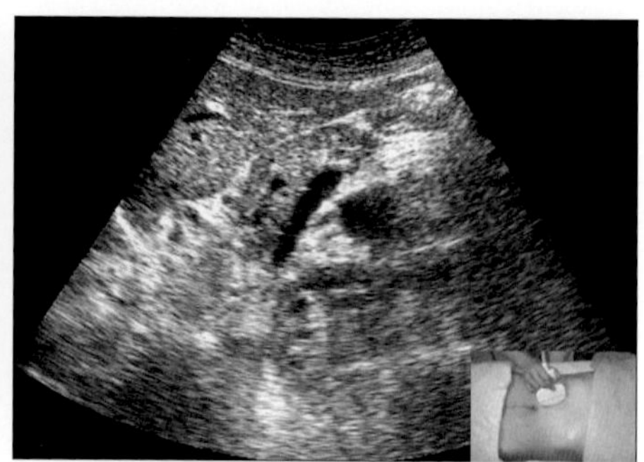

膵自体を音響窓として使い、体部から尾部を軸位方向に覗くスキャン方法で、消化管ガスなどにより心窩部から尾部が観察しにくい場合でも有効な方法である。心窩部縦走査にて、脾静脈を目印に脾の方向（尾部方向）へ探触子を振り上げるようにスキャンする。

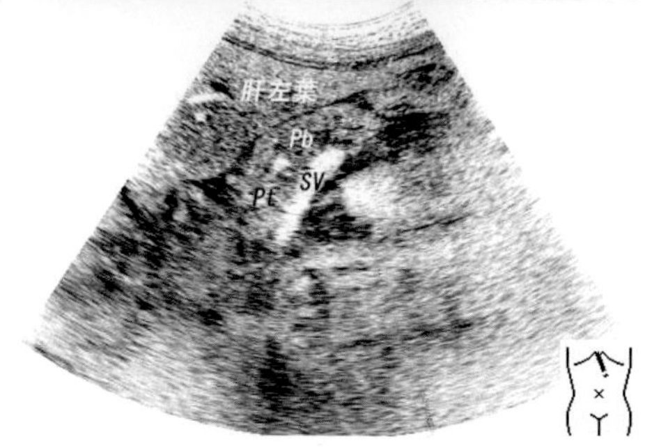

（4）左肋間走査　膵尾部像

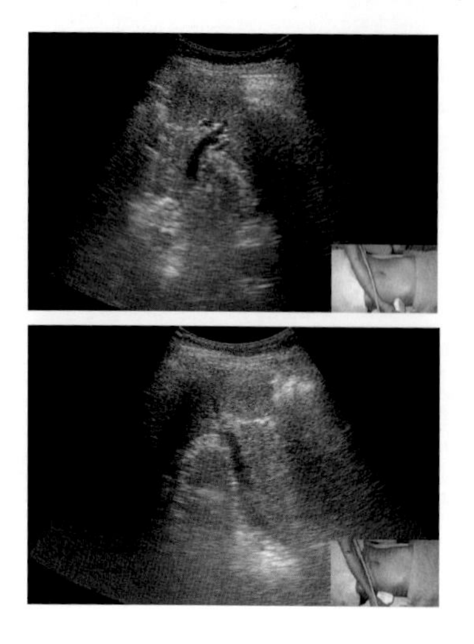

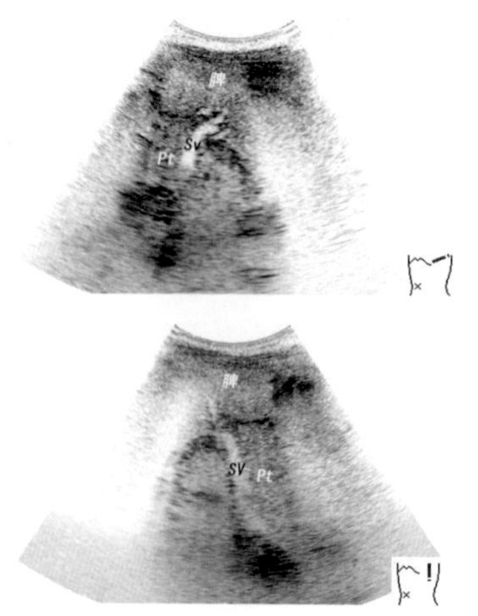

5．膵臓の主要疾患と超音波所見

（1）膵炎(pancreatitis)

① 急性膵炎(acute pancreatitis)

種々の原因により膵実質細胞から活性化された膵酵素が間質内に逸脱し、膵の自己消化を生じる病態で、ときにショックや多臓器不全などの全身合併症をともない重症化することがある。形態的には間質の浮腫と周囲脂肪壊死を特徴とする 軽症型､広域な膵内外の脂肪壊死や膵実質の壊死や出血を特徴とする重症型に分類する。原因はアルコール性が最も多く、次いで特発性、胆石性である。

- 膵腫大
- 膵実質エコーの低下
- 膵輪郭の不明瞭化
- 膵や腎周囲の液体貯留
- 膵周囲の消化管内ガス貯留
- 腹水、胸水
- 膵仮性嚢胞、膵膿瘍の出現

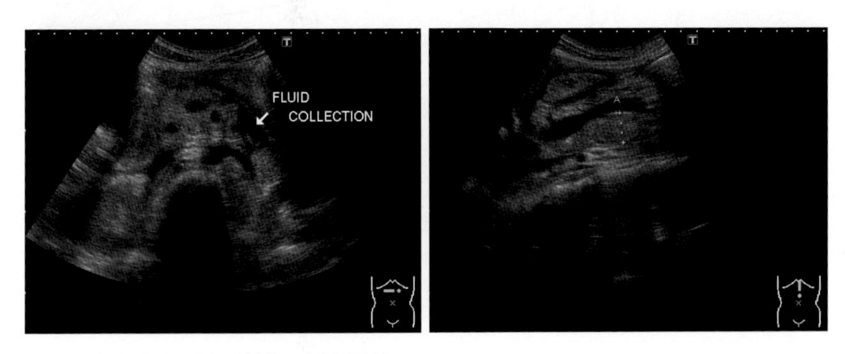

図6　急性膵炎　左)長軸像　右)短軸像
31歳､F　心窩部痛により来院。膵はプローブの圧迫で変形せず(腫大)､周囲に 液体貯留(fluid collection) (＋)､血清 AMY:1486(IU/)L､尿中 AMY:20656(IU/L)。

②　慢性膵炎（chronic pancreatitis）

膵実質の萎縮と線維化を生じ膵機能の荒廃をともなう病態で、炎症性の変化が６ヶ月以上持続したもの。膵石や膵管の不整拡張を起こすことがあり、原因はアルコール性が最も多く、次いで特発性、胆石性である。癌などが主膵管を閉塞することで、二次的に慢性膵炎になることがある。

- 膵の萎縮または限局性腫大
- 膵辺縁の凹凸
- 膵石（図７）
  ⇒ 慢性膵炎の確定所見とされる（日本膵臓学会、慢性膵炎の診断基準）
- 膵管の拡張、膵管壁の不整または高エコー（図７）
- 膵嚢胞

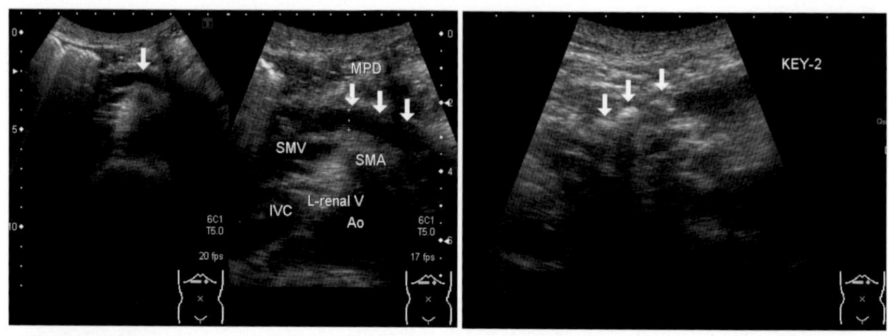

図7　慢性膵炎
主膵管の平滑拡張、右画像では膵管内に膵石が3個みられる。また、実質は菲薄化している。

③　腫瘤形成性慢性膵炎（tumor forming pancreatitis）

- 低エコーで内部エコーは比較的均一
- 癌との鑑別が困難
- 膵管穿通徴候（penetrating duct sign、図8）

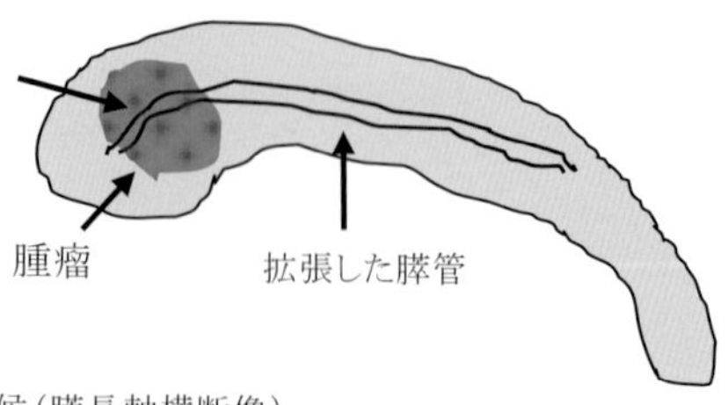

図8 膵管穿通徴候（膵長軸横断像）

④ その他

groobe pancreatitis（膵内胆管と十二指腸の間･･･groobeに限局して発生、胆管、十二指腸の狭窄）や自己免疫性膵炎（膵炎の症状は軽く、黄疸やシェーグレン症候群が合併）も知られる。

（2）外分泌腫瘍（exocrine tumor）

① 漿液性囊胞腺腫・腺癌（serous cyst adenoma・carcinoma）

女性に多く、体～尾部に好発する。径数mmまでの多数の小囊胞からなる多房性腫瘍で扁平または立方上皮よりなる。小囊胞による散乱により高エコーの例が多い。悪性例は稀である。

- ■ 境界明瞭、辺縁整
- ■ グリコーゲンに富む小囊胞の集合（蜂の巣様腫瘤）
- ■ 小囊胞が高エコーとして描出されることがある
- ■ 中央石灰化（sunburst calcification）
- ■ 腫瘍内中央の放射状結合織（central stellate）
- ■ 多血性（hypervascular）

② 粘液性囊胞腺腫・腺癌（mucinous cystadenoma・carcinoma）

中高年の女性に多く、尾部に好発する。厚い線維性被膜をもった単房性や多房性の囊胞状腫瘍で、円柱上皮よりなる。しばしば壁の乳頭状増殖を認めるが、囊胞の隆起や隔壁内の肥厚などが悪性である場合もあり注意を要す。浸潤性膵管癌と比べて予後はよい。

- ■ 境界明瞭、辺縁整
- ■ 囊胞性主体、囊胞は単房性や多房性
- ■ 囊胞内の乳頭状隆起などに注意を要す
- ■ 主膵管は囊胞と交通なし

③ 膵管内腫瘍（intraductal tumors）

- ■ 膵管内乳頭粘液性腫瘍（intraductal papillary mucinous tumors:IPMTs）

  主膵管内などに発育する乳頭腺腫で、高年男性の膵頭部に多く発生。尾側膵管は粘液貯留のため拡張。主膵管型、分枝型、混合型。

  - 多房性小囊胞でブドウの房状（分枝型）
  - 主膵管拡張、主膵管内の乳頭状小隆起（主膵管型）
  - IPMNの別称。Nはneoplasm（腫瘍、新生物）

■ その他、上皮内癌(carcinoma in situ)

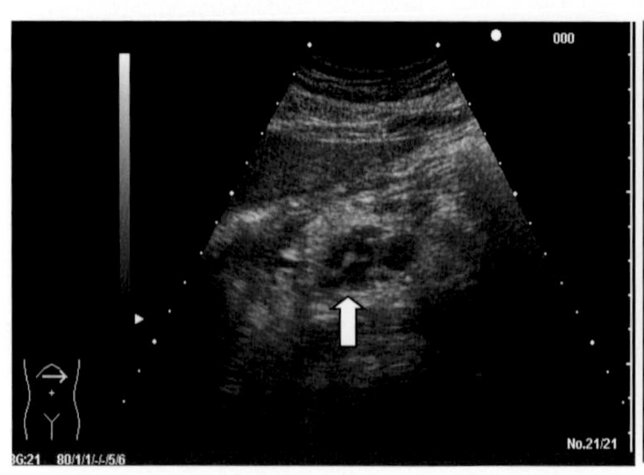
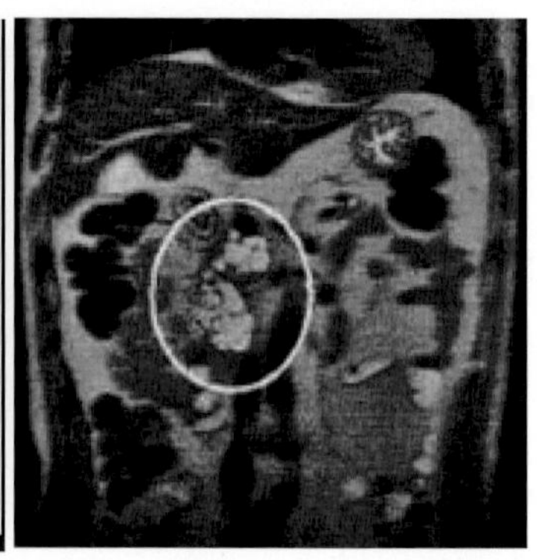

図9 IPMTsと疑われた症例
膵頭部の膵頭部に隔壁を有する嚢胞性腫瘤を認め、5mmに拡張した主膵管と連続していた。嚢胞内には明らかな充実性領域を認めない。IPMT主膵管型が疑われた。

④ 浸潤性膵管癌(invasive ductal cancer)

一般にいうところの膵管癌を指し、全体の90〜95%を占める。膵管上皮から発生する管状腺癌がもっとも多く、その他に乳頭腺癌、腺扁平上皮癌、粘液癌などがある。膵癌取扱い規約により、膵癌は発生部位から膵頭部癌、膵体尾部癌、膵全体癌に分けられ、約3分の2は膵頭部癌である。

■ 膵の限局性腫大、境界がやや不明瞭な低エコー腫瘤
■ 凹凸不整
■ 尾側膵管の拡張
■ 膵周囲の血管の圧排、狭窄、浸潤

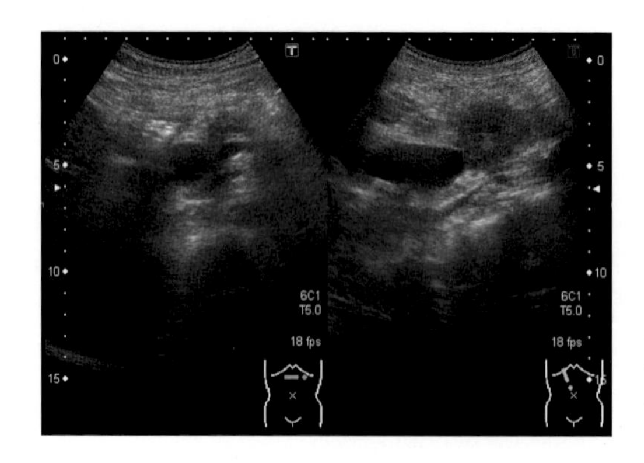

図10 膵癌
82歳、M　黄疸精査
拡張した総胆管を末梢側へ追っていくと50×48×34mm大の境界不明瞭、辺縁不整な内部低エコー腫瘤を認めた。この腫瘤の尾側膵管も拡張蛇行しており、頭部の浸潤性膵管癌が疑われた。

（3）内分泌腫瘍（endocrine tumors）

① インスリン産生腫瘍（insulinoma）

ランゲルハンス島β細胞由来の腫瘍で、インスリンを過剰に産生分泌し、低血糖を生じる腫瘍である。膵内分泌腺腫瘍の中で最も多い。多くは良性の腺腫で、10～20%に悪性がみられる。

- 体部から尾部に好発
- 境界明瞭な球状エコー
- 膵管拡張（－）
- 周囲膵実質は正常
- hyper vascular

② ガストリン産生腫瘍（gastrioma）

- 膵頭部、膵尾部に好発
- 悪性例多い
- 別称 Zollinger-Ellison症候群

③ その他

グルカゴノーマ（glucagonoma）、ソマトスタチノーマ（somatostatinoma）、WDHA症候群、VIPoma など。いずれも悪性例が多い。

（4）充実性嚢胞腫瘍（solid-pseudo papillary tumor：SPT）

若年女性に好発する腫瘍で、膵癌取扱い規約では分化方向の不明な上皮腫瘍に分類されている。内部は充実性の部分と壊死や出血を反映した嚢胞性の部分が混在している。予後は良好だが悪性例の報告もある（旧solid and cystic tumor）。

- 辺縁平滑　境界明瞭な腫瘤
- 内部は不均一な低エコー腫瘤、嚢胞部分が混在

（5）その他の腫瘍

併存腫瘍（内分泌腫瘍と外分泌腫瘍）や非上皮性腫瘍（血管腫、リンパ管腫、平滑筋肉腫、悪性リンパ腫）もまれに発生。

（６）膵嚢胞(pancreatic cyst)

①　仮性嚢胞（偽嚢胞）(pseudo cyst)

急性膵炎、慢性膵炎、膵外傷、膵癌にともなう膵炎などが原因で、膵近傍に組織崩壊産物や血液などが液状になり、膵液や滲出液もともなって線維結合織により被包化され嚢胞となったもの。陳旧例では嚢胞壁が石灰化することもある。

②　貯留嚢胞（分泌滞留性嚢胞）(secretory cyst)

膵管の閉塞により末梢側が拡張したもの。慢性膵炎、膵癌による。

【BREAK】背側膵と腹側膵

膵臓は胎生４週頃から腹側と背側に膵芽が発生し、回転しながら融合する。超音波画像では間質や脂肪の差によってエコーレベルが異なって観察される場合もある。

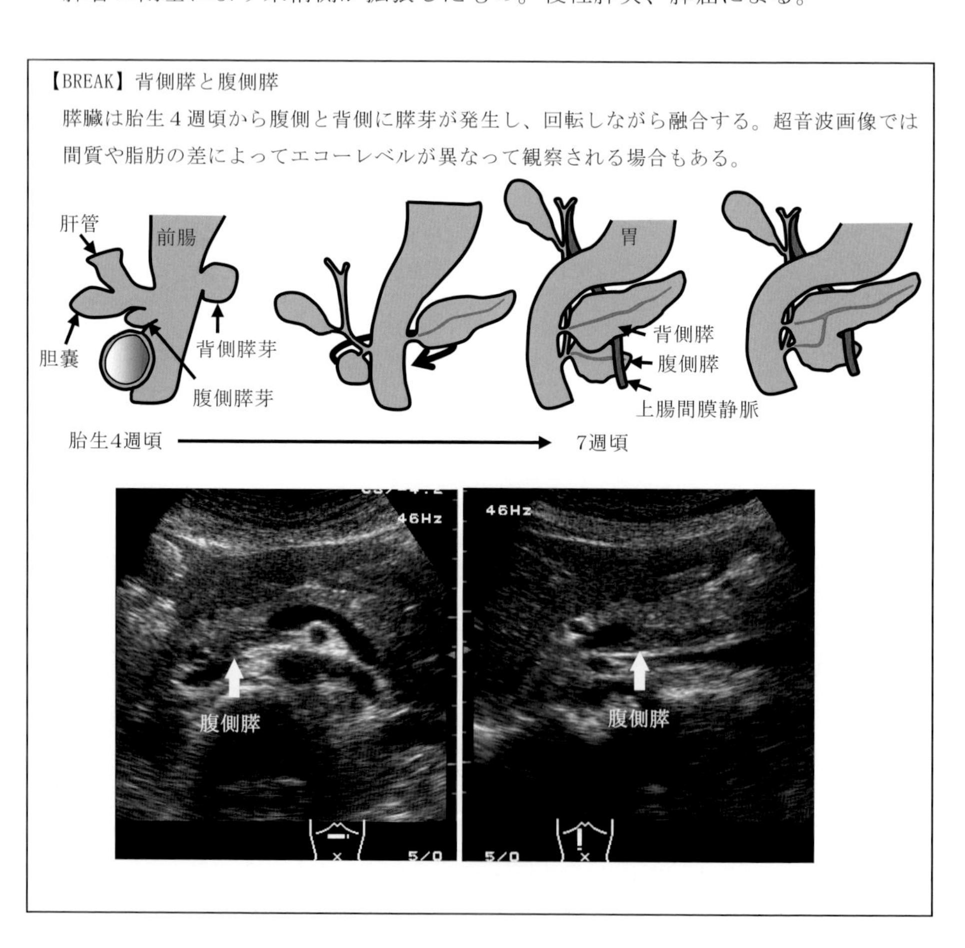

CHAPTER 10
腎・尿路

腎・尿路（Kidney・urinary tract）

1．生理・機能

1日あたり約150ℓの原尿（一次尿）を産生、この原尿からは特にグルコースと水分の再吸収が行われ、1%に濃縮された約1.5ℓの尿（二次尿）を腎盤（腎盂）・尿管等に排泄する。

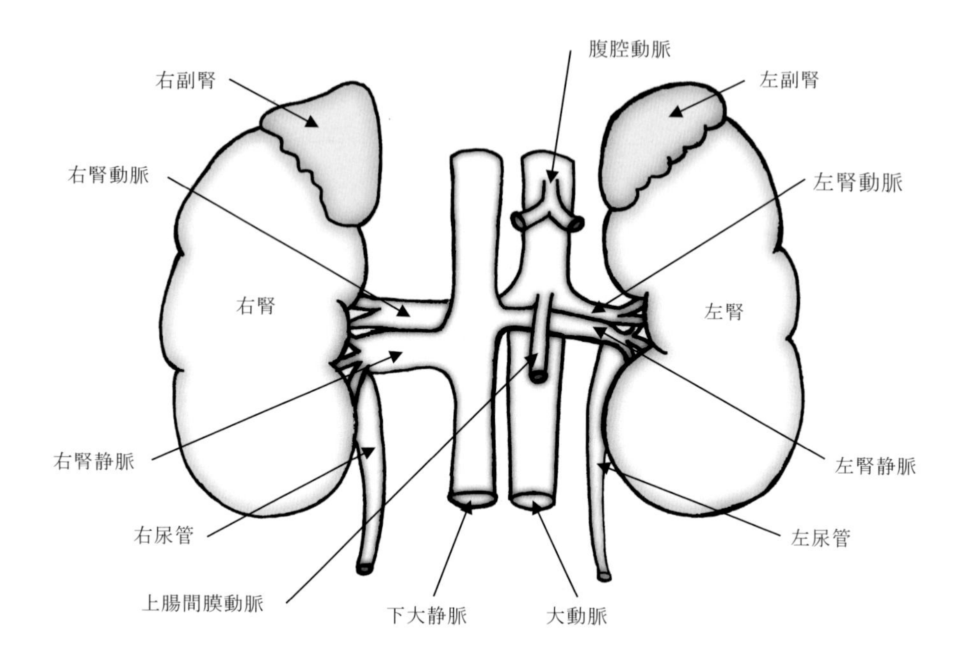

図1 腎の正面

2．位置・形状・大きさ

腎は、第12胸椎と第3腰椎間（呼吸性移動あり）付近にある左右一対の後腹膜臓器。平均10×5×3.5cm、重量は約110g、左腎が右腎より、男子が女子より少し大きく重い。また、右腎の上部に肝があるため左腎は1.5cm程度高位にある。全体像はそら豆状の形であるが、横断面（短軸像）で馬蹄形 、縦断面（長軸像）で楕円形を呈す。内側の凹面部は腎門と呼ばれ、静脈、動脈、尿管などが出入りする。

大腰筋の腹側に位置するため、その走行に一致するように前面からみて上極が下極より約1cm内側にある『ハの字』型となっている。また、上極は背側に、腎門は腹側を向いた形状で位置する（図２）。

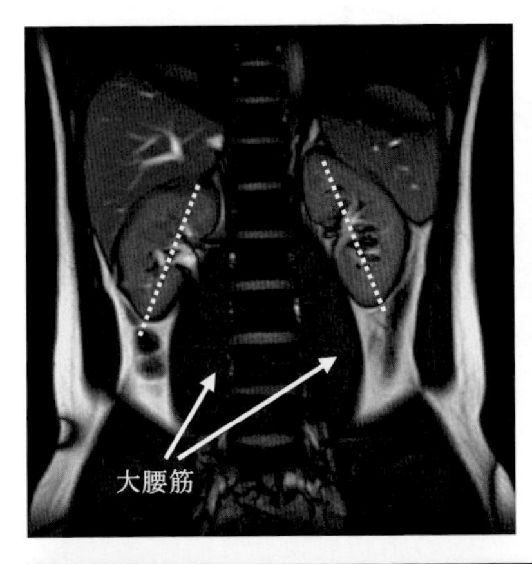

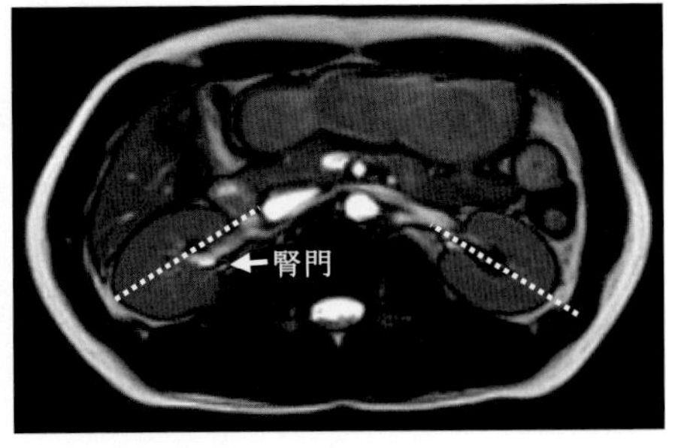

図2　腎臓の傾き
上左）coronal では『ハの字』状で、左腎が高位。上右）腎門は腹側を向く。下）上極は背側に傾く。

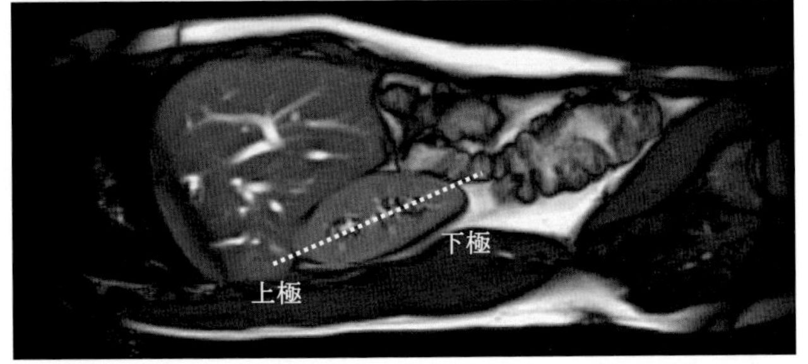

（１）周囲臓器

左腎の腹側前面では上極側が胃、中央３分の１が膵、下極側が空腸、上外側は脾、下外側は横行結腸（左結腸曲）に近接している。

右腎の腹側では上極側が肝右葉、中央３分の１の内側が十二指腸下行部、外側部は右結腸曲、下極側は上行結腸に接している。

背側には横隔膜、大腰筋、腰方形筋、腹横筋があり、上極には副腎が位置する。

腎に関連する血管走行の特徴は、右腎動脈が下大静脈の背側を、左腎静脈は腹部大動脈と上腸間膜動脈の間に挟まれて走行していることが挙げられる。

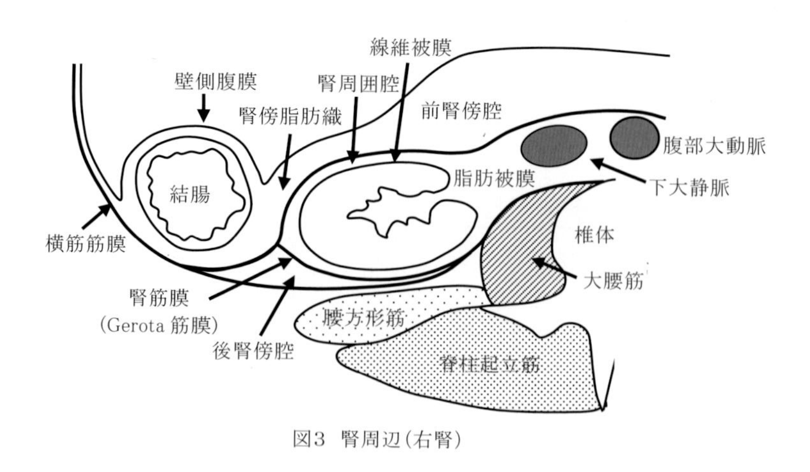

図3 腎周辺(右腎)

（2）被膜と内部構造

皮質から外側へは線維被膜、脂肪被膜（Perirenal fat)、腎筋膜（renal fascia･･･Gerota 筋膜)、さらに腎傍脂肪織があり、この中の脂肪被膜と腎筋膜とで軽く固定されている（図３)。

腎の内部については、実質（皮質、髄質）と腎洞に区分される（図４、図５)。

① 実質

皮質(cortex）は弓状動静脈を境にした外側で、小葉間動静脈により血流が豊富な部分。厚さは6～12mmで、腎小体、近･遠位曲尿細管が存在。髄質(medulla)は厚さが皮質の２倍程度で近・遠位直尿細管、集合管が存在、先端の腎乳頭は小腎杯が受ける。

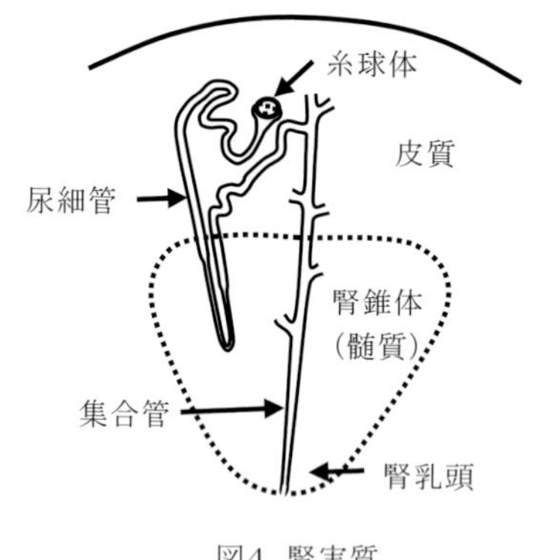

図4 腎実質

② 腎洞

小腎杯、大腎杯、腎盤、動静脈、脂肪組織、リンパ管、神経よりなる（腎門部は腹側より腎静脈、腎動脈、腎盤尿管の順)。

③ 動静脈

腎動脈は上極に後枝、下極に前枝が分岐、区域動脈、葉間動脈、さらに髄質（腎錐体）を囲むように弓状動脈、小葉間動脈へと分岐する（静脈も並走)。

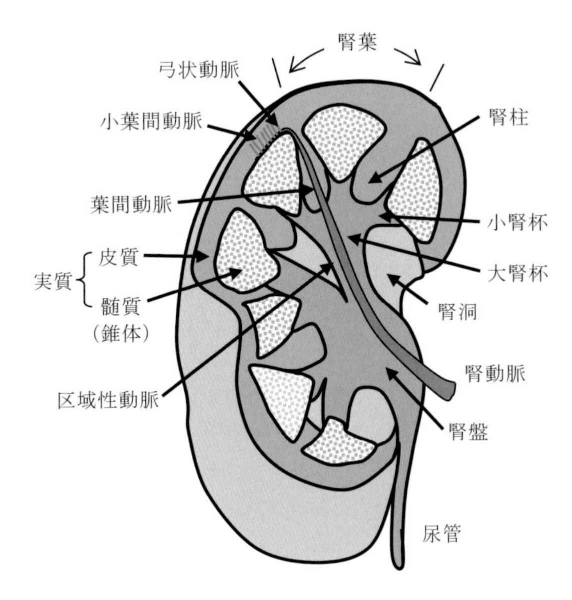

図5　腎の割面（静脈を省略）

（3）尿管（ureter）

尿管は腎盤括約筋のある部分から膀胱まで続く径数mm、長さ約30cm程の管で、腎盤や膀胱と一連した移行上皮の粘膜を持つ。

水腎症があり、尿管結石を疑う場合、腎下極の高さまで尿管の同定は容易であるが、それ以外の部位は困難なことが多い。このような場合は尿管の生理的狭窄部位が図６に示した①腎盤尿管移行部、②精巣（卵巣）動静脈交叉部、③総腸骨動静脈交叉部、④尿管膀胱移行部であり、これらの部位に結石が停滞することも多いことを念頭に置いて検査を行うと有効である。

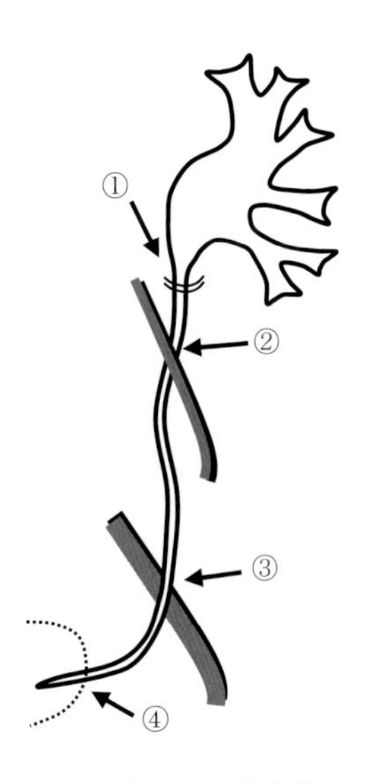

図6　尿管の生理的狭窄部

3．腎臓の基本走査

腎は背側に位置するものの、背面からの走査では、厚い背筋群によって減衰が強く（筋の減衰定数は大）、詳細な腎実質の観察に適さない。このため通常は側腹部での走査が行われる。また、背側の近くに位置することから音響窓がなくとも描出は可能であるが、右腎の描出では肝臓が音響窓ならびにメルクマールにもなる。また、左腎の描出には脾臓をメルクマールとすればよい。一方、描出を阻害する最大因子は消化管ガスであり、この場合はプローブでの圧迫や、経時的なガス移動によって、上極から下極及び周辺をくまなく観察することが重要である。

エコーレベルは、腎皮質が肝よりやや低いか同程度で、この中に弓状動静脈が点状または管状にみえることもある。髄質は皮質よりさらにエコーレベルが低く、嚢胞状で無エコーにみえる場合もある。腎洞は、Ｂモードで動静脈、大・小腎杯、腎盤、脂肪組織、リンパ管、神経を反映した腎中心部高エコー像（central echo complex:CEC）と呼ばれる高エコー領域を呈す。また、腎洞に面する乳頭部分や線維被膜自体は超音波画像ではとらえられない。

腎区域は、腎動脈の支配により上区・上前区・下前区・下区・後区の５区域に分かれる。しかし、この区分は超音波診断に用いられず、図７のように上極、腎中心部高エコー像、下極の３区域が用いられる。

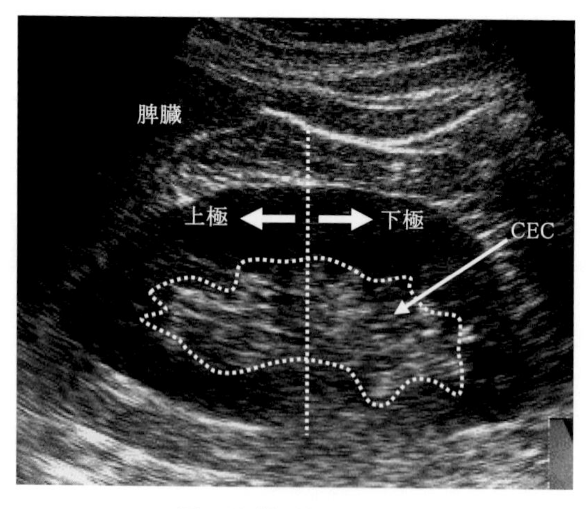

図7　腎（左腎）の3区域

4．腎臓の描出

（1）右側腹部縦走査　右腎長軸像

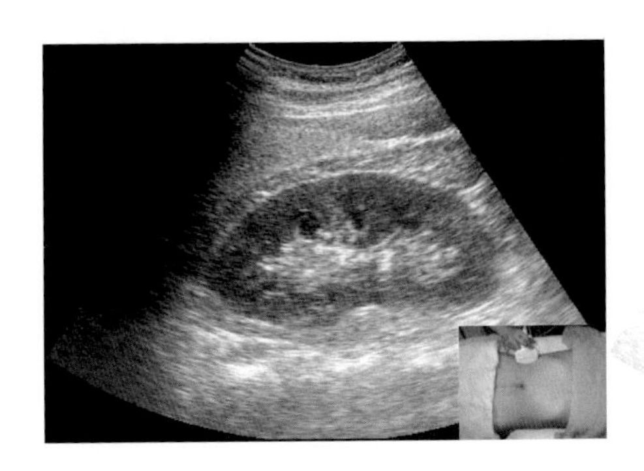

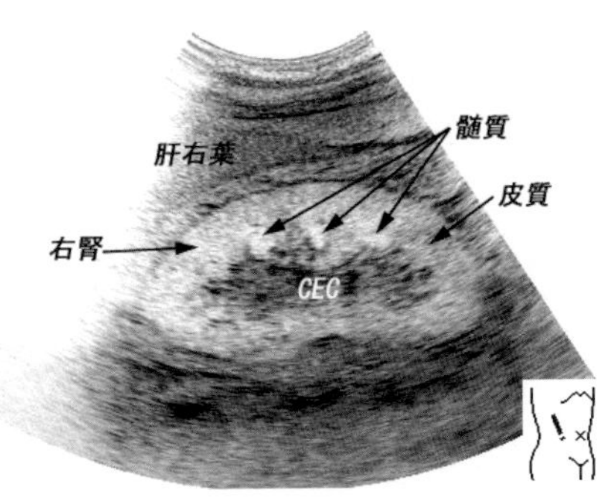

（2）右側腹部横走査　右腎短軸像

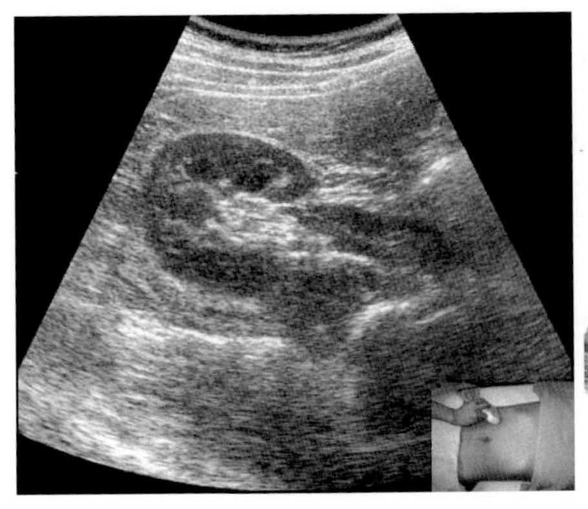

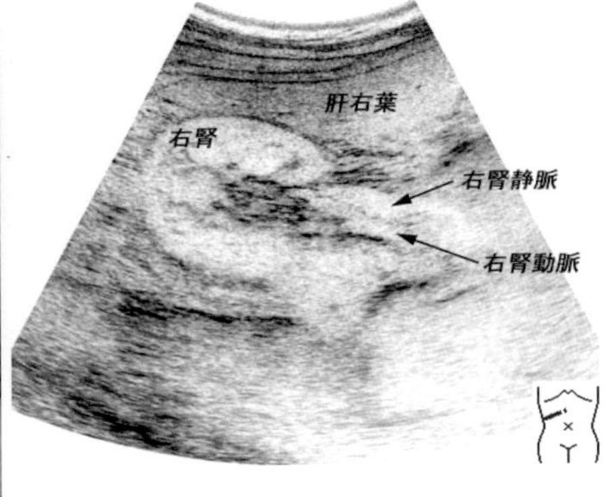

（3）左側腹部縦走査　左腎長軸像

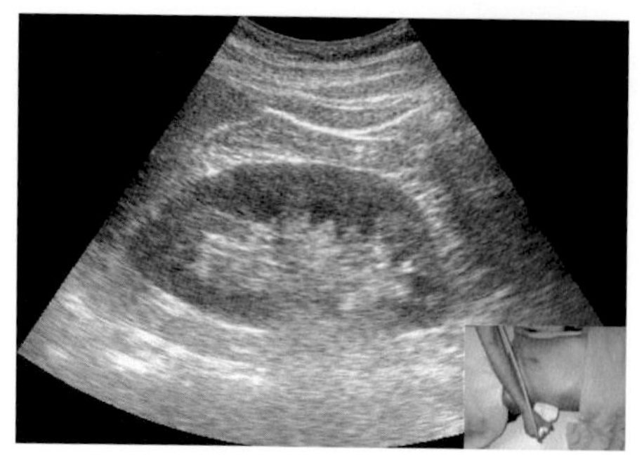

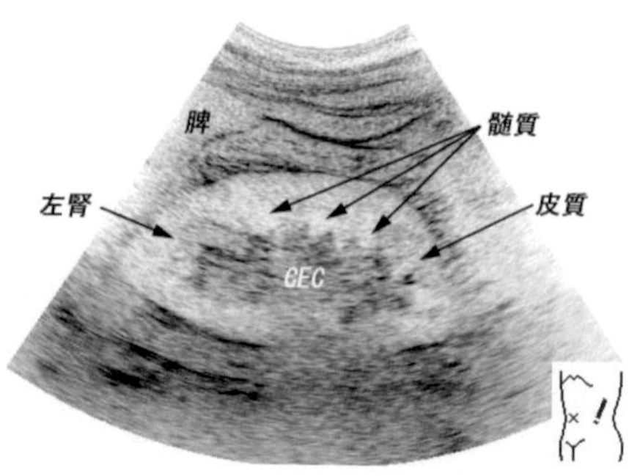

（4）左側腹部横走査　左腎短軸像

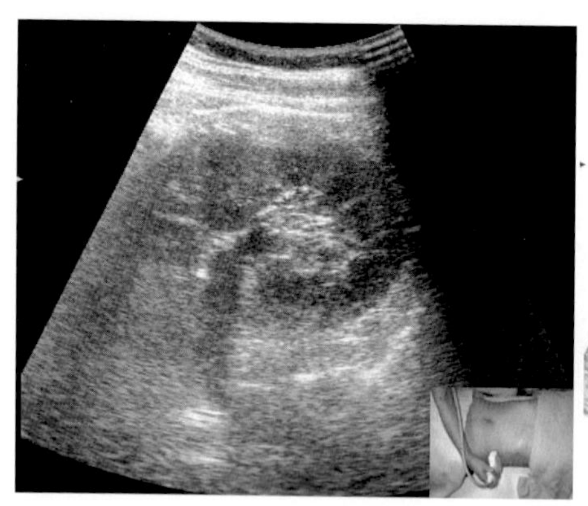

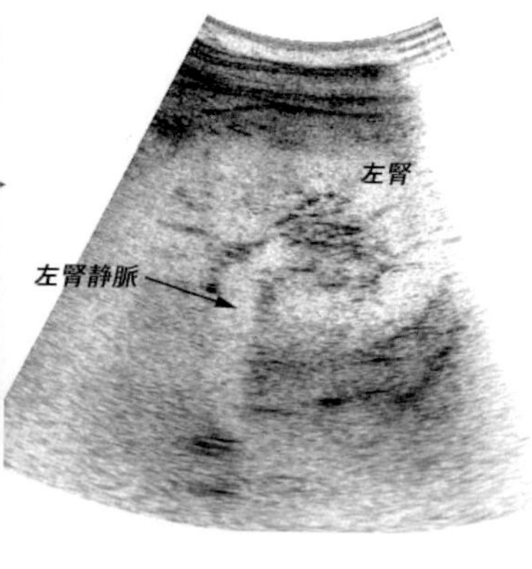

5．腎臓の主要疾患と超音波所見

（1）腎病変のチェックポイント

大きさ	腫大	急性腎盂腎炎、急性腎不全、ネフローゼ症候群、代償性肥大、水腎症、腎嚢胞
	萎縮	慢性腎不全、腎梗塞後、腎形成不全
形態	融合	馬蹄腎
	表面の凹化	腎外傷、腎梗塞後、慢性腎盂腎炎や腎結核による瘢痕
	表面の凹凸不整	慢性腎不全、胎児性分葉
	表面の突出像	腎腫瘍、ひとこぶラクダのこぶ
皮質・髄質	皮質の輝度上昇	急性腎不全、ネフローゼ症候群、腎アミロイドーシス、慢性腎不全
	皮質の菲薄化	慢性腎不全
	髄質の輝度上昇	海綿腎、痛風腎
CEC	開大	水腎症、腎盂腫瘍、腎結石
	変形	腎腫瘍、ベルタン注の過形成、腎嚢胞
	低エコー域	腎盂腫瘍、腎洞脂肪腫症
	分裂像	重複腎盂尿管
カラードプラ	正常血流信号欠損	腎梗塞、腎盂癌、腎嚢胞、腎膿瘍、慢性腎不全
	異常血流シグナル	腎細胞癌、腎動静脈奇形、腎動脈瘤

（2）正常変異

① 腎柱の過形成（hypertrophy of the column of Bertin）

腎錐体間の皮質を腎柱（Bertin 柱）と呼ぶが、これが過形成によって腎洞付近まで突出した像を呈し、腎盂腫瘍との鑑別を要す（図8左）。造影ＣＴでは腎皮質と同等に濃染される。

■ 腎皮質から腎中心部エコー（central echo complex）へ突出

■ 突出部の内部エコーは腎皮質と等エコー

② 胎児性分葉(fetal lobulation)

胎生期にみられる腎の分節の遺残である。一組の腎皮質と髄質の単位を腎葉と呼び、胎生期には腎葉に一致して表面に多数の凹凸が認められる。

- 腎被膜の凹凸
- 切痕が腎葉間に一致

③ ひとこぶラクダのこぶ(dromedary hump)

左腎上極が脾臓により圧迫され、その下方の左腎中央部の輪郭が腫瘤様に外側へ突出した像としてみられる（図8右）。

- 左腎中央の輪郭の突出
- 内部エコーは腎皮質と等エコー

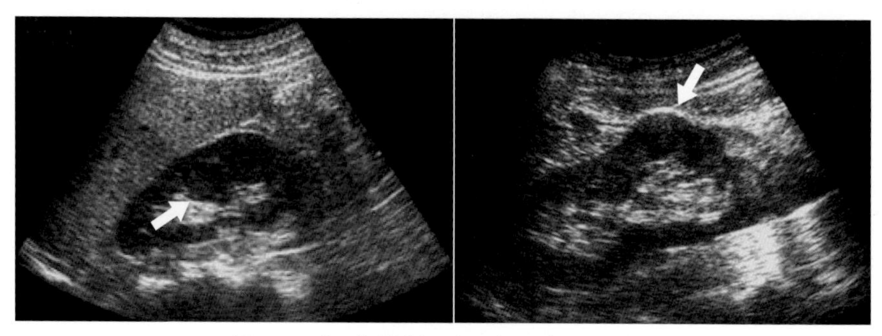

図8　ベルタン柱(左)とひとこぶラクダのこぶ(右)

（3）形態異常

① 馬蹄腎(horseshoe kidney)

先天性に左右の腎が正中を越えて上極または下極で融合した状態をいう。腎下極の融合例が多く、約90%を占める。第3～4腰椎の高さで融合部（峡部）があり、腹部大動脈の前面を通る。水腎症、尿路結石、感染を生じやすい。

- 両腎の融合像

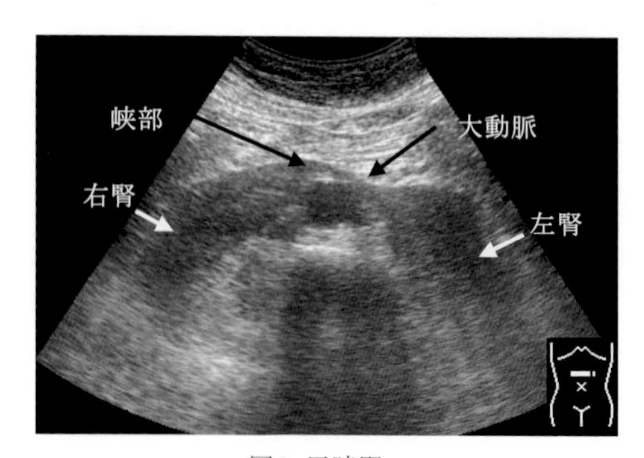

図9 馬蹄腎

②　重複腎盂尿管（double pelvis and ureter）

腎盤（腎盂）および尿管が重複する奇形で、完全重複腎盂尿管と不完全重複腎盂尿管に分類される。完全重複腎盂尿管は腎盤と尿管が上下極ともに２本認められる状態で、別々に膀胱に開口する。上極の腎盤からの尿管は膀胱頸部近くに開口し、下極の腎盂からの尿管は正常位置に開口する例や２本の尿管が途中で交叉する例もある。不完全重複腎盂尿管は腎盤より重複した尿管が途中で１本の尿管となり膀胱へ開口する。

- 腎中心部エコーの２分離（図10）

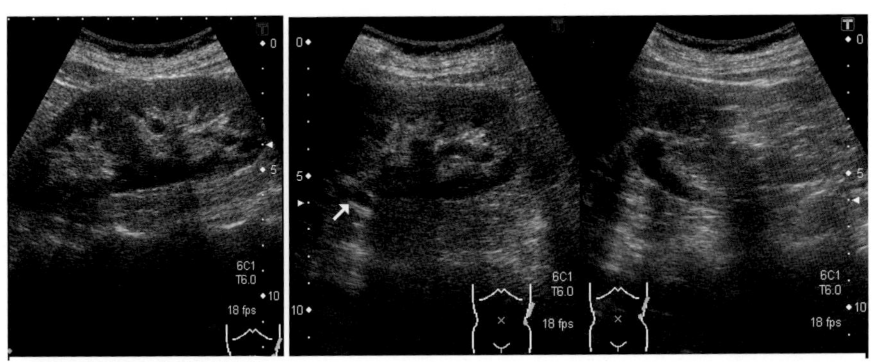

図10　重複腎盂尿管（左腎）
明らかにCECが分離、軽度水腎症を呈す腎盤が2つ、それより連続する尿管も二本みられた。

③　その他

- 遊走腎（wandering kidney）

  骨盤腔内（骨盤腎）や胸部（胸腔腎）に位置する腎。

- 異所性腎（ectopic kidney）
- 腎欠損（renal agenesis）

  完全には欠損してない。

- 無形成腎（renal aplasia）

  腎組織が瘢痕的にみられるが機能は有しない。

- 発育不全腎（renal hypoplasia）

  腎全体が正常の半分以下の大きさで機能は有する。

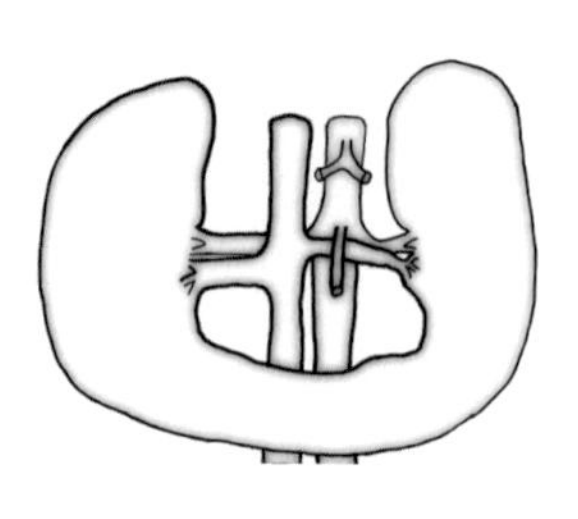

馬蹄腎（下極に多い）

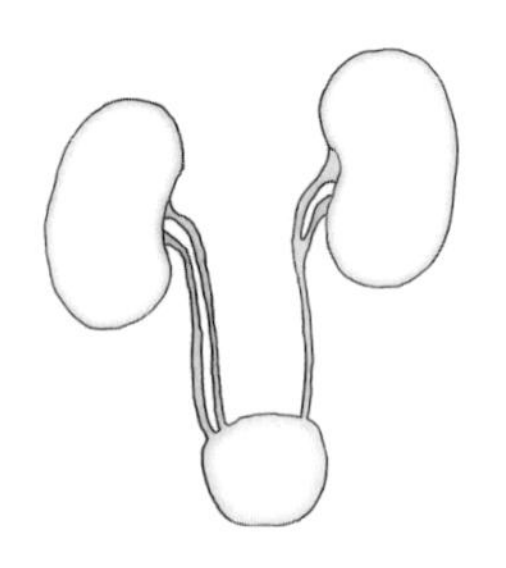

重複腎盂・重複尿管

図11 腎の正常変異

（４）良性腫瘍

腎血管筋脂肪腫（renal angiomyolipoma：AML）

結節性硬化症や Bourneville Pringle 病に合併することがある。組織学的には血管、筋肉、脂肪組織よりなる。腎過誤腫の一種。

- 境界明瞭な円形の腫瘤
- 高エコー腫瘤

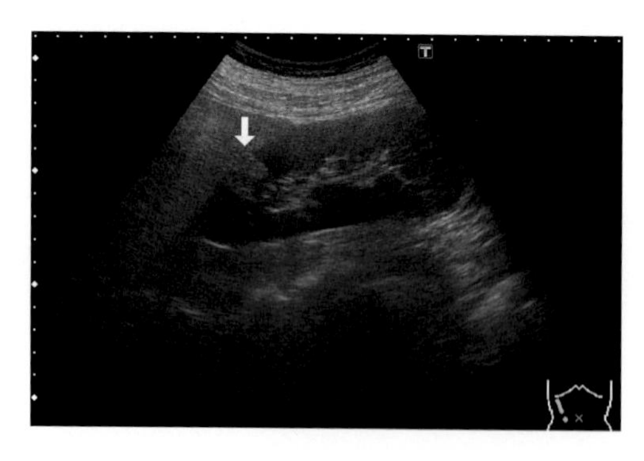

図12 腎血管筋脂肪腫
右腎上極に境界明瞭な高エコー腫瘤を描出する。

（5）悪性腫瘍

① 腎細胞癌（renal cell carcinoma：RCC）

腎腫瘍の70～80％を占め、50～70歳代に多い。尿細管上皮細胞より発生する腺癌で、一般に線維性被膜を有する。内部は壊死巣や出血がみられ、石灰化をともなうこともある。腫瘍は腎静脈や下大静脈内に増殖することがあり、腫瘍塞栓となることがある。臨床所見は血尿、腎腫瘤、腎疼痛の主徴に加えて、発熱、貧血、血圧上昇など（別称：Grawitz tumor）。

- 小さなものは内部エコー均一、大きくなると不均一な腫瘤
- 腎辺縁の突出
- 腎中心部エコーの圧排、変形

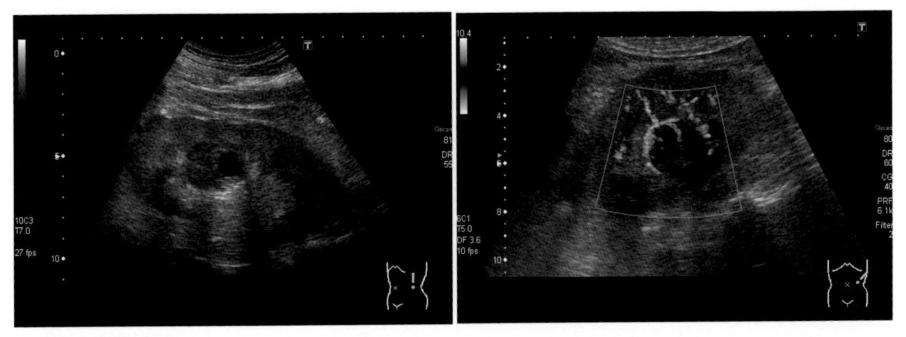

図13　腎細胞癌
60歳、M　糖尿病のスクリーニング
左腎上極寄りに液状壊死をともなった20mm大の低エコー腫瘤を描出する。CFM では腫瘤をバスケット状に取り囲む多血性腫瘤（hypervasuccular tumor）が描出されている。
組織診断は淡明細胞癌で grade Ⅰ、INF α、v(−)、pT1a であった。

② ウィルムス腫瘍（wilms tumor）

5歳以下の小児に発生することが多い悪性腫瘍で、腎芽細胞腫（nephroblastoma）ともいわれ、胎生時の後腎組織から発生すると考えられている。腫瘍′は腎被膜で覆われ、軟骨、骨、筋などの未分化組織、粘液腫様、脂肪腫様構造物を含むことがある。

- 境界明瞭で内部不均一な高エコー腫瘤
- 出血や壊死巣が無エコー域

③ 転移性腎腫瘍(metastatic renal tumor)

他臓器に原発した悪性腫瘍が腎に転移したもの。肺癌、乳癌、胃癌、大腸癌、対側腎などの癌からの転移があり、この中で肺癌の転移が最も多い。また副腎、大腸、膵臓などの悪性腫瘍からは直接浸潤をきたし、白血病や悪性リンパ腫ではびまん性浸潤を生じることがある。

- 境界明瞭な単発または多発する低エコー腫瘤
- びまん性浸潤例では腎腫大

④ 腎盂腫瘍(renal pelvic tumor)

腎盤（腎盂)、腎杯粘膜上皮より発生する腫瘤で、大部分は悪性で移行上皮癌が多く、時に扁平上皮癌のこともある。無症候性血尿例が多く、腫瘍による尿管閉塞にともない、二次性変性として腎盤(腎盂)、腎杯が拡張することがある。

- 腎中心部エコー内の等～低エコー腫瘤
- 水腎症

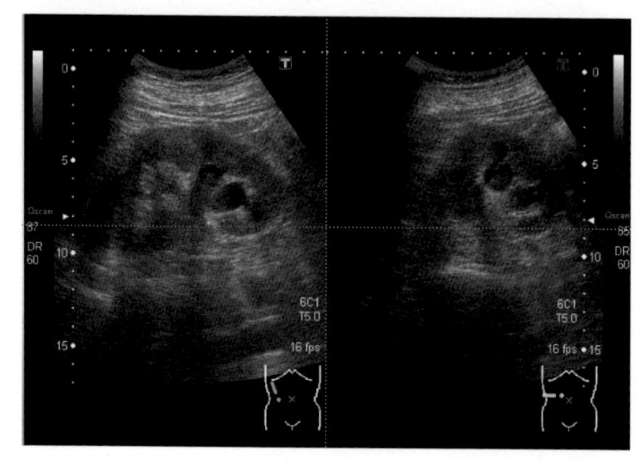

図14　腎盂癌
74歳、M　血尿を主訴に来院
中～下部の拡張した腎盂腎杯内に乳頭状の充実性領域を認める。
組織診断では、G2、INF-β、pT3の移行上皮癌であった。

（6）嚢胞性疾患

① 単純性腎嚢胞(simple renal cyst)

腎の腫瘤性病変で最も多くみられ、腎実質に単発あるいは多発する嚢胞で、加齢とともに頻度が高くなる。

- 辺縁平滑、境界明瞭な円形の腫瘤
- 内部は無エコー
- 後方エコー増強

② 傍腎盂嚢胞（parapelvic cyst）

腎の腫瘤性病変のうち、腎洞部に発生した嚢胞で腎盤（腎盂）に接しているものである。成因としてはリンパ原性由来の可能性が高く、しばしば多発し、両腎にみられる。水腎症との鑑別が困難なことがある。

- 腎中心部エコー内の無エコー腫瘤
- 後方エコー増強

③ 嚢胞腎（polycystic kidney）

常染色体優性遺伝嚢胞腎は成人型嚢胞腎とも呼ばれ、腎実質に大小さまざまな嚢胞を認める。嚢胞はネフロンのどこからでも生じると考えられ、両側性が多く、肝、脾、膵にも嚢胞を合併することがある。嚢胞による圧迫のため徐々に腎実質は萎縮し、腎機能は低下する。常染色体劣性遺伝嚢胞腎は幼児型嚢胞腎とも呼ばれ、微小な嚢胞が認めるも、多くは生後数ヶ月以内に死亡する。嚢胞は主に集合管に多発する。

- 腎腫大
- 腎全体を占める多数の嚢胞
- 腎皮質の菲薄化
- 腎中心部エコーの不明瞭化

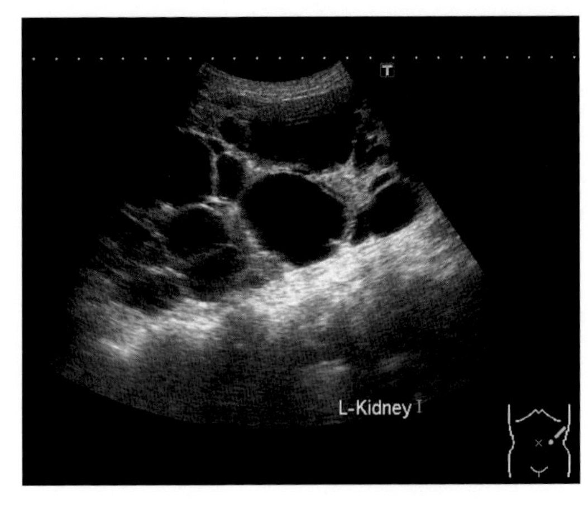

図15　嚢胞腎
人工透析患者　皮質は菲薄化し、多数の嚢胞で占められている。

（7）その他

① 腎結石（renal stone）

結石の存在部位により腎盂結石、腎杯結石、腎実質結石に分けられる。結石の成分はシュウ酸カルシウムが最も多く、結石は砂状のものから腎盤に充満するサンゴ状結石まで、いろいろな大きさや形のものがある。臨床所見は疼痛、血尿などである。

- ストロングエコー
- 音響陰影

② 腎石灰沈着症（nephrocalcinosis）

腎実質にカルシウム塩が沈着した状態で腎髄質に一致して高エコーとなる。原因は原発性副甲状腺機能亢進症や腎尿細管性アシドーシス、海綿腎、慢性腎盂腎炎、サルコイドーシスなどがある。ビタミンD過剰摂取、痛風腎、原発性アルドステロン症や偽性 Bartter 症候群による低カリウム血症でも同様の所見がみられる。

- 腎髄質のエコーレベルの上昇

③ 尿管結石（ureteral stone）

腎により形成された結石が順行性に尿管へ移行したものが多く、結石は腎盤尿管移行部、尿管と総腸骨動静脈交叉部、尿管膀胱移行部の生理的狭窄部にみられることが多い。臨床所見は疼痛、血尿、水腎症など。

- ストロングエコー
- 音響陰影
- 腎杯、腎盤、尿管の拡張

④ 水腎症（hydronephrosis）

尿路に機能的または機械的な通過障害を生じ、腎盤、腎杯に尿が貯留し、拡張した状態をいう。原因は尿管結石、腫瘍、偽血塊、腎奇形、神経因性膀胱などがある。

- 腎中心部エコー像の解離

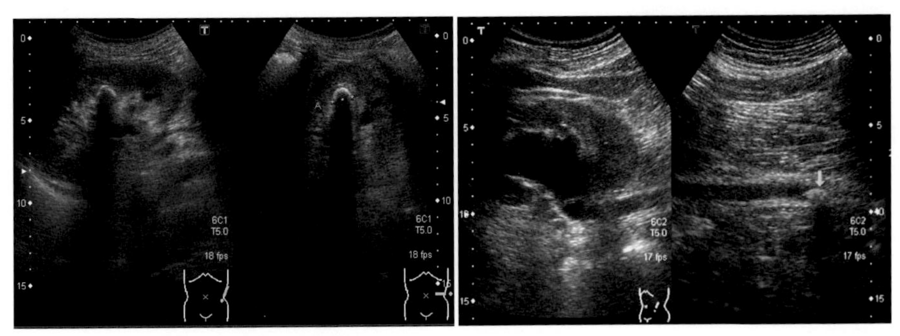

図16　腎結石、水腎症
左）CEC 内に音響陰影をともなう 12.5mm大のストロングエコーを描出する。
右）腎下極より10cm尾側の尿管結石により閉塞され、水腎症を呈する。

⑤ 急性腎盂腎炎（acute pyelonephritis）

腎盤、腎実質を中心に生じた急性炎症で、起因菌としてはE.coliなどのグラム陰性桿菌。発熱、背部痛、膿尿が認められる。膀胱炎を合併しやすい。

- 腎腫大
- 腎髄質の腫大と明瞭化
- 腎皮質のエコーレベルの低下

⑥ 慢性腎盂腎炎（chronic pyelonephritis）

腎盤、腎皮質の慢性の炎症で、腎実質の菲薄化と萎縮が認められる。一般に女性に多く、右腎上極に多い。

- 腎萎縮
- 腎表面の不規則な凹凸
- 腎皮質の菲薄化

⑦ 慢性糸球体腎炎（chronic glomerulonephritis）

血尿、蛋白尿が長期にわたって遷延するもので、進行すると腎機能障害、高血圧、浮腫、心不全などをともなう。

- 腎萎縮
- 腎表面の凹凸
- 腎皮質のエコーレベルの上昇

⑧ ネフローゼ症候群（nephrotic syndrome）

種々の原因で糸球体毛細血管基底膜壁の障害により蛋白透過性が亢進し、多量の血漿蛋白が尿中に漏出することにより生じる。高蛋白尿、低蛋白血症、高脂血症、浮腫などの臨床症状がある。

- ■ 腎腫大
- ■ 腎髄質（錐体）の腫大と明瞭化

⑨ 慢性腎不全（chronic renal failure）

腎機能が徐々に進行性に低下する状態で、非可逆性である。慢性に経過する腎疾患は腎不全を起こす可能性がある。中でも慢性糸球体腎炎、慢性腎盂腎炎、糖尿病性腎症、腎硬化症、囊胞腎によるものが多い。

- ■ 腎萎縮
- ■ 腎皮質の菲薄化
- ■ 腎皮質のエコーレベルの上昇
- ■ 腎中心部エコーの不明瞭化

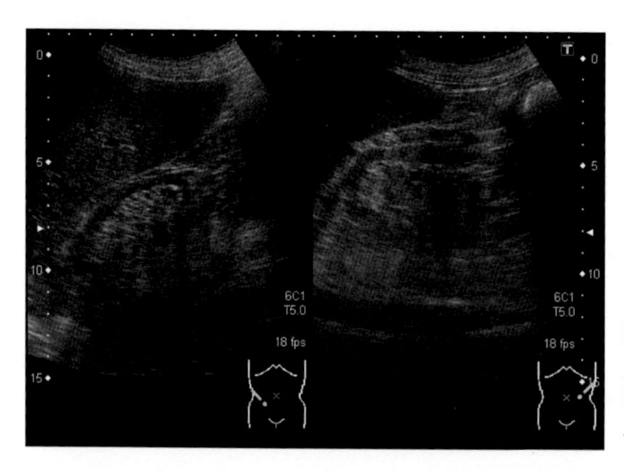

図17　慢性腎不全
人口透析患者
両側とも腎は萎縮し、皮質の菲薄化が著明である。

⑩ 腎洞内脂肪腫症（renal sinus lipomatosis）

腎洞部に脂肪組織が増殖する疾患で、高齢者や肥満例に多い。腎盂腎炎、腎梗塞、腎萎縮などに合併することがある。

- ■ 腎中心部エコーの拡大
- ■ 腎中心部エコー内の低エコー域
- ■ 腎実質の萎縮

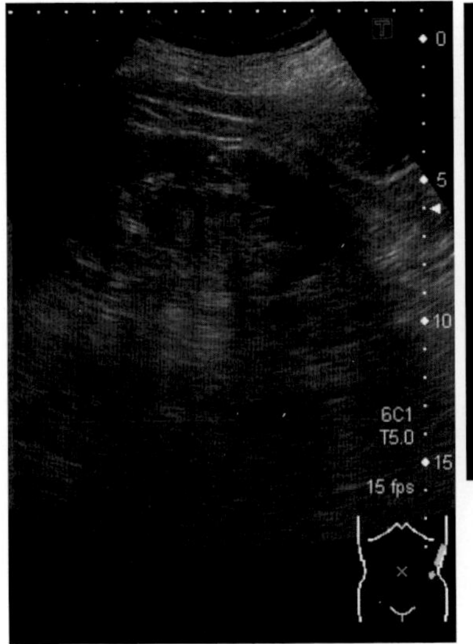

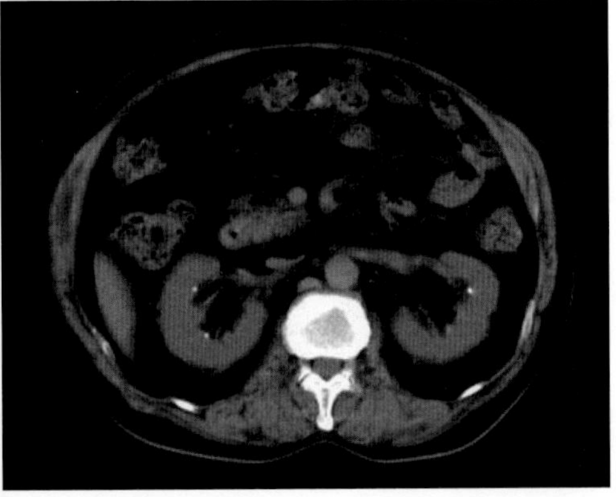

図18　CEC は本来の高エコー域ではなく、低エコー域となっている。腎盂腫瘍などとの鑑別を要するが、CT で診断は容易である。

6．副腎（adrenal gland）

腎の上極に接し、腎とともに腎筋膜・脂肪被膜に包まれた５ｇ前後の左右一対の臓器で、右副腎は三角、左は半円状を呈す。副腎は内分泌腺であり、皮質からコルチコイド（アルドステロン、コルチゾン、テストステロン）、髄質からはカテコールアミン（アドレナリン、ノルアドレナリン）が分泌される（図21、表1）。

正常な副腎は通常のルーチン検査で描出されないと思ってよい臓器であり、副腎が描出された場合は腫瘤や過形成疾患の存在を考える（腎、後腹膜疾患との鑑別を要する）。

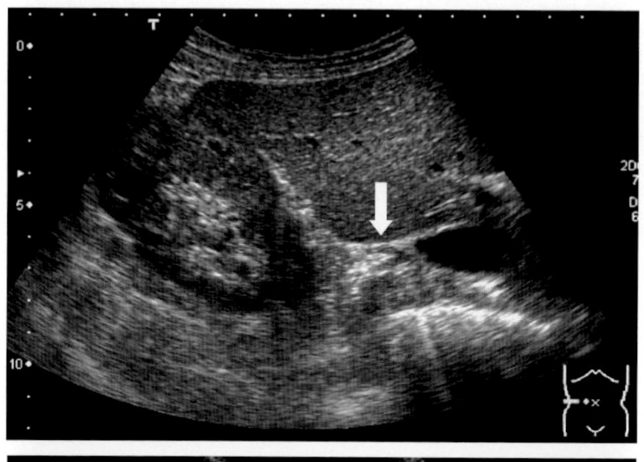

図19　右副腎
右腎上極と肝右葉後面とIVC、右横隔膜脚に囲まれた周囲を検索、逆Y字形の線状エコー像。

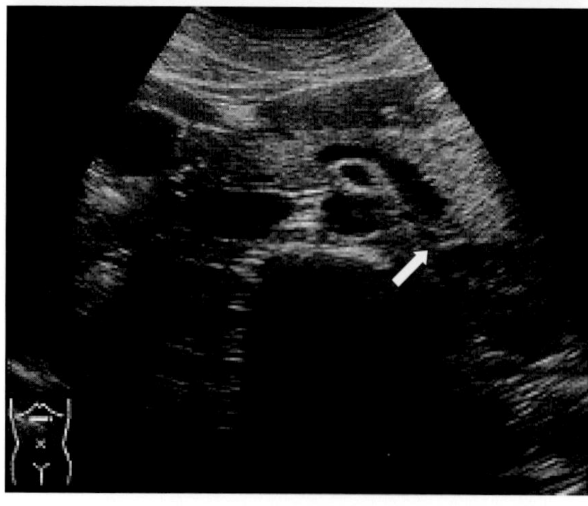

図20　左副腎
左腎上極の内前方でAoの左背側を検索、逆V字形の線状エコー。

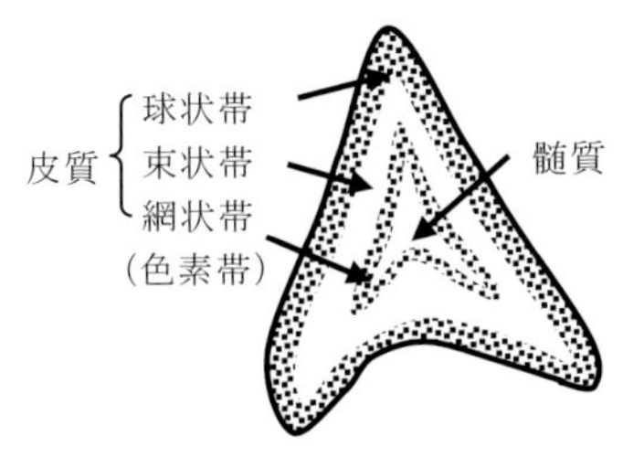

図21　副腎の割面

表1　副腎からの分泌ホルモン

皮質	球状帯	アルドステロン
	束状帯	コルチゾン
	網状帯	性ホルモン
髄質	カテコールアミン	

■ 副腎の腫瘍

機能性副腎腫瘍ではそれぞれの分泌ホルモンによって持続性高血圧となる病態を呈すことが知られる。また、検査中に偶然発見される副腎腫瘍（偶発腫）の多くは非機能性副腎腺腫である。

- 褐色細胞腫 ―― 機能性副腎腫瘍
- 腺腫
  - 機能性（機能性副腎腫瘍）
    - クッシング症候群
    - アルドステロン症
    - (コン症候群･･･高アルドステロン症)
  - 非機能性副腎腫瘍
- 嚢胞、骨髄脂肪腫など
- 悪性腫瘍（皮質癌、転移性腫瘍）

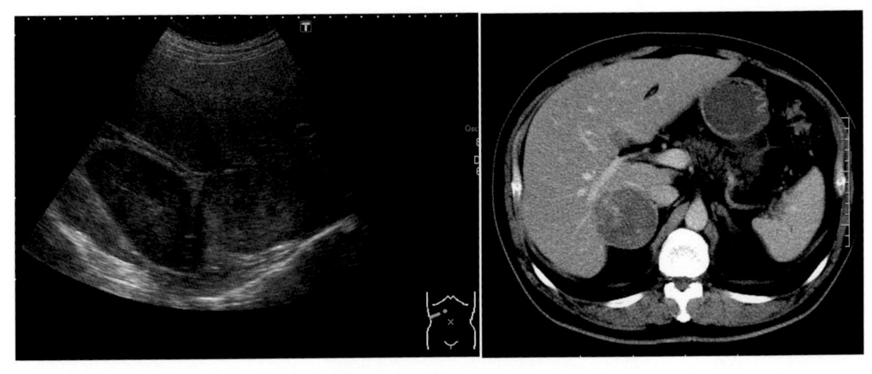

図22　右副腎腫瘍
径70mmほどの境界明瞭な、だ円形の腫瘤がみられる。内部はほぼ均一な充実性エコーを呈する。病理報告では compatible with right adrenal cortical adenoma であった。

CHAPTER 11

脾・門脈系

脾・門脈系(spleen, portal system)

1． 脾臓(spleen)

（1） 生理・機能

脾臓は胎生期と生後とで、その働きが異なる。

① 赤芽球の脱核作用とヘモグロビン合成

胎生期に赤血球は主に脾臓で作られるが、生後は逆に古い赤血球の破壊を行い、血色素（ヘモグロビン）を鉄とヘマチンとに分解する。鉄は、細網内皮系の細胞中に貯えられるが、ヘマチンはビリルビンとして血中に送られ肝臓で処理される。

② 抗体産生に重要な役割

脾静脈内のリンパ球数は脾動脈の20数倍であることから、リンパ球を作り貯えていることがわかる。リンパ球とおなじくγ-グロブリンもつくり、抗菌，抗異物作用があり、リンパ組織や肝臓の機能を補っている。

③ 血液貯蔵庫

海綿のように血液を貯え濃縮するので、血漿に対する赤血球の割合が増し、赤血球数は増加する。大出血後には脾臓はその４分の１にも縮小し、貯えていた血液を流血中に放出するといわれる。
また、血小板も３分の１を貯蔵しており、必要に応じて血中に放出している。

④ 物質代謝

鉄・鉱質・糖質・脂質・蛋白質代謝がある。

（2） 位置・形状・大きさ

① 位置

脾臓は左第9～11肋骨の高さで、胃の後左側（横隔膜と左腎の間）にある。後端は第10～11胸椎体の左側の高さで、前端は左胸鎖関節と第11肋骨の尖端を結ぶ線（肋関節線）を越えない。その長軸は左第10肋骨の走行に平行し、前下方に斜走している。

② 大きさ・形状

大きさは、長径10cm、短径4cm、厚み3cm、重量は男女平均では約130gほどである。

外側は平滑な凸面となり、内面は凹面を形成している。表面は、結合組織の被膜で覆われている。脾門部は腹膜で包まれ横隔膜との間は横隔膜壁が、胃大弯との間は胃脾間膜がある。脾の大きさと形状は個人差が大きい（図１）。

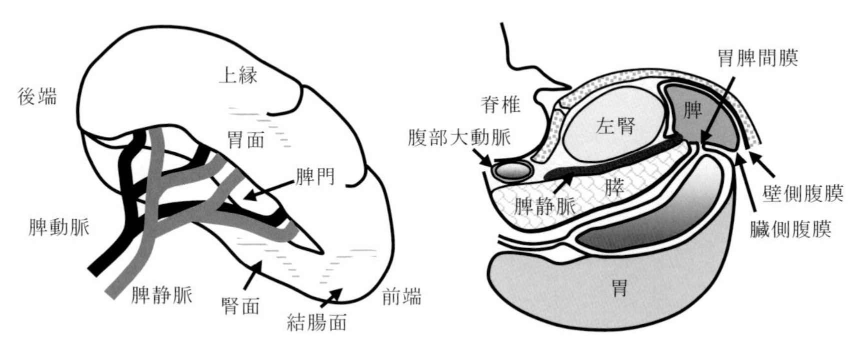

図1 脾臓の各部名称と周辺臓器

③ 内部構造

脾の実質は脾髄からなり、肉眼的に白い部分はリンパ小節で白脾髄と呼ばれる。この中の胚中心の脇を通る中心動脈の周囲にはリンパ球（BおよびT細胞）などが密に存在する。白脾髄以外の赤い部分は赤血球の充満により赤脾髄（脾索）と呼ばれ、赤血球の破壊、異物の貪食を行う。腹膜から連なる脾臓を覆う被膜（漿膜）は内部に進入して脾実質の支えとなる脾柱（結合組織）となる。この中を動静脈（脾柱動静脈）が走行する。脾柱動脈は白脾髄を走行（中心動脈）し、赤脾髄内で脾髄動脈、分枝した筆毛動脈、莢（さや）動脈、

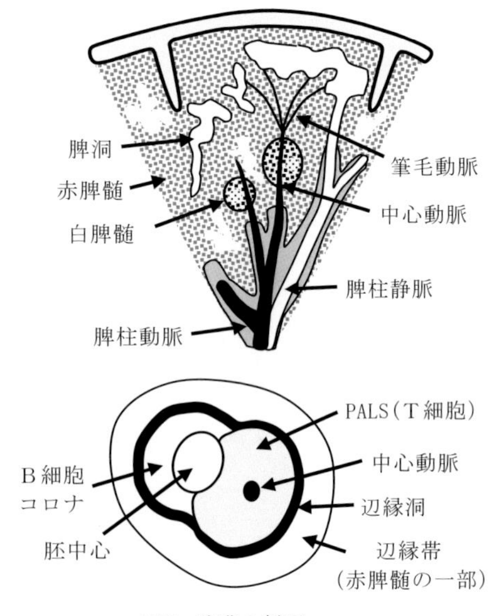

図2 脾臓の割面

毛細血管へと連なり、脾洞を経由して脾柱静脈、門脈系へと通じる。脾洞は静脈系で筋層のない洞様血管である。

④ 周辺臓器

外側は左側胸部と横隔膜が接し、内側は胃底部と膵尾部さらに左腎の上極と横行結腸脾弯曲部などが接して圧痕を形成している。

⑤ 血管

- 脾門部は、脾動脈と脾静脈さらにリンパ管が出入りしている。
- 脾動脈は腹腔動脈から分岐して、大きく蛇行しながら膵体尾部の頭背側を走行し脾門部に流入する。
- 脾静脈は脾門部で複数の脾静脈枝が集合して形成され、膵尾部の背側を走行し門脈に流入する。その経過中、十二指腸空腸曲の左上方において、下腸間膜静脈を下方より受けている。

（３）脾臓の基本走査

脾臓の超音波検査の意義は主に大きさを観察することにあり、肝疾患、門脈圧亢進、リンパ系疾患、感染などが腫大を反映する。このため脾臓の走査は肝臓の走査前に行った方が有効な場合も多い。脾腫の有無については図３、４のように指標計測（spleen index：SI）による方法が報告されているが、検査上は画面をはみ出すかどうか、内側に膨らむようなボリューム（厚みの有無）で判断することも多い。注意点として年齢とともに縮小傾向にあるため、評価にあたっては年齢を加味する必要がある。

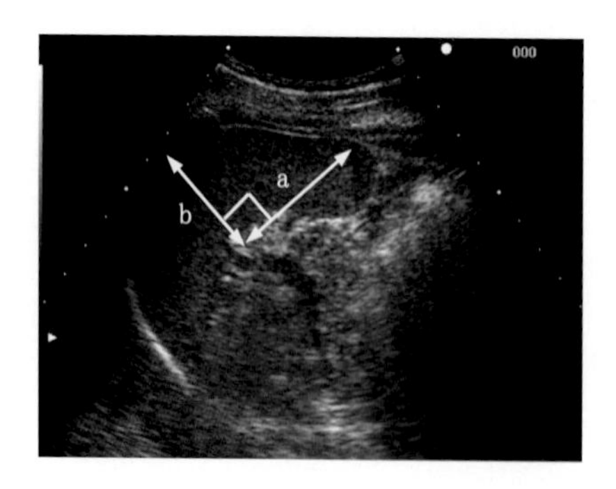

（千葉大学第一内科）

脾門部から脾前縁までの径を(a)、これに直角に交わる線上での径を(b)として、(a×bcm^2)で求められる面積を大きさの指数とする。脾門または脾静脈分枝の合流点の対側を計測の起点とする。健常人では 12.2±7.6cm^{2}で、最大 20cm^{2}を超えない。

図3 SIの計測(1)

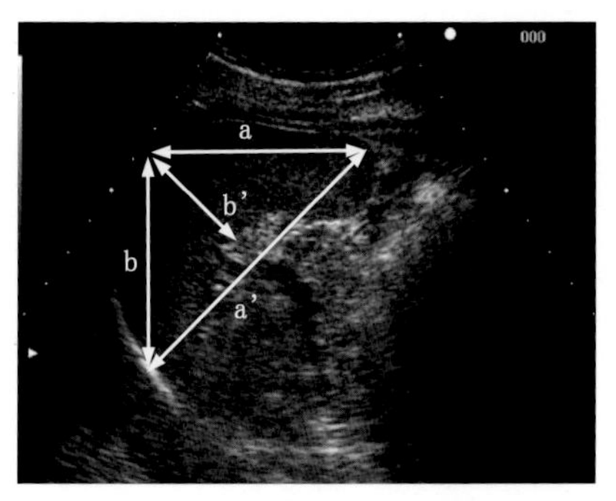

（古賀らの式）
脾を直角三角形と考えると、$a \times b$ と $a' \times b'$ のどちらで計測しても大差がない事から、脾腫の指標計測（spleen index）＝ $a \times b \fallingdotseq a' \times b'$ である。
また、古賀らの式によってkを0.8（正常）または0.9（肝炎）として $k \times a \times b' \geqq 30cm^2$ で、その他 $a \times b' \geqq 40cm^2$ で脾腫とする方法がある。

図4 SIの計測（2）

また、内部の観察では腫瘍、結石、石灰化の有無、周辺では側副血行路、リンパ節腫大の有無などを検索する。脾臓の描出に、一部が肺のためにはっきりしない事がある。しかし、逆に肺（横隔膜）が左腎とともに指標となる場合も多い。脾臓の超音波像は、一般に長軸像（三日月状）を描出するが、その内部エコーは肝実質と同程度である。

① 左肋間走査

脾門部を中心に長軸像を描出するが、上極側は肺により脾実質が一部欠損する場合がある。この場合、吸気時より呼気時が描出範囲は広くなる（横走査に準ずると上極が画面に向かい左側で下極が右側になる。縦走査に準ずると反対に上極が右側で下極が左側に表示される）。

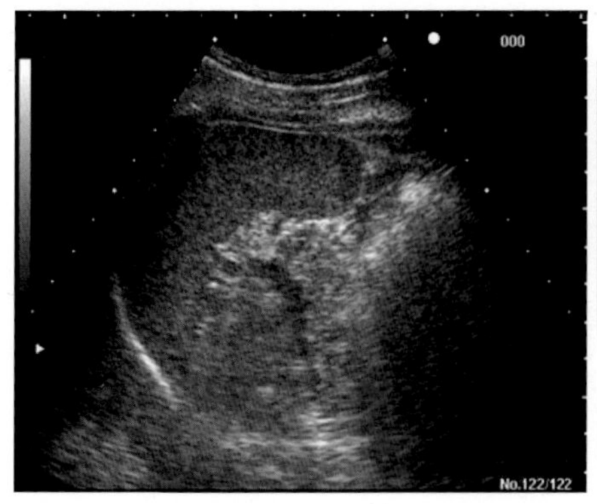

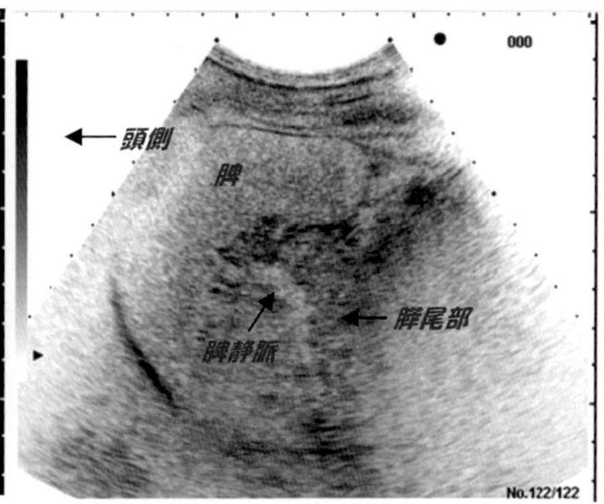

② 左側腹部縦走査

脾は縦断像で広範囲に描出できる。肋骨による影響で音響陰影が生じ、脾実質の一部の欠損をみる場合がある。腎など周囲の臓器との関連性も同時に観察できる。

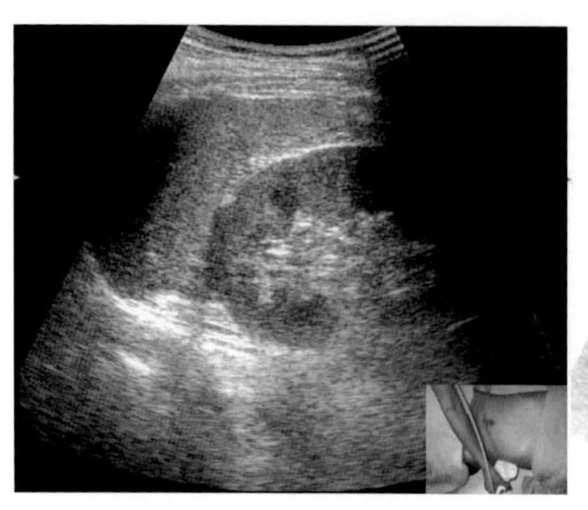

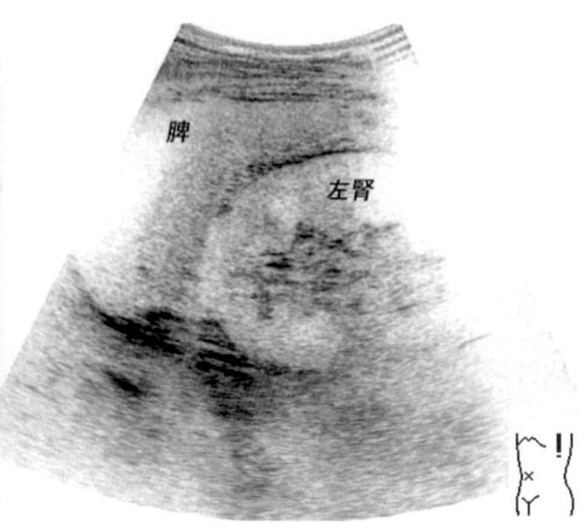

（4）脾臓の主要疾患と超音波所見

① 脾腫(splenomegaly)の原因疾患

脾腫の原因疾患を次に示すが、超音波所見としては前述のとおり、図5左のように画面からはみ出すようなサイズか、またはspleen indexによって客観的な評価を行う。

■ 急性または亜急性感染症

敗血症、感染性心内膜炎、ウイルス性肝炎、伝染性単核症、腸チフス、他。

■ 慢性感染症

マラリア、結核、梅毒、その他。

■ うっ血性

肝硬変、特発性門脈圧亢進症、Budd-Chiari 症候群、門脈血栓症、うっ血性心不全など。

■ 血液疾患

溶血性貧血、悪性貧血、骨髄線維症、真性赤血球増加症、その他。

■ 代謝異常

Gaucher 病、Niemann-Pick 病、アミロイドーシス、その他。

■ 膠原病

全身性エリテマトーデス、Felty症候群、その他。

■ 腫瘍

急性白血病、慢性骨髄性白血病、慢性リンパ性白血病、悪性リンパ腫など。

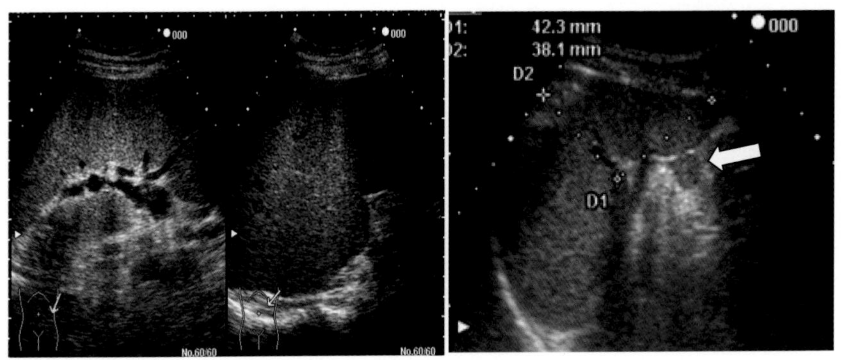

図5　脾腫(左)と副脾(右)

② 副脾(accessory spleen)

脾の一部が遊離して脾の周囲の脂肪組織中ないし腹部臓器に存在するもので脾門部に多い。大きさは8～9mmで数個認めることもある(図5右)。

■ 円形の腫瘤様

■ 内部エコーは脾と等エコー

③ 脾嚢胞(splenic cyst)

真性、仮性嚢胞に分類される。真性嚢胞では嚢胞壁は内皮細胞で覆われる。仮性嚢胞の方が高頻度で、中には外傷によるものもある。単発または多発で、隔壁や壁に石灰化をともなうことがある。

■ 辺縁平滑で境界明瞭な円形の腫瘤

■ 内部は無エコー

■ 後方エコー増強

④ 脾石灰化(splenic calcification)

結核性肉芽腫、ヒトプラズマ症、静脈石などで認められる。その他に脾静脈や脾動脈瘤でも石灰化をともなうことがある。

■ ストロングエコー、音響陰影

⑤ 脾膿瘍(splenic abscess)

敗血症、周囲臓器からの炎症の波及、脾梗塞、外傷、免疫不全などにより生じる。発熱、左季肋部痛が認められる。胸水の貯留をともなうことがある。

- ■ 辺縁不整、境界不明瞭な低エコー腫瘤
- ■ 経過により内部エコーの変化
- ■ 内部の微細な点状高エコー像
- ■ 後方エコー増強

⑥ Gamna-Gandy 結節

脾うっ血により脾内小出血によるヘモジデリン沈着のため、脾柱や動脈周囲リンパ管鞘の結節にしばしば石灰化が合併する。特発性門脈圧亢進症、肝硬変症などの門脈圧亢進症で認められる。

- ■ 多発する点状のストロングエコー
- ■ 音響陰影はともなわないことが多い
- ■ 脾腫

⑦ 脾リンパ管腫(lymphangioma of the spleen)

リンパ管の増殖をきたす疾患で、内皮細胞で覆われ多房性の嚢胞を形成し、被膜や脾柱付近に発生することが多い。

- ■ 多発する境界明瞭な無エコー腫瘤

⑧ 脾血管腫(hemangioma of the spleen)

組織学的には海綿状血管腫と毛細血管性血管腫に分類され、前者が多い。ときに出血や壊死の結果、嚢胞成分を含有することがある。脾原発の良性腫瘍の中では最も多い。

- ■ 境界明瞭な高エコー腫瘤

⑨ 脾悪性リンパ腫(malignant lymphoma of the spleen)

悪性リンパ腫は全身のリンパ節を系統的に侵す疾患で脾に転移しやすいが、脾のみに病変が認められる脾原発例は少ない。

- ■ 脾腫
- ■ 多発する円形の低エコー腫瘤

⑩ 脾血管肉腫(angiosarcoma of the spleen)

血管内皮細胞由来の悪性腫瘍で、悪性リンパ腫を除くと脾原発の中で最も多い。肝、肺、リンパ節などに転移をしやすい。

- 境界不明瞭な高エコーと低エコーの混在する腫瘤
- 脾腫

⑪ 転移性脾腫瘍(metastatic splenic tumor)

悪性腫瘍の脾への転移は少ない。転移形式は血行性が多い。

- 辺縁低エコー帯をともなう高エコー腫瘤

2. 門脈系

（1）生理・機能

消化管および脾臓からの血液を集めて肝臓に運ぶ重要な静脈系。血流量は腸管活動が盛んなときに増加（安静時）、体運動時に減少する。

（2）位置・形状・大きさ

① 位置

門脈本幹は第２腰椎の高さで脾静脈と上腸間膜静脈の合流により形成される。門脈は、脾静脈や上腸間膜静脈、下腸間膜静脈、左胃静脈、胆嚢静脈などの血液を肝臓へ導く静脈系の血管で肝臓の機能血管である。

② 形状

門脈本幹は膵体部の背部から始まり、固有肝動脈と総胆管の背側を走行し、肝門部で肝両葉に分かれる。これらの血管は、肝十二指腸間膜内を走行する。

肝内門脈（小葉間門脈）はグリソン鞘内を肝動脈、胆管、リンパ管と併走し、肝小葉の間を通り類洞に達し、肝動脈の細枝と合流して肝細胞索の外側より中心静脈に向かい肝静脈へ合流する。

③ 大きさ

- 門脈本幹の長さは6cmほど、前後径は1cm
- 肝内門脈左枝7.9±3.2mm、右枝9.0±3.1mm
- 門脈本幹11.8±3.5mm
- 脾静脈6.7±2.5mm、脾門部最大分枝3.4±2.0mm
- 左胃静脈1.6±0.5mm

（3）肝外門脈系

肝外門脈系は、門脈本幹とそれに流入する脾静脈、上腸間膜静脈、下腸間膜静脈、左胃静脈などから形成される。

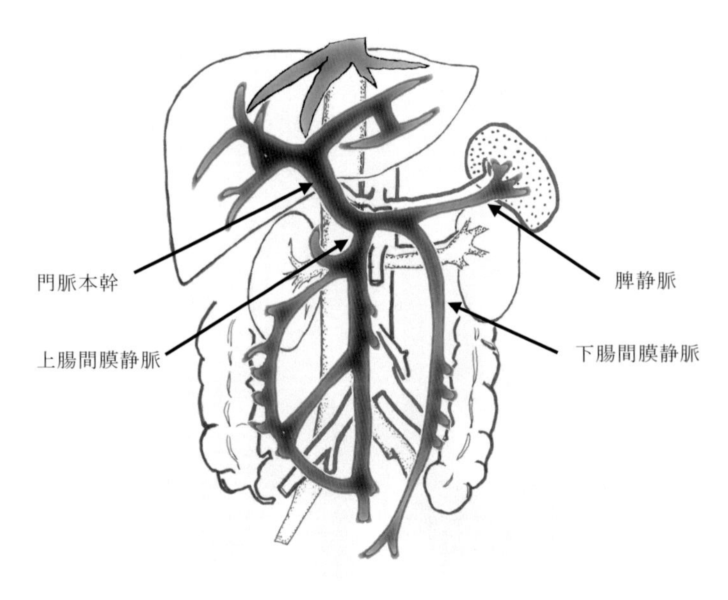

図6　門脈系

① 脾静脈（splenic vein）

脾門部から出る数本の枝が合流して膵尾部の背面を膵頭部に向けて走行する。短胃静脈、左胃大網静脈、下腸間膜静脈が合流する。

② 上腸間膜静脈（superior mesenteric vein）

上腸間膜動脈の右側で、主として空腸・回腸・右結腸・中結腸・回結腸静脈に起始し、十二指腸水平部と鉤状突起の腹側を走行する。膵切痕の切れ込みを腹側より背側に上方に斜走し、膵頭部の背側で脾静脈と合流し門脈本幹を形成する。

③ 下腸間膜静脈（inferior mesenteric vein）

下腸間膜動脈よりはるかに左方を上行し、左結腸静脈、Ｓ状結腸静脈、上直腸静脈などが合流して形成され、多くは脾静脈もしくは上腸間膜静脈に流入。

④ 左胃静脈（left gastric vein）

小網内で胃小弯に沿って食道と胃の接合部を後方に走行し、門脈本幹に、あるいは脾静脈と上腸間膜静脈の合流部付近の脾静脈に流入する。

（4）門脈の基本走査

① 右肋弓下斜走査

- 門脈本幹は、上腸間膜静脈と脾静脈の合流部から肝門部までの全体の長軸像の観察ができる
- 門脈本幹と隣接する総胆管や膵臓の関連性が理解しやすい

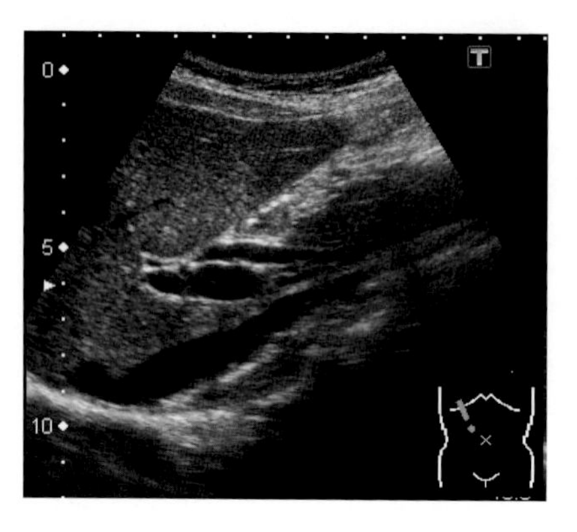

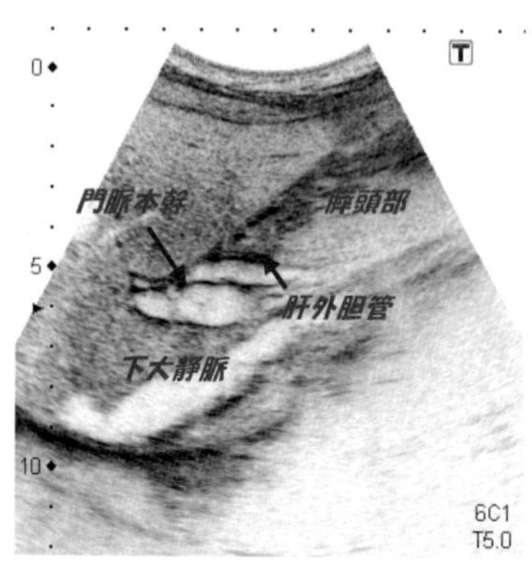

② 心窩部縦走査

- 上腸間膜静脈の尾側から脾静脈への合流が観察できる
- 脾静脈、膵頸部・鉤部の観察
- 上腸間膜静脈は、消化管のガスの影響を受けやすいため、プローブで圧迫し、ガスを除き描出する

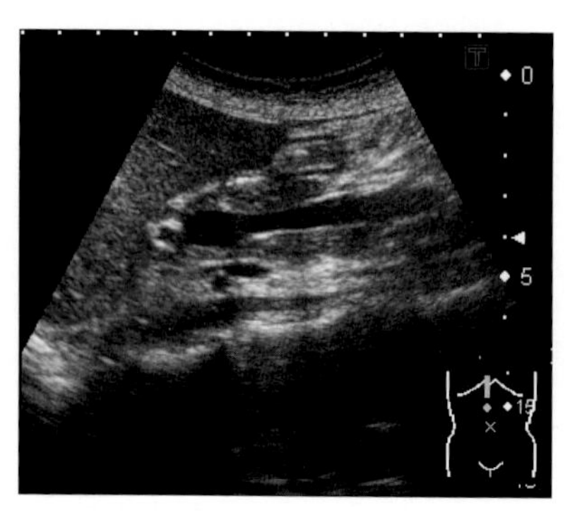

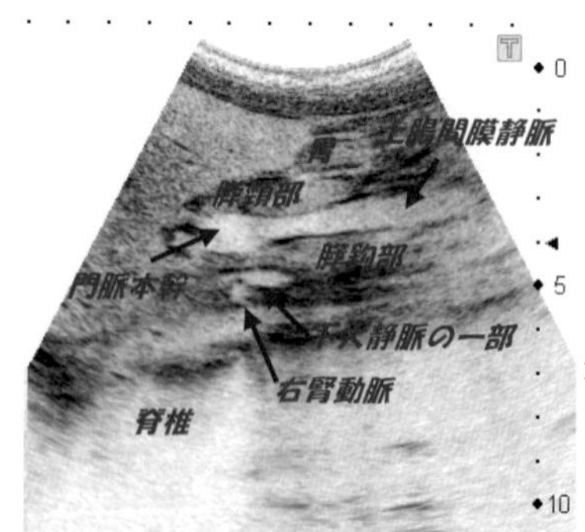

③ 心窩部横・斜走査

- 脾静脈は膵体尾部の背側から上腸間膜静脈との合流部を描出
- 脾静脈と膵臓の関連性が観察しやすい
- 脾静脈と上腸間膜静脈合流部の長軸像の観察

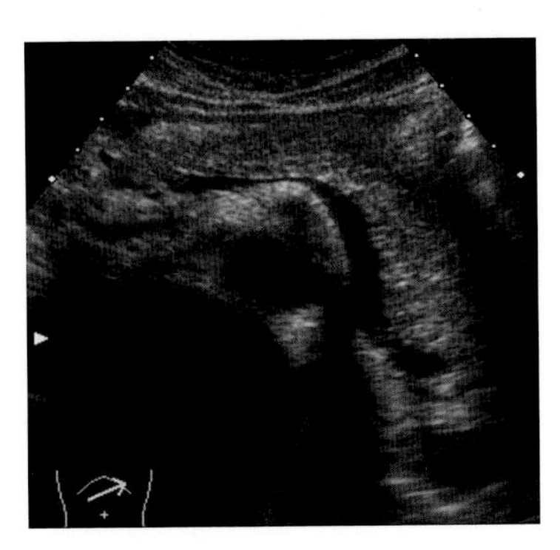

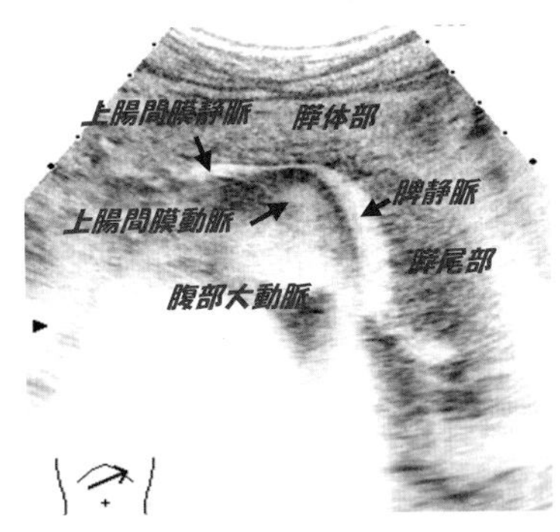

④ 左肋間走査

- 脾静脈は脾門部の数本の枝から形成され、膵尾部の背側を走行する部分まで描出
- 消化管ガスを避けるため脾と膵尾部を音響窓にするとよい

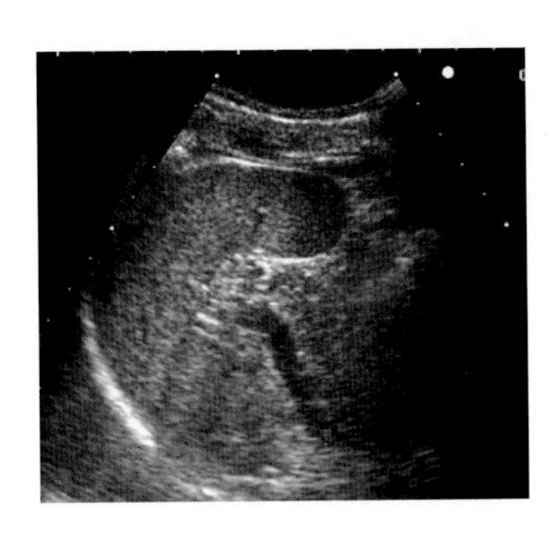

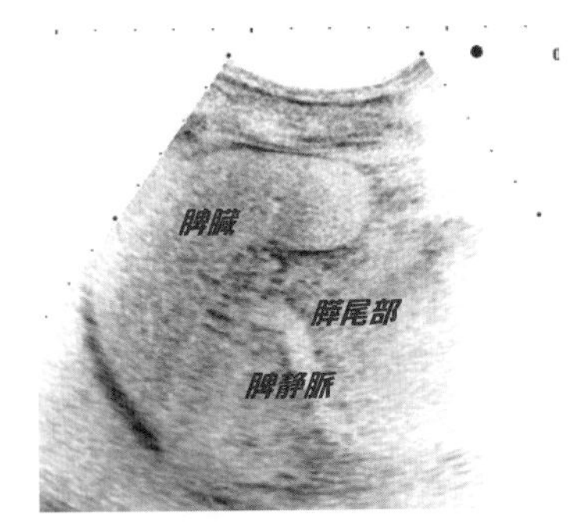

（５）門脈圧亢進症にみられる側副血行路の種類と血流動態

■ 求肝性側副血行路

・脾静脈から短胃静脈や胃大網静脈を通り、また脾静脈から小腸 Barkow 弓状静脈を経由して上腸間膜静脈からそれぞれ門脈へ注ぐ。

・門脈本幹閉塞では図８に示すような門脈周囲海綿腫状静脈叢*を形成。

* cavernous (cavernomatous) transformation

■ 遠肝性側副血行路

・肝円索に随伴し、臍静脈へ向かう臍傍静脈（図９）。

・脾静脈から左腎静脈へ向かう脾腎短絡（図10）や後腹膜へ向かう脾後腹膜短絡。

・左胃静脈や短胃静脈から食道静脈へ向かう血行路。

・下腸間膜静脈から直腸静脈叢へ向かう血行路など。

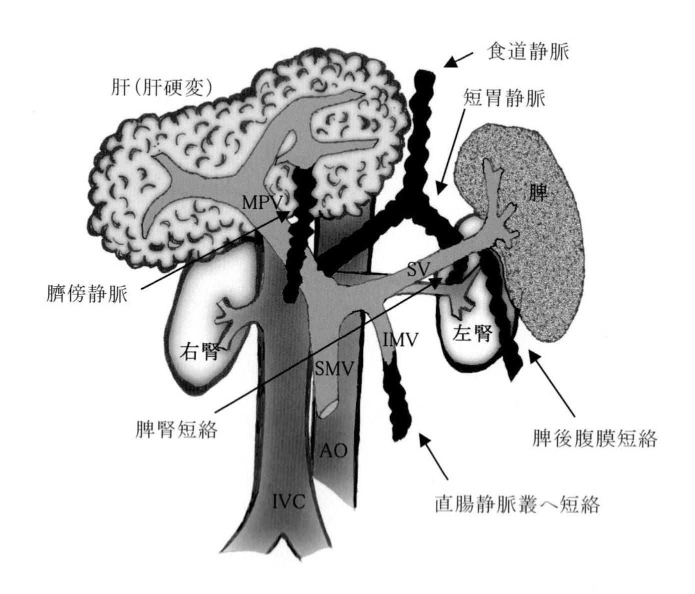

図7 側副血行路

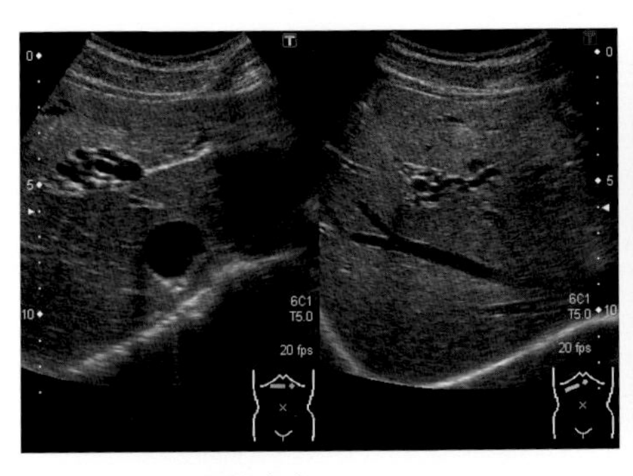

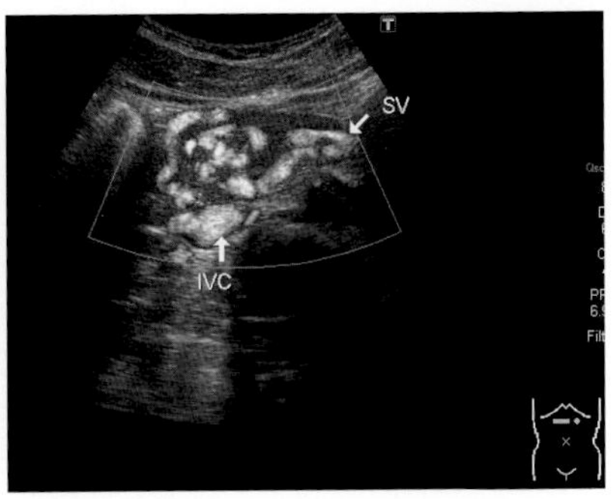

図8 肝外門脈閉塞症
28 歳、F 門脈は狭小化し、肝門部および膵頭部周囲では海綿状変化(cavernous transformation)を呈している。

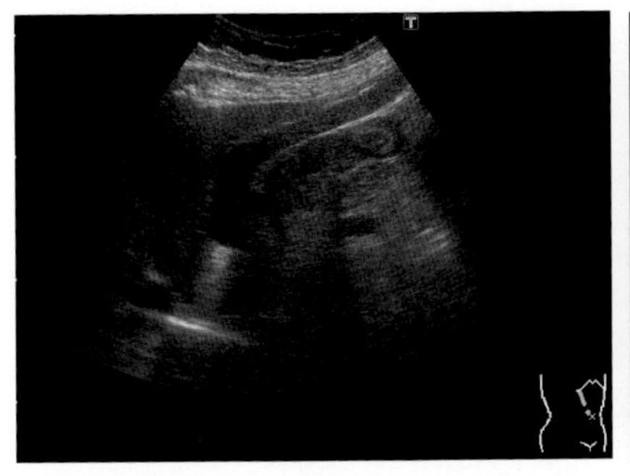

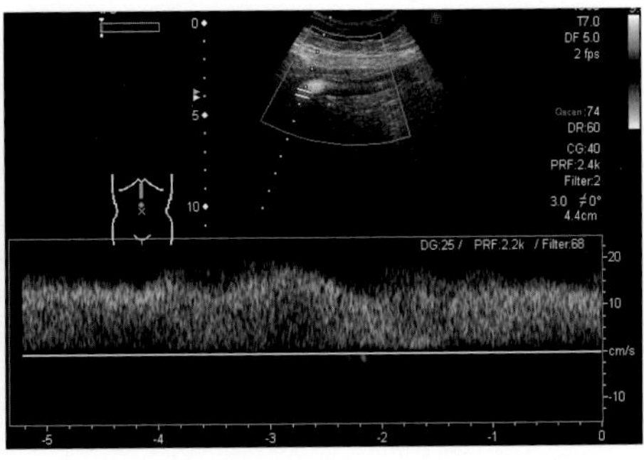

図9 臍傍静脈の再開通
71歳、F 肝硬変症 肝円索に随伴し、臍静脈へ向かう臍傍静脈の遠肝性血流が描出。

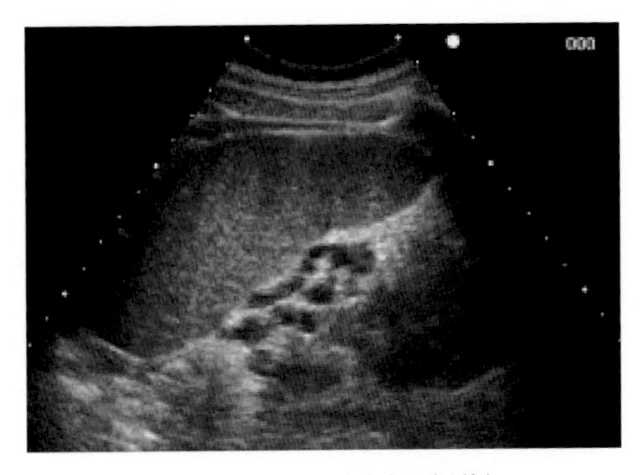

図10 側副血行路(脾腎短絡)

CHAPTER 12
骨盤腔

骨盤腔（pelvic cavity）

1．膀胱、前立腺、精嚢（bladder,prostate,seminal vesicle）

（1）生理・機能

膀胱は尿を一時的に貯える袋である。排尿の神経機構は３つあり、交感神経の下腹神経で尿の貯留、副交感神経の骨盤神経で膀胱筋伸展による尿意の伝達、体性神経系の陰部神経で随意による排尿と停止が行われる。

前立腺は、前立腺液を分泌する。前立腺液は、精液の15～20％を占め、精子の生存や運搬に関与している。

精巣でテストステロン（testosterone）の合成と精子形成が行われ、精子は精管、精管膨大部に貯留される。

（2）位置・形状・大きさ

① 膀胱（urinary bladder）

骨盤腔内部で恥骨の後ろに位置する筋性の袋。上方は腹膜に覆われ、後方は男性では直腸、女性では子宮と膣に面し、下方は尿生殖隔膜に乗る。形状、大きさ、壁厚は尿量により変化。
容量は成人で300～500mL。膀胱の後方を向いた面を膀胱底といい、頂点を下に向けた三角形状をなし、底辺の両側に尿管が入り頂点から尿道がでる。

② 前立腺（prostate）

尿道を輪状に取り巻く約20gの臓器で、栗実状を呈している。実質内部は、側葉（lateral lobe）、前葉（anterior lobe）、後葉（posterior lobe）、中葉（median lobe）に分かれる。腺組織で大別すると内腺と外腺（辺縁帯 peripheral zone:PZ、70％）に分かれ、内腺はさらに中心帯（central zone：CZ、25％）と移行帯（transition zone：TZ、5％）に分かれる。体外からの超音波検査でのおもな検査対象である前立腺肥大は内腺の腺腫で、検査上、計測値を縦径×横径×厚み×$\pi/6$（0.52）によって体積を算出することもある。また、前立腺癌は外腺に多くみられる。

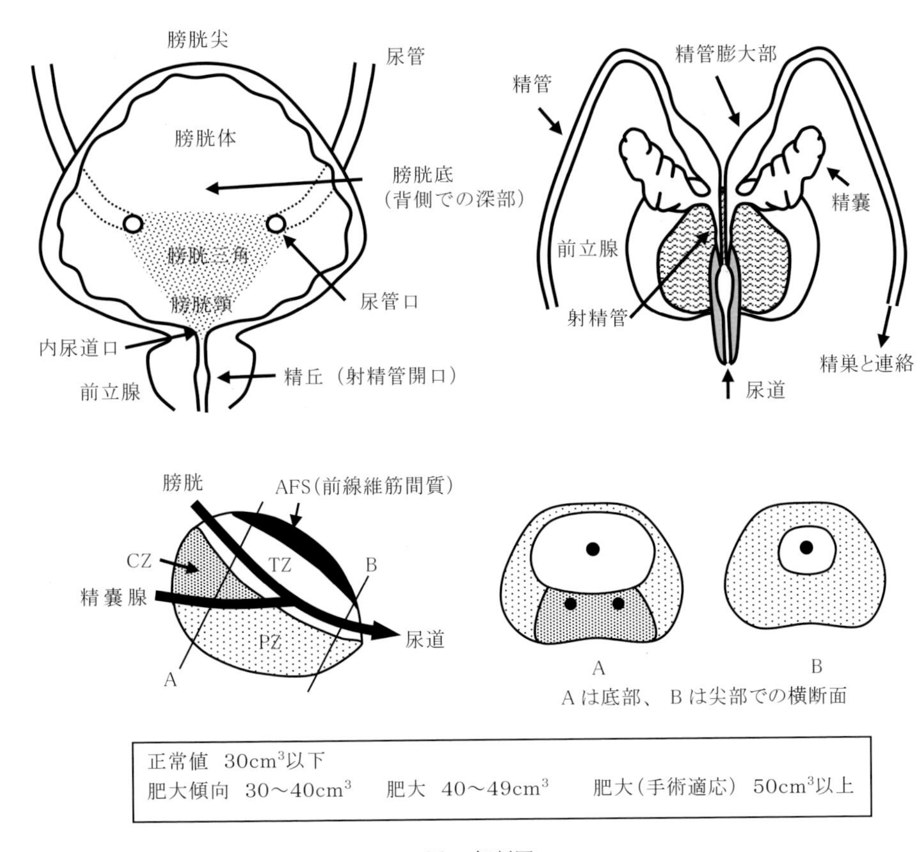

図1 解剖図
上左）膀胱の解剖、上右）前立腺と精嚢の解剖、下左）前立腺（左側面位）、下右）前立腺横断面

③ 精嚢（seminal vesicle）

左右一対の4cm前後の嚢状器官で、精子を活性化させるための分泌物を生成、精液の60%を占める。

④ 精巣（testis）

左右別々の陰嚢内に位置する重さ10～15gの楕円形の臓器。精巣内は多数の小葉に分かれ、精細管および間質細胞で満たされている。精細管は集まって精巣網を形成し輸出管となって副睾丸管につながる。

2. 子宮・卵巣(uterus・ovary)

（1）生理・機能

卵巣の機能は生殖機能と内分泌機能に分けられる。生殖機能として卵胞および卵子の成熟、排卵、黄体形成で排卵された卵子は卵管膨大部で受精を待つ。内分泌機能としては下垂体より分泌されるゴナドトロピンの作用を受けて、性腺ステロイドホルモンを産生、分泌がある。一方、子宮（内膜）は卵巣から分泌される女性ホルモンにより周期的に増殖と剥離・出血（月経）をくり返し、受精卵の場合は分泌期内膜への着床、発育を行う。

（2）位置・形状・大きさ

① 子宮(uterus)

子宮は小骨盤腔内中央に位置し、西洋梨状で、手拳の２分の１から３分の１大の大きさである。子宮壁は粘膜、筋層（平滑筋)、漿膜の三層からなる。子宮の上壁を子宮底と呼び、その両側端より卵管が延びている。子宮の下部は細く子宮頸といわれ、その下端はまるく膣の中に突出している。また、子宮底と子宮頸の間は子宮体と呼ばれる。周辺臓器には、腹側に膀胱子宮窩をはさみ膀胱、背側に直腸子宮窩（ダグラス窩）をはさんで直腸、下方は膣に連続し、上方は腹膜腔に接する。

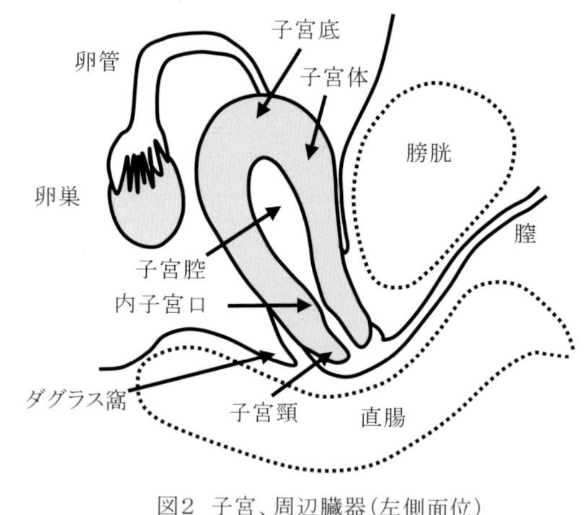

図2　子宮、周辺臓器(左側面位)

② 卵巣(ovary)

卵巣は子宮底部の左右または子宮背部に位置し、子宮の両側の一対ある楕円形の臓器で腹膜のひだで固定されている。成人でほぼ母指頭大の大きさであるが、年齢や個人によって多少異なる。

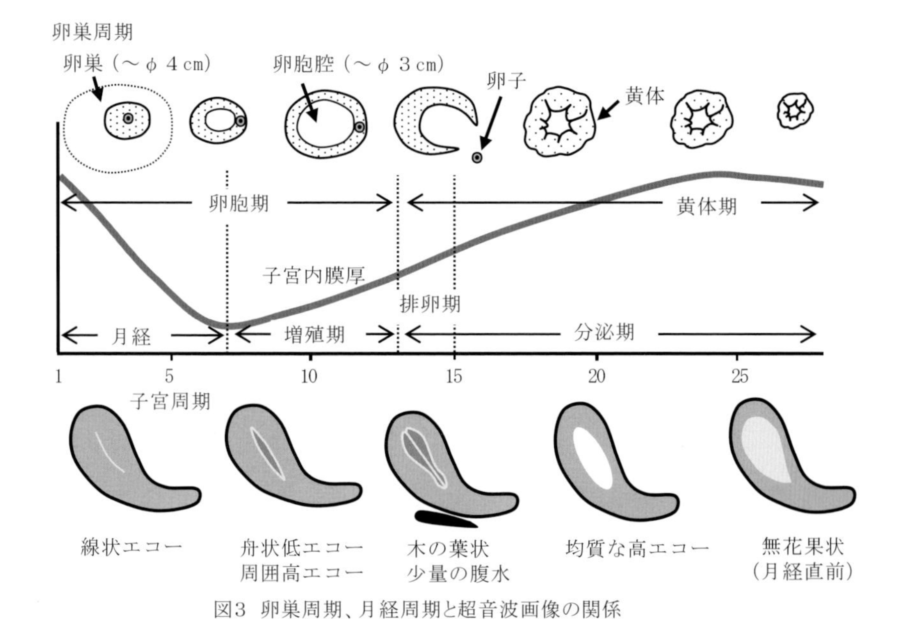

図3　卵巣周期、月経周期と超音波画像の関係

3．骨盤腔の基本走査

体外式超音波診断装置で子宮・卵巣を描出するには、尿を充満させた膀胱を音響窓（acoustic window）として仰臥位で走査する。ただし、充満しすぎると後方エコーの増強によって前立腺などがみえにくくなる場合もある。

（1）膀胱横走査

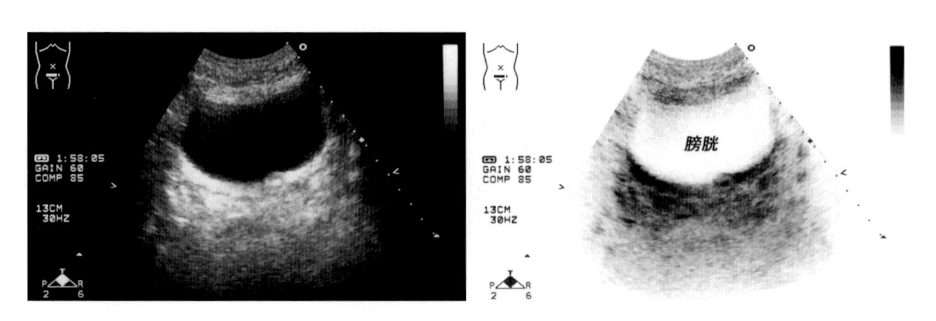

（２）膀胱縦走査

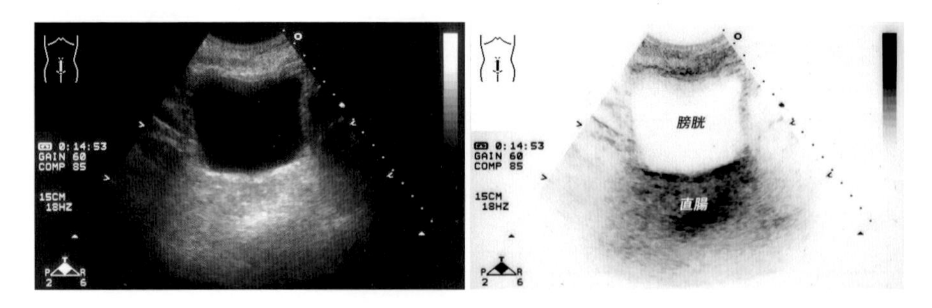

（３）子宮横走査

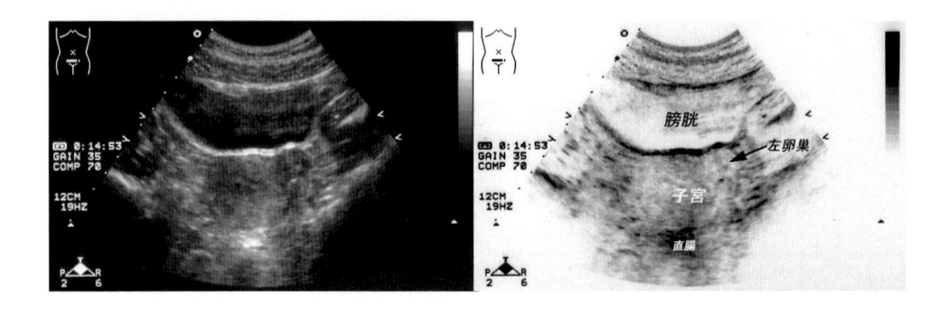

（４）子宮縦走査

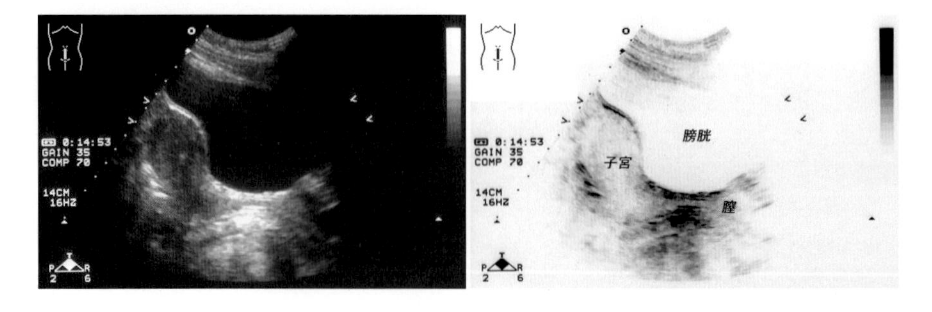

（５）前立腺横走査

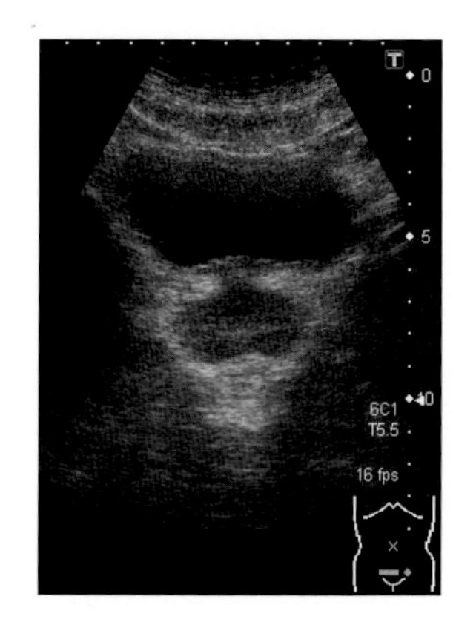

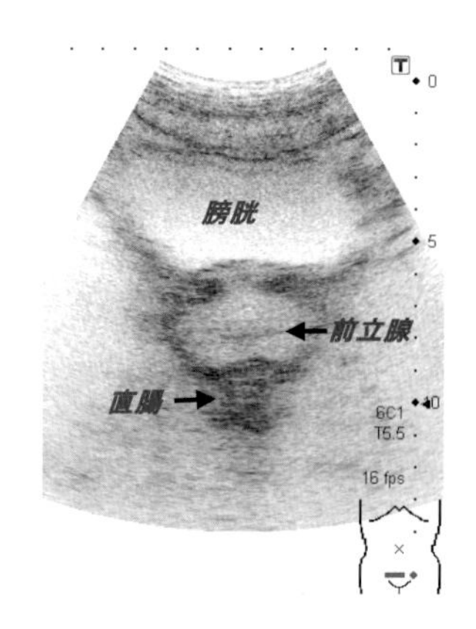

（６）前立腺縦走査

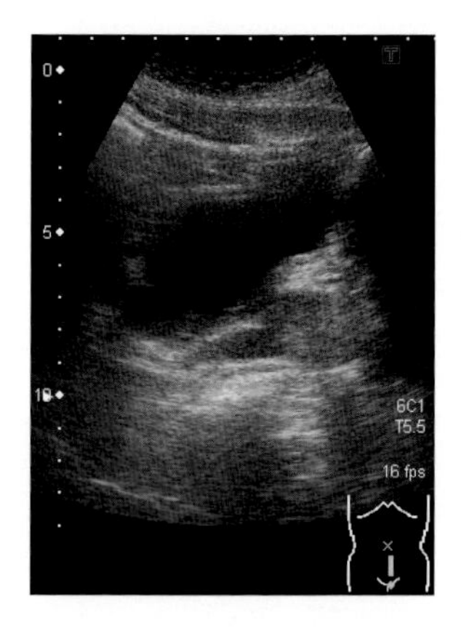

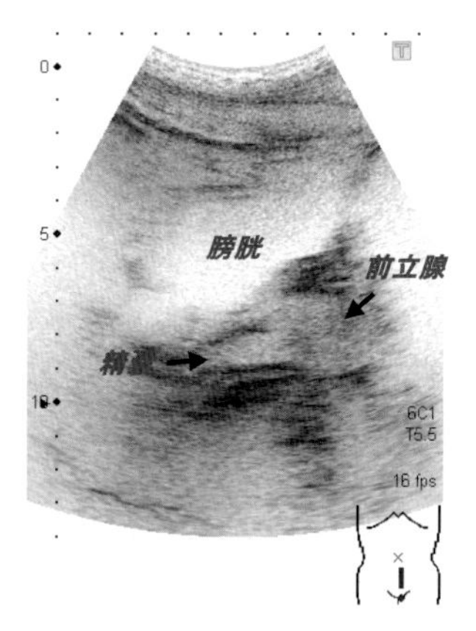

4．主要疾患と超音波所見

（1）膀胱(bladder)

①　膀胱結石(cystolithiasis)

- 尿のうっ滞による原発性結石
- 腎結石が膀胱に移送された続発性結石
- ほとんどが単発性

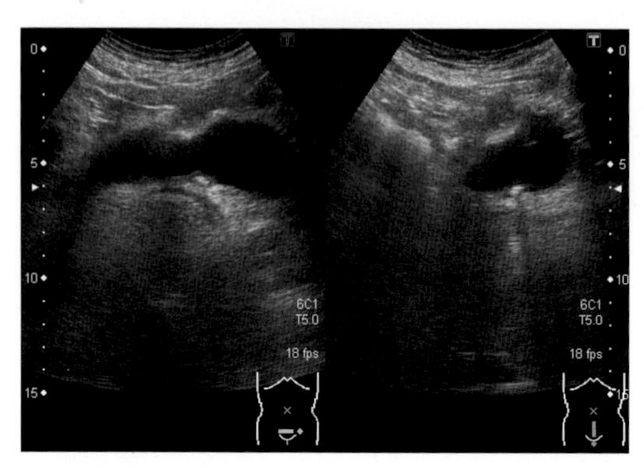

図4　膀胱結石
膀胱尿管移行部に5mm大の音響陰影をともなうストロングエコーを認める。

②　膀胱憩室(bladder diverticulum)

- 膀胱内圧が上昇、壁の脆弱な部分が膀胱外に膨隆し、できる
- 超音波では膀胱と交通のある嚢状構造として描出される

③　肉柱形成(trabeculation)

- 膀胱の平滑筋が肥大して肉柱を形成
- 排尿障害（前立腺肥大、神経因性膀胱など）にみられる膀胱壁の変化

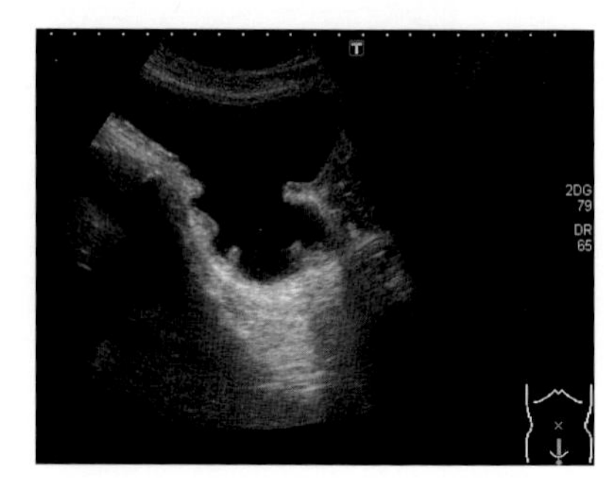

図5　肉柱形成
水腎症を呈し、膀胱を観察。前立腺も肥大していた症例。

④ 膀胱腫瘍(bladder tumor)

■ 乳頭状の隆起性病変（表在型）

■ 広基性充実性腫瘍（浸潤型）

（2） 前立腺(prostate)

① 前立腺肥大(benign prostatic hypertrophy：BPH)

■ 肥大部（内腺）は膀胱への著明な突出像、外腺の圧排を示す

■ 容積の増大像

■ 左右の対称性が重要

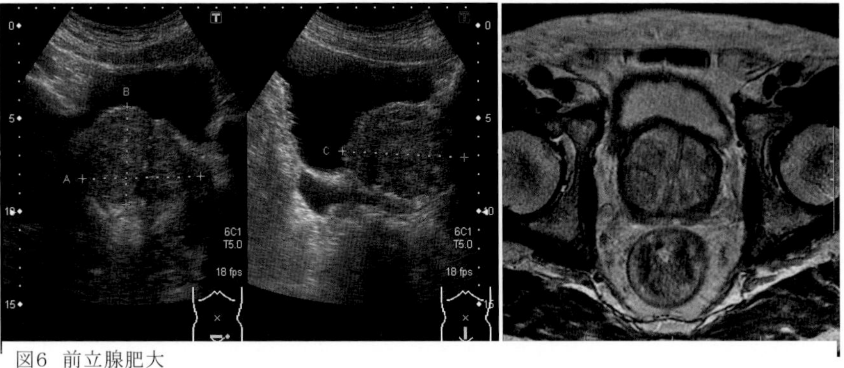

図6　前立腺肥大
左)膀胱へ突出した前立腺像、PSA＝93ng/mℓ。長軸では精嚢も描出。右)同症例のMRI像。

② 前立腺結石(prostatolith)

■ 実質に生じた石灰化巣で高輝度エコー像(stone like echo)として描出

③ 前立腺癌(prostatic carcinoma)

■ stageA およびstageB(表1)は超音波での検出は難しい

■ 前立腺の非対称、内部エコー不均一な腫瘤像

■ 転移性リンパ節を認めても、悪性リンパ腫との鑑別は原発巣を確認しなければ鑑別不能

表1　前立腺癌の病期（進展の程度）

stageA	偶然発見された場合(偶発がん incidental carcinoma)
stageB	前立腺に限局する癌
stageC	前立腺被膜を越えて進展、転移はなし
stageD	骨やリンパ節など他の臓器に転移をしている場合

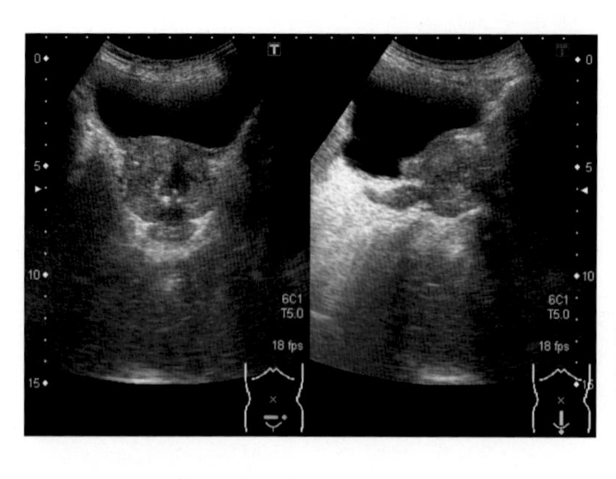

図7　前立腺癌
PSA が 7660ng/mℓ、stageD の前立線癌であった。

（３）子宮(uterus)

① 形態異常

- 子宮奇形（中隔子宮、双角子宮、重複子宮など）
- 習慣流産の原因になる場合がある
- 腎の異常をともなうことがある

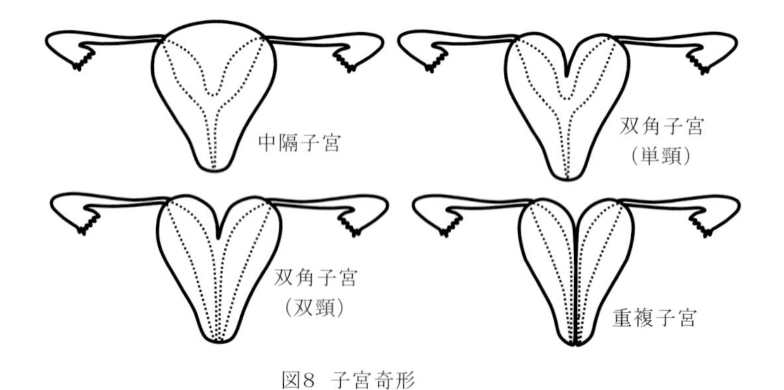

図8　子宮奇形

② 子宮筋腫（myoma uteri）

- 人体の中で最も多くみられる良性腫瘍（平滑筋腫）
- 嚢胞状変性、石灰化変性をおこすタイプもある
- 発生、増大にはエストロゲンが関与するので30歳代から多くなり、閉経前にピーク、閉経で激減
- 子宮はボール状（硬く均等）に腫大するが結節性腫瘤はない
- 部位による区分
  - 有茎漿膜下筋腫（漿膜下から茎をともなって突出）
  - 漿膜下筋腫（漿膜下に存在して突出）
  - 筋層内筋腫（筋層内に存在）
  - 粘膜下筋腫（粘膜下から内側に突出）

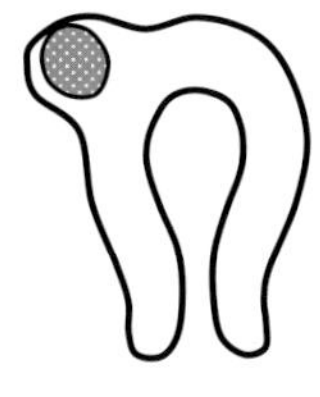
漿膜下筋腫

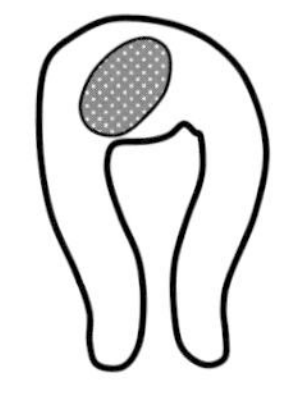
筋層内筋腫

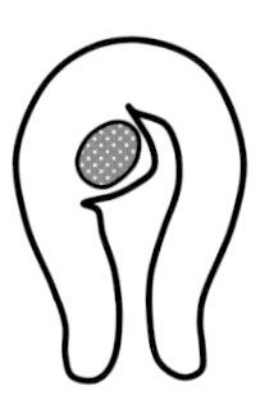
粘膜下筋腫

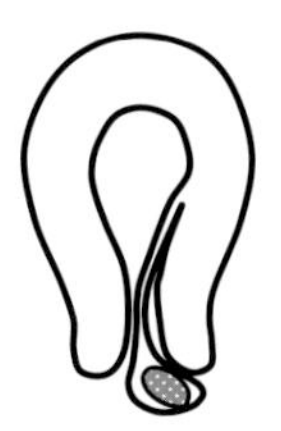
分娩筋腫

図9　子宮筋腫の種類

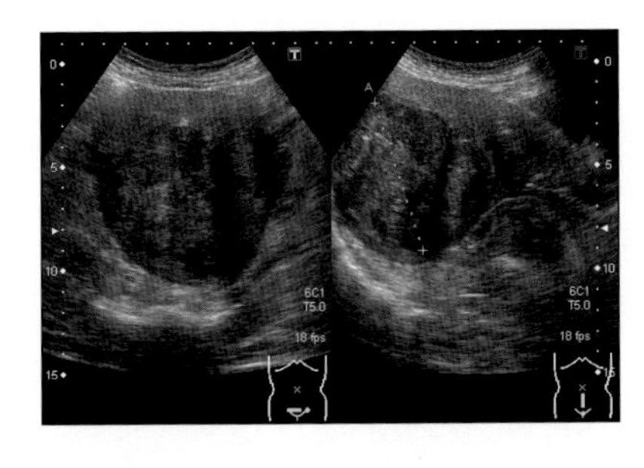

図10　子宮筋腫
体から底部にかけてφ5cmほどの筋腫核がみられる。筋層内筋腫と考えられる。

③ 子宮腺筋症（adenomyosis）

- 子宮内膜組織（内膜腺と間質）が筋層に存在し、内膜組織とともに周囲に筋繊維の増殖をともなう
- 子宮はボール状（硬く均等）に腫大するが結節性腫瘤はない
- 月経困難が高度である
- 卵管、卵巣、骨盤臓器にみられることもあり子宮内膜症と呼ばれる

④ 悪性腫瘍

■ 子宮体癌(endometrial carcinoma)

- 子宮内膜に原発した悪性腫瘍で閉経後に多い（約75%）
- ほとんどが腺癌
- 肥満、高血圧、糖尿病および未産婦でハイリスク
- 分泌期内膜様の高エコーを示す
- halo がみられることもある

■ 子宮頸癌(cervical carcinoma)

- 子宮頸部に発生し、女性生殖器癌の中では最高頻度
- 子宮頸癌：子宮体癌＝9:1の割合で頸癌の方が多く、ほとんど扁平上皮癌（腺癌は～10%）
- 好発年齢は50歳位
- 癌が頸部を閉塞させるようになると子宮内腔に貯留液が溜まり子宮留症となる
- 高エコーを示すが子宮体癌より不明瞭

（４）卵巣(ovary)

① 漿液性嚢胞腺腫(serous cystadenoma)

嚢胞性病変(cystic lesion)で、内部は無エコーとなる。

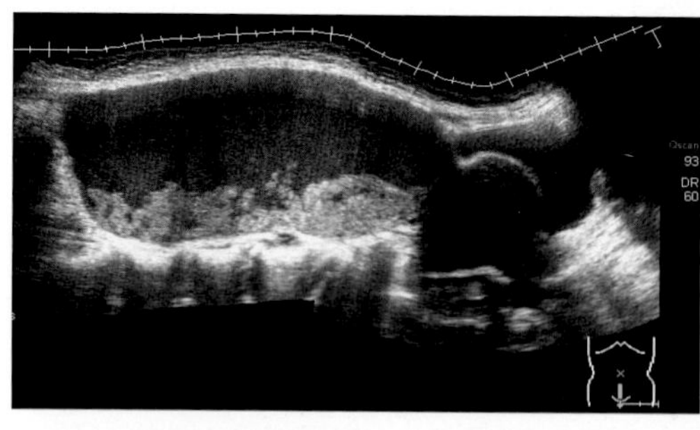

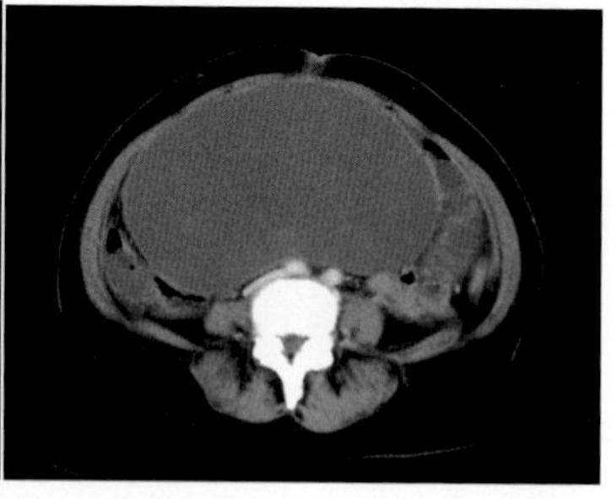

図11　漿液性嚢胞腺腫と考えられた症例
52歳、F　左卵巣原発と思われる巨大な嚢胞性腫瘤で、内部は隔壁を認めず、フィブリン様の構造物がみられた。

② 粘液性嚢胞腺腫(mucinous cystadenoma)

嚢胞性病変(cystic lesion)内に隔壁エコーを認める。

③ チョコレート嚢腫(chocolate cyst)

- 子宮内膜組織が子宮以外に存在するもので子宮内膜症(endmetriosis)の別称がある
- 内部に点状エコーを認め（出血による)、壁は不整である

④ 類皮嚢腫(dermoid cyst)

- 歯芽やヘアーボール(hair ball、毛髪などによる高エコー像）を認めることもある
- 片側性または両側性

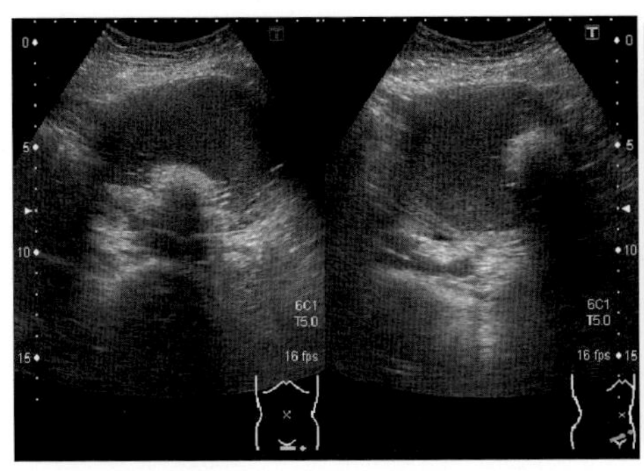

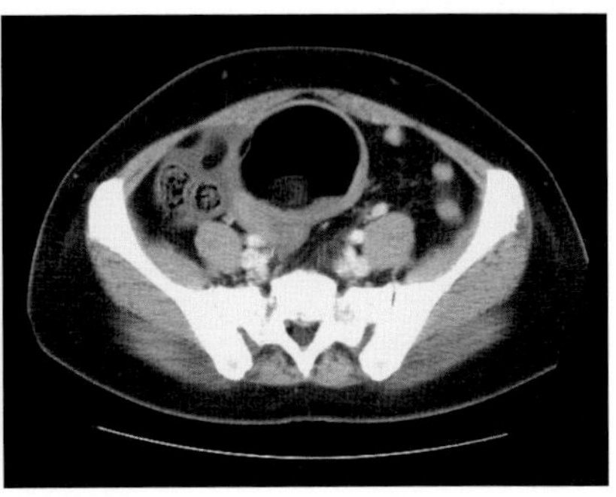

図12　類皮嚢腫
41歳F　右下腹部痛を主訴に来院
右卵巣に嚢胞性腫瘤を描出する。内部に移動性を有する hair-ball と思われる高エコー像を認め、類皮嚢腫(dermoid-cyst)が疑われた。痛みの原因は上記の茎捻転が疑われた。

⑤ 卵巣癌(ovarian carcinoma)

壁在結節(mural nodule)の存在。

⑥ クルケンベルグ腫瘍(Krukenberg's tumor)

転移性腫瘍のひとつで80%以上は胃癌からの転移。

⑦ シュニッツラー転移

腹腔内臓器が原発の癌で、播種性によってダグラス窩に転移したもの。

CHAPTER 13
消化管

消化管(gaastrointestional tract)

1．食道(esophagus)、胃(stomach)

(1) 生理・機能

胃の作用には運動機能と分泌機能と嘔吐がある。自律神経による神経性調節、脂質や酸の移送の際に十二指腸粘膜から分泌するエンテロガストロン（消化管ホルモン）による胃の運動抑制（体液性調節）、食物の十二指腸粘膜への刺激による運動調節（腸胃抑制反射調節）などによって胃蠕動運動や内容物の移送が行われる。

分泌機能は胃腺領域によって異なり、噴門腺では粘液、幽門腺では粘液やガストリン(消化管ホルモン)、胃底腺では副細胞より粘液が分泌され粘膜保護を、胃底腺の壁細胞から分泌される塩酸は殺菌と、同腺の主細胞から分泌されるペプシノゲンをペプシンに活性化し、蛋白質消化作用を行う。

嘔吐は、粘膜の刺激（毒物・アルコールなど）や腹膜炎などの腹膜刺激、脳腫瘍など脳圧亢進により、胃の幽門が閉じて噴門が開き、横隔膜と腹直筋の収縮で腹圧が上昇し、胃の内容物が吐き出される。

■ 消化管が消化酵素で自己消化されない理由

- 消化酵素は細胞内で分泌腔細胞内において細胞内の内容物と混ざらないために、細胞内消化が起こらない。
- 粘液の消化は極めて遅く、また酸と結合したペプシンの作用を抑制する性質をもつ。また、酵素の襲撃から免れるため、組織（胃粘膜）は絶えず更新される。
- 胃粘膜面に出された酵素は粘膜細胞を透過して細胞内に入ることはできない（粘液の保護作用のため）。

(2) 位置・形状・大きさ

胃は口側で食道、肛門側では十二指腸と吻合している。食道との吻合部を噴門（部）、十二指腸との吻合部を幽門（部）という（図3）。胃は噴門と十二指腸上部で固定されており、その中間は、移動性、伸縮性をもつ。

胃壁は内腔側より粘膜層(mucosa:m)、粘膜筋板(muscularis mucosa:mm)、粘膜下層(submucosa:sm)、固有筋層(proper muscle:mp)、漿膜下組織(subserosa:ss)、漿膜(serosa:s)の構造で、壁厚はおよそ5mm である。ただし、飲水法などで胃壁が伸展した場合はこれより薄く、蠕動によっては部分的に厚くなることもある。

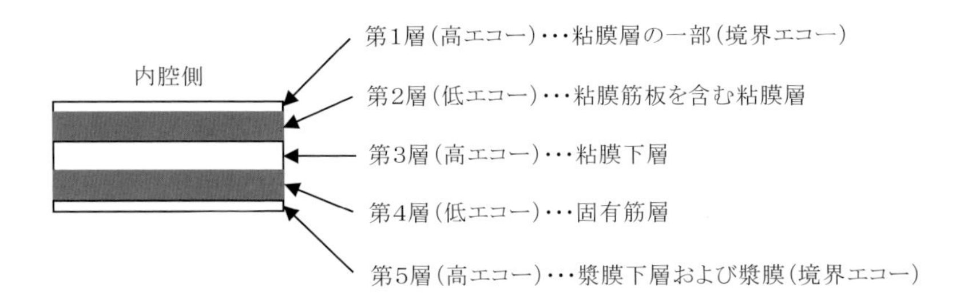

図1 胃壁の構造とエコーレベル

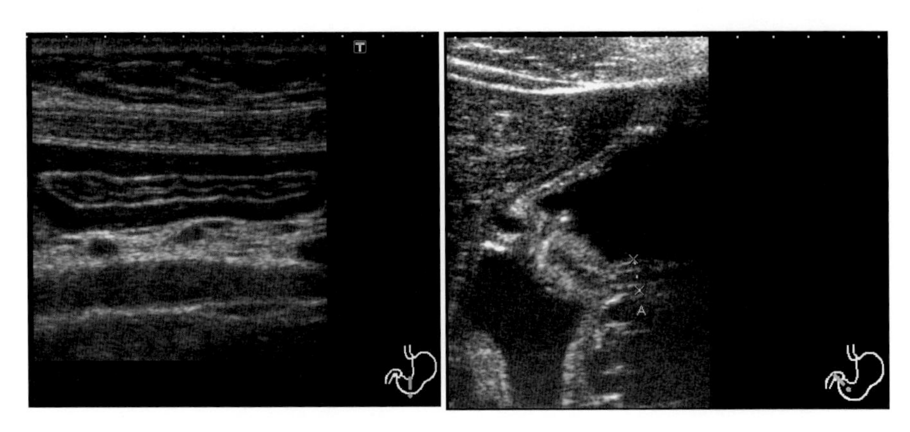

図2 左) 胃角部周辺の壁構造 (高周波リニアプローブ 7.5MHz、THI)
右) 前庭部〜幽門〜十二指腸球部 (同プローブ 8.4MHz、THI、飲水法)

胃壁構造は内腔側から第1層の高エコーをはじめとし、低、高、低、高と第5層までの構造として描出される (図1、図2)。

胃の形状・位置は、内容物、周囲臓器との接触状態、胃壁の緊張状態などにより変化する。また体位、姿勢、体質 (筋肉質、痩せ型) などによっても変化する。

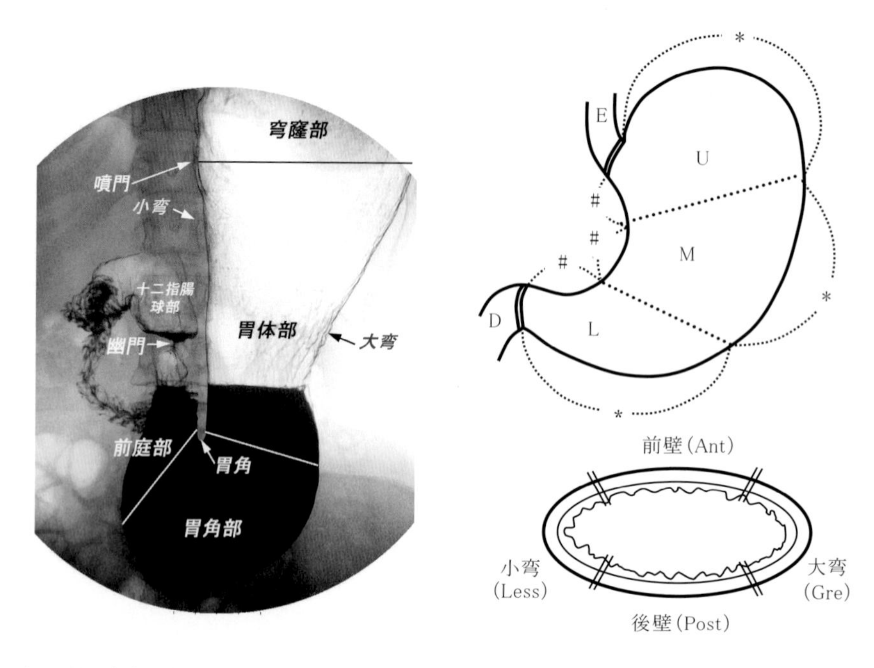

図3 胃の各部の名称
左)バリウム造影 右上下)胃癌取扱い規約による胃の区分(E : esophagus、U : upper、M:middle、L:lower、D:duodenum)。

(3) 超音波検査とエックス線・内視鏡検査の長所と短所

体外式による胃の超音波検査は、上腹部超音波実質臓器の検査にともなった概観の観察程度であり、積極的に行われないのが現状ともいえる。しかし、積極的にみようとして、あるいは飲水法など行うことによってかなりの部分が描出可能でもある。

エックス線検査では、バリウムの嚥下のタイミングをとらえることが難しい頸部食道については超音波検査による観察が極めて有効であるし(図4)、腹部食道は超音波検査中に目に付きやすく描出しやすい部位である。

最近、消化管の系統的走査というプローブワークを示す方法があり、頸部食道、腹部食道、胃から十二指腸、その他の小腸、回盲部、虫垂、盲腸、上行、横行、下行、S状結腸、直腸へとプローブを進めてゆく方法である。

その他、超音波内視鏡は悪性腫瘍の進達度診断に有用なモダリティである。

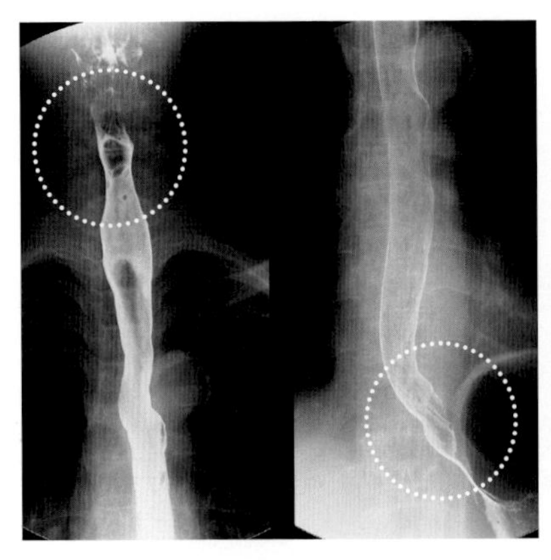

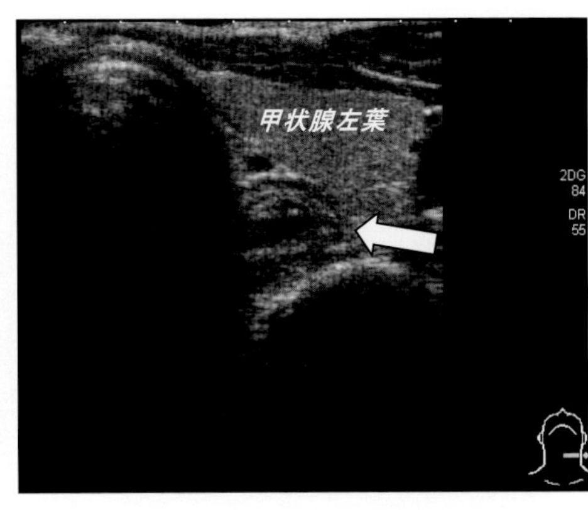

図４ 食道画像のモダリティ別比較
左）食道造影。マーク部分は、超音波で十分描出が可能な部位。
右）超音波による頸部食道短軸像では壁の層構造が描出される。

（４）基本走査

① 前処置

- 頸部食道のみの検査であれば禁食は不要
- 検査当日は胃内を空にするため禁食
- 腸管ガスは超音波検査の障害となることが多いので、検査前夜は緩下剤を投与し、当日（検査前）に排便をしているのが望ましい
- 胃の蠕動運動は、部位または病変の同定の妨げとなりやすく、鎮痙剤（副交感神経遮断剤）を注射するのが望ましい
- 超音波診断の基本となる胃壁の５層構造を十分に理解する。また、胃壁の５層構造を十分に描出するのに図２（右）のように、300mℓ以上の脱気水の飲水も有効となる

② 走査法

a．頸部食道（短軸、長軸）

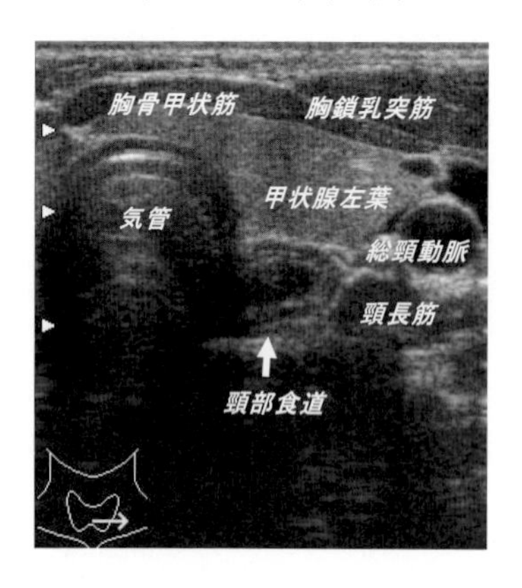

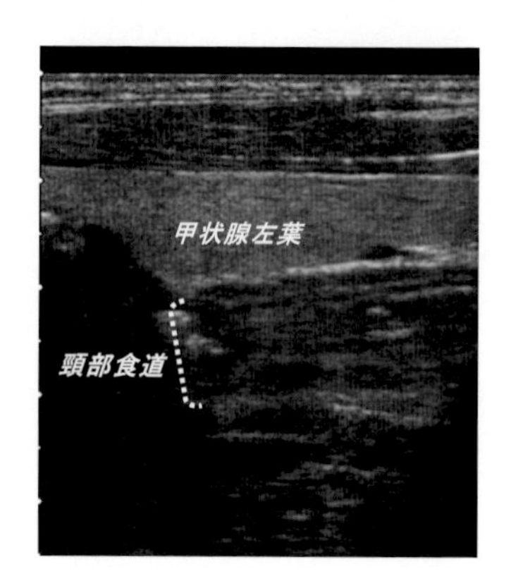

b．腹部食道（心窩部横・斜め走査）

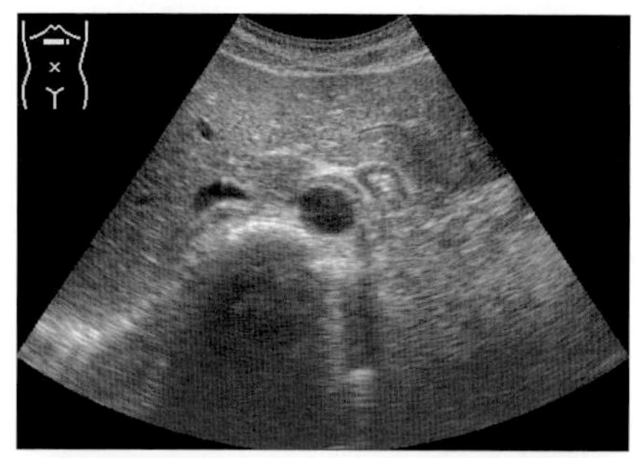

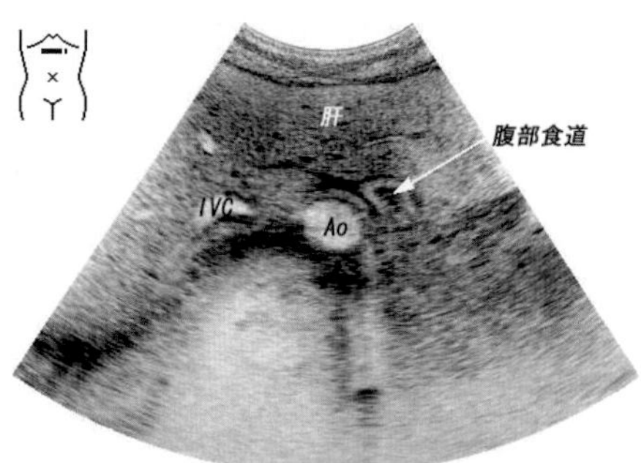

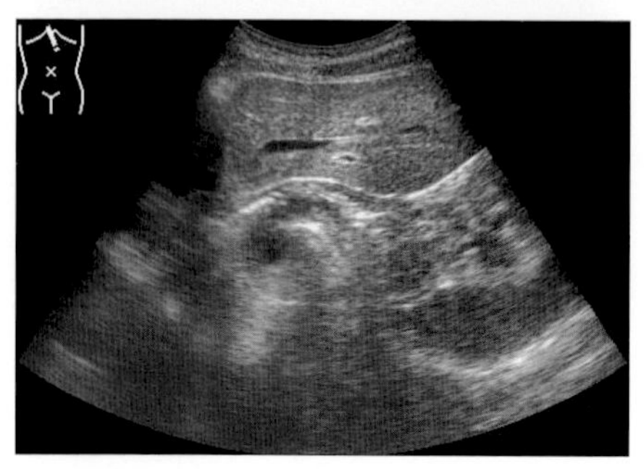

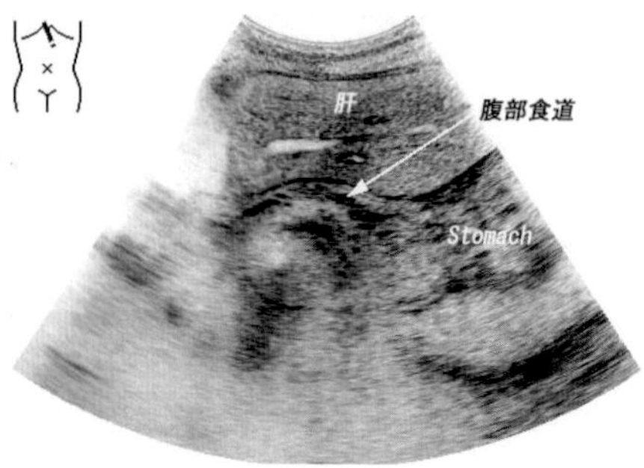

c．胃（心窩部横・縦走査）

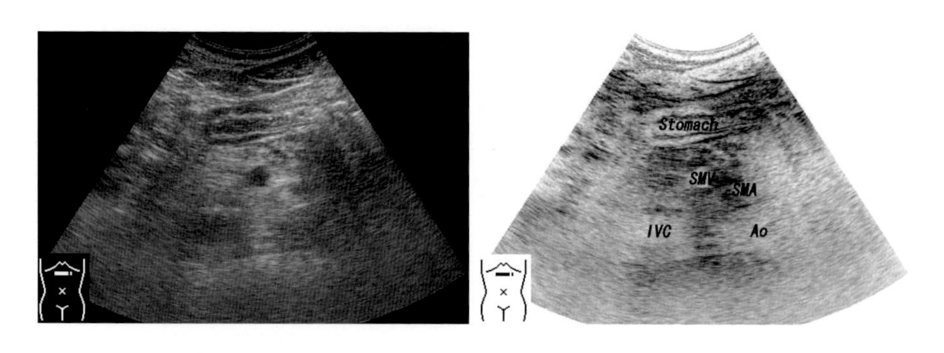

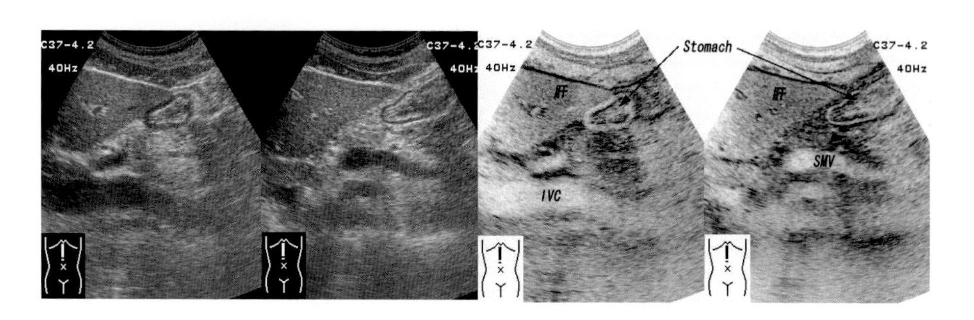

（5）主な対象疾患と超音波所見

① 食道癌（esophageal cancer）

男女比は3:1程度。日本では扁平上皮癌が90％以上を占め、他に腺癌がわずかである。胸部中部食道に多く発生するが、アメリカでは約半数が食道胃接合部近傍の腺癌である。肉眼分類は胃癌の肉眼分類（図6）に類似するが、表在型である0-Ⅰ（表面隆起）型、0-Ⅱ（表面平坦）型、0-Ⅲ（表面陥凹）型、進行型である1（隆起）型、2（潰瘍限局）型、3（潰瘍浸潤）型、4（びまん）型、5型（分類不能）とに分類される。超音波所見は、狭窄や不均一な層構造、腫瘤層、リンパ節腫脹などであるが、好発部位が超音波で描出できない胸部中部食道であるため頸部、腹部食道に絞りこんだ検査、または頸部の超音波検査中に偶発的に発見されることも多い。

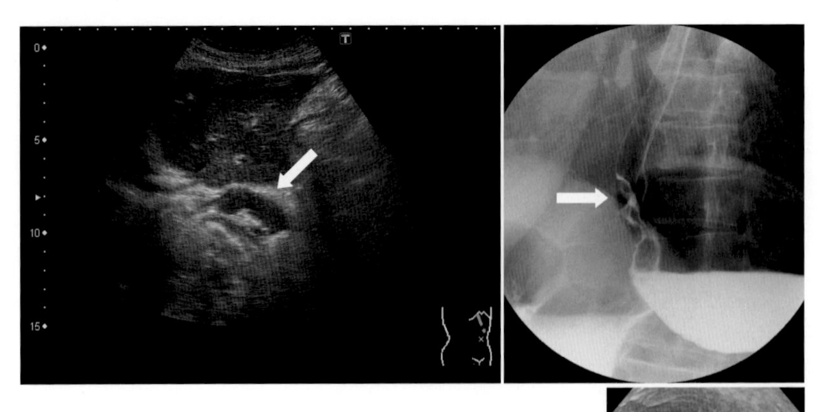

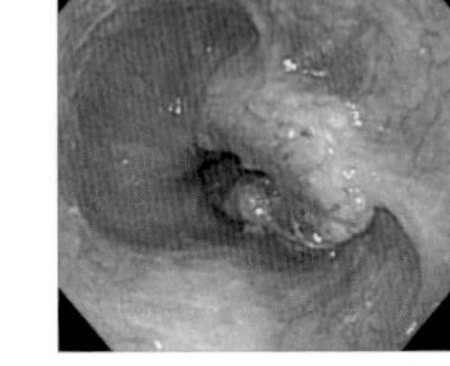

図5 食道癌
68歳、M ゲップ、上腹部不快感を主訴来院。EC-junction 直上の腹部食道が最大 9mmと不整肥厚している。組織診断はtype2、中分化型の扁平上皮癌であった。右上はエックス線による造影、右下は内視鏡。

② 胃癌(gastric cancer)

かつては日本人の癌による死亡数第1位が胃癌であった。現在は死亡数が年間約50,000人(男女比1.8:1)となっている。

超音波像では、限局した低エコー壁肥厚や偽腎徴候(pseudo-kidney sign)*が特徴所見。周囲リンパ節や肝、周辺臓器への転移の有無、腹水の有無も観察。

＊腎徴候:胃癌、大腸癌の特徴的所見。全周性の壁肥厚性疾患、4型 など進行癌、アニサキス、急性肥厚性胃炎、多発性胃潰瘍、悪性リンパ腫などの疾患でみられるサイン。

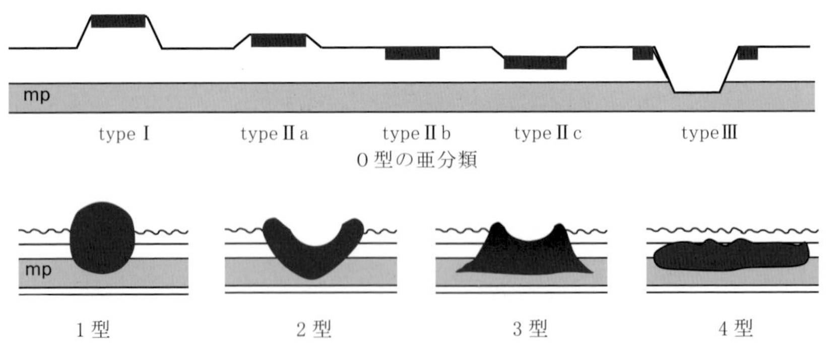

図6 上:0型(早期癌)の亜分類 下:進行癌の肉眼分類(ボルマン分類)。
5型は分類不能なもの。粘膜下層まで留まっている癌を早期癌、粘膜下層(第3層)を越えて固有筋層以降まで浸潤したものを進行癌と呼ぶ(病変の大きさではない)。

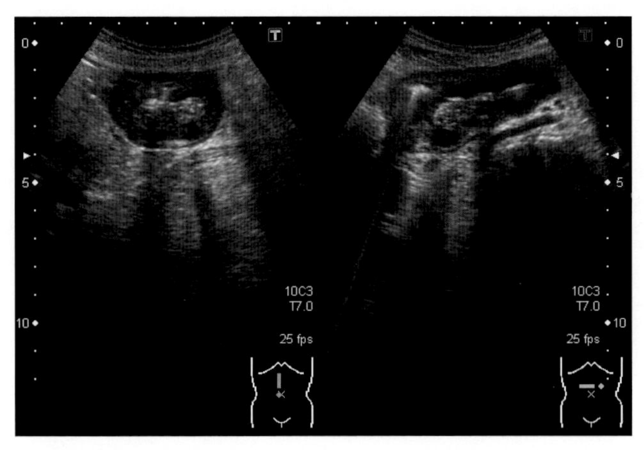

図7　2型進行癌　63歳、F　食欲不振を主訴に来院。層構造が消失し 10mm と低エコーに肥厚した胃壁を胃角部から前庭部中心に認める。病理組織診断は type2, por1>tub2, med, INF α, SS, ly1, v0 の進行癌であった。

③ 粘膜下腫瘍（submucosal tumor：SMT）

非上皮性の腫瘍を指すことが多く、良性では平滑筋腫（筋原性腫瘍）、神経鞘腫（神経原性腫瘍）、血管腫（脈管原性腫瘍）、脂肪腫、線維腫、悪性では平滑筋肉腫（筋原性）、横紋筋肉腫（筋原性）、悪性神経鞘腫（神経原性）、血管肉腫（脈管原性）、リンパ管肉腫（脈管原性）が知られる。また、迷入膵や嚢胞は上皮性である。筋原性腫瘍では由来が固有筋層、次いで粘膜筋板であり、これらが低エコーに肥厚し、悪性ではその内部エコーが不均一となる。脂肪腫は高エコー、嚢胞は無エコーとなるのは他と同様である。

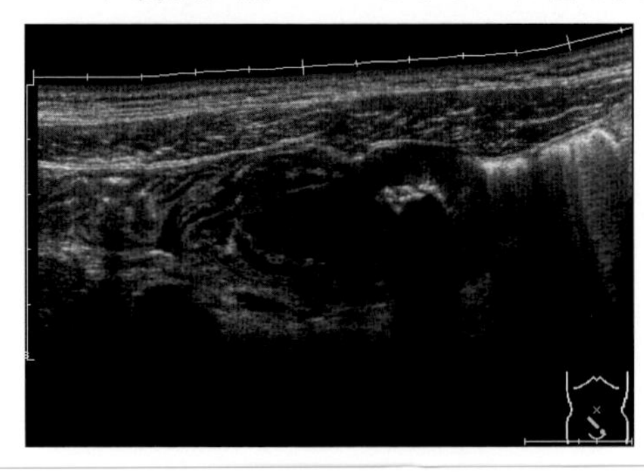

図8　平滑筋性腫瘍（小腸）
36歳、M　検診にて便潜血(+)を指摘され来院。回盲部近傍の小腸に内部音響陰影をともなう 50mm大の低エコー腫瘤を描出した。病理組織診断は、low grade の平滑筋性腫瘍であった。

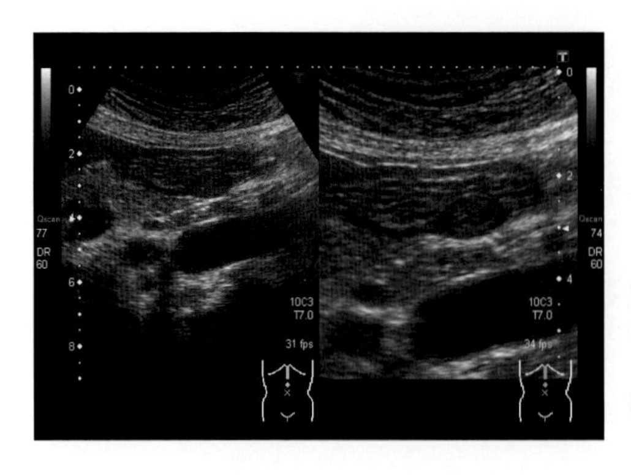

図9 SMT
64歳、F
胃前庭部後壁に筋層と連続する粘膜下腫瘍として3年間経過観察中である。

【BREAK】 GISTとは
固有筋層より発生する筋原性あるいは神経原性腫瘍の中でCajal(カハール)細胞なる消化管蠕動運動を司る細胞が発生由来となった腫瘍で c-kit、CD34 が陽性となったものを区別して消化管間葉系腫瘍(gastrointestinal stromal tumor)と呼ぶ。

④ 胃潰瘍(gastric ulcer)、十二指腸潰瘍(duodenal ulcer)

浮腫による低エコーの限局した壁肥厚があり、潰瘍底にある浸出物やエアーによる高エコー像。穿孔例では腹膜下のフリーエアーの存在も考え高周波プローブによる観察を要す。

⑤ 急性胃炎(acute gastritis)、急性胃粘膜病変(AGML)

全周性の壁肥厚を呈す。AGML(acute gastric mucosal lesion) では特に幽門前庭部の壁肥厚、第3層（粘膜下層）の肥厚がみられ、エコーレベルと均一性はまちまちである。

⑥ 先天性肥厚性幽門狭窄症(hypertrophic pyloric stenosis)

multiple concentric ring sign を呈す。正常な成人であれば蠕動によっては8mmにも達するが、乳児の疾患である本症では幽門の筋層厚4mm以上、幽門部の長さ14mm以上、噴水状嘔吐も特徴的症状。

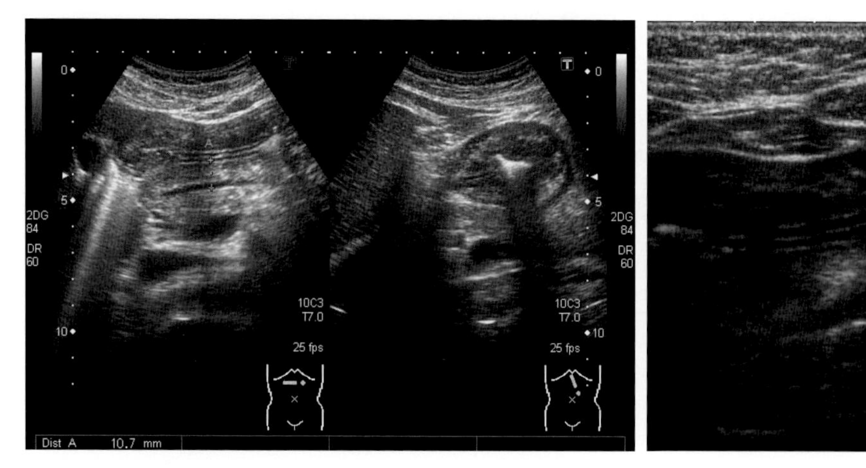

図10 急性胃粘膜病変(左と中央:前庭部縦断像と横断像、右:高周波プローブ)
28歳、M 心窩部痛で来院。胃前庭部に粘膜下層を主体とする壁肥厚を描出した。胃内視鏡ではびらんと発赤が多発性に認められ、AGMLと診断された。

2. 小腸、大腸(intestine)

(1) 生理・機能

小腸は胃の幽門に接合する十二指腸より始まり、空腸、回腸よりなる。十二指腸は固定性がよく、空腸と回腸は腸間膜に内包されているため腹腔内での可動性がある。小腸へ移送された糜粥食物によって消化管ホルモンが分泌、それによって胆汁や膵液などを十二指腸に送り、消化吸収が行われる。回腸末端は盲腸へ接合し、上下唇による回盲弁(バウヒン弁)を形成し、逆流を防ぐ構造となっている。

一方、大腸より分泌される分泌物は主として粘液であり、腸壁の剥脱、腸壁への糞便の付着を防ぎ、糞便内の細菌または糞便内にできた酸から腸壁を保護するのに役立っている。主な働きは、糞便内より水分の吸収と糞便の貯蔵である。大腸の前半は水分の吸収に関係し、後半は糞便の貯蔵に役立っている。

（2）位置・形状・大きさ

① 小腸（small intestine）

■ 十二指腸（duodenum）

指 12 本分（25cmほど）の長さの腸管で、肝十二指腸靭帯で固定された上部（1st-portion、球部）から下行部（2nd-portion）、水平部（3rd-portion）、そして上行部（4th-portion）のトライツ靭帯で固定された部位までをいう。形状は『C』の字を呈し、内側を十二指腸窓と呼ぶ。

球部にはケルクリング襞がなく潰瘍が好発、下行部に大十二指腸乳頭および小十二指腸乳頭が存在、水平部は左腎静脈と同様に腹部大動脈と上腸間膜動脈の間を走行するといった特徴がある。超音波での描出する際は球部が胆嚢、下行部は膵頭部右側縁、水平部は腹部大動脈と上腸間膜動脈の間が指標となる。

■ 空腸（jejunum）・回腸（ileum）

空腸と回腸は肉眼識別が困難で、回腸にパイエル板と呼ばれるリンパ組織集団があることで区別される。数mあるうちの4割が空腸で腹腔内の右上部、6割が回腸で左下部に位置し、やや細い。ケルクリング襞も十二指腸に比べ空腸、回腸の順に数や高さが減少する。腸管壁は空腸が多少厚くみえるがおよそ4mmである。

② 大腸（large intestine）

大腸は小腸に続く部位で、約 1.5mの長さを有し、右腸骨窩に始まり時計回りに腹腔内を一周するように走行し、肛門に至る。大腸を口側から分類すると盲腸、結腸（上行結腸、横行結腸、下行結腸、S状結腸）および直腸に分ける事ができる。壁の厚さは3mmまでで、4mm以上を異常の目安とする。

■ 盲腸（cecum）

回腸が大腸に吻合するところを回盲口といい、ここに回盲弁（バウヒン弁）がある。回盲弁上唇より下部を盲腸と呼び、大腸の起始部で右腸骨窩にある。

盲腸の左後壁で自由ヒモの先より虫垂が出ている。長さ約 5～6cmの嚢状器官で、後腹膜に軽く固定されている。正常な場合でも軽度の移動性を持ち（上方向、内方向、約 2～3cm）、この範囲を超える移動、拡張、弛緩したものを移動性盲腸という。虫垂の大きさは個人差が大きく、太さ、長さは千差万別である。虫垂の起始部は、モンローリヒテル線（右左の腸骨棘を結んだ線）上にあり、この部をマックバーネの圧痛点という。

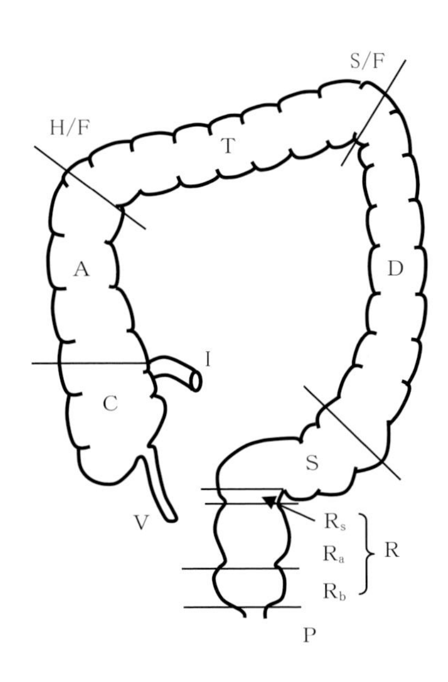

大腸 large intestine

- 盲腸 cecum：C
  - 回盲弁（バウヒン弁）上唇より下部
- 結腸 colon
  - 上行結腸 ascending colon：A
    - 回盲弁より右結腸曲（肝弯曲 hepatic flexure：H/F）まで
  - 横行結腸 transverse colon：T
    - 右結腸曲（肝弯曲）より左結腸曲（脾弯曲 splenic flexure：S/F）まで
  - 下行結腸 descending colon：D
    - 左結腸曲よりＳ状結腸起始部（腸骨稜の高さ）までの腹膜後器官
  - Ｓ状結腸 sigmoid colon：S
    - 下行結腸から直腸までの腸間膜を有す器官。
- 直腸 rectum：R
  - 直腸Ｓ状部（R_s）甲角～第２仙椎下縁の高さ
  - 上部直腸（R_a）第２仙椎下縁の高さ～腹膜反転部
  - 下部直腸（R_b）腹膜反転部～恥骨直腸筋付着部上縁
- 肛門管 procto：P
  - 恥骨直腸筋付着部上縁～肛門縁までの管状部（平均 38mm…牛尾による報告）

＊ V：vermiform

図11　大腸各部の名称

■ 結腸（colon）

・上行結腸（ascending colon）

右腸骨窩より腹腔内、右後壁に沿って上行し、肝右葉の下面で右結腸曲（肝弯曲）をなし、横行結腸に移行する。腹壁前方より腹膜に覆われているのみで、腸間膜を持たない。

・横行結腸（transverse colon）

右結腸曲（肝弯曲）より左結腸曲（脾弯曲）に至る間の結腸で横行結腸間膜を持ち、腹腔後壁に連ねる。腹壁側前面は大網により前腹腔壁と隔てられ、固定されておらず移動性であるため、体位変換により走行の変化がみられる。

・下行結腸（descending colon）

左結腸曲（脾弯曲）より始まり左腸骨窩近辺でＳ状結腸に移行する。腸間膜を有さず前方（腹壁）に覆われているのみである。

・ S状結腸（sigmoid colon）

長さ、位置、弯曲状態も不定で、体の中心に向かいS状に曲がり小骨盤に至り直腸に移行する。S状結腸間膜を有し、移動しやすい。

■ 直腸(rectum)

直腸とS状結腸の境界は、第3仙骨の高さで区分され（これより口側が腹膜内で、肛門側は腹膜外)、肛門管に至る。

（3）主な対象疾患と超音波所見

① 憩室炎(diverticulitis)

炎症憩室は低エコー腫瘤様。ただし、内部に糞石などがある場合は高エコー。第3層（粘膜下層）の肥厚、周囲脂肪織腫大（高エコー)。臨床症状として発熱や白血球増多など。

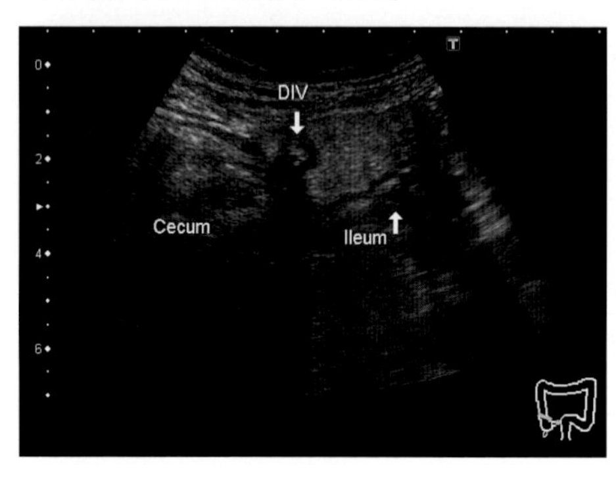

図12　憩室炎
50歳、M　右下腹部痛を主訴に来院
回腸末端の頭側、上行結腸内側に外側へ突出する低エコー腫瘤像が描出されている(矢印 DIV)。音響陰影をともない糞石の内包が疑われ、周囲は脂肪識の増強が目立つ

② 虫垂炎(appendicitis)

上行結腸を尾側方向（盲腸側）へと追跡し、回盲部を同定する。回盲部より尾側方向へゆっくり丹念に走査しながら回腸末端と同側から起始する管状構造物を探す（鳥のくちばし状にみえることから beak signと呼ばれる)。

そして、この管状構造物が盲端で終わることが確認できれば、それが虫垂である。虫垂炎は病期や程度によって以下の3つに区分される。

■ カタル性虫垂炎(appendicitis catarrharis)

層構造は保持され第3層（粘膜下層）の軽度肥厚。短軸径は6～8mm。

■ 蜂窩織炎性虫垂炎(appendicitis phlegmonosa)

層構造は保持。第3層（粘膜下層）の肥厚。短軸径は8mm以上で腹水をともなうこともある。カラードプラ法では血流の増加がみられる。

■ 壊疽性虫垂炎(appendicitis gangraenosa)

層構造は不連続。短軸径は10mm以上となって腹水をともなうことが多い。穿孔性虫垂炎となると辺縁が不整となり膿瘍やイレウスをともなう。

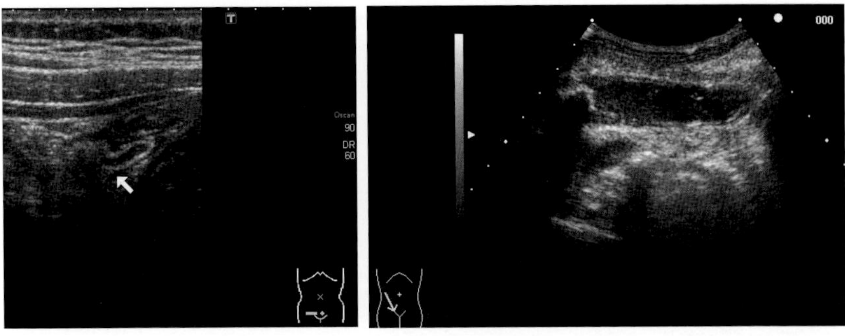

図13 虫垂口(左)と壊疽性虫垂炎(右)
左)盲腸から連続する鳥のくちばし様の管腔構造が虫垂口(矢印)であり、beak signと呼ばれる。虫垂の同定は、この起始部から連続する管腔構造物が末端で終わる事を確認する。
右)56 歳,M 右下腹部痛を主訴に来院。根部(起始部)側に糞石を有する最大径 13mm大に腫大した虫垂を描出した。壁構造は菲薄化し、内腔は膿性エコーを呈していた。

③ 炎症性腸疾患

■ 潰瘍性大腸炎(ulcerative colitis:UC)

潰瘍の緩解と増悪を繰り返し、粘血便や痛みをともなう比較的若年にみられる原因不明の疾患。直腸から下行結腸に好発する。超音波画像では第2～3層の肥厚がみられ、重症例では第3層の低エコー化や層構造の不明瞭化を呈す。

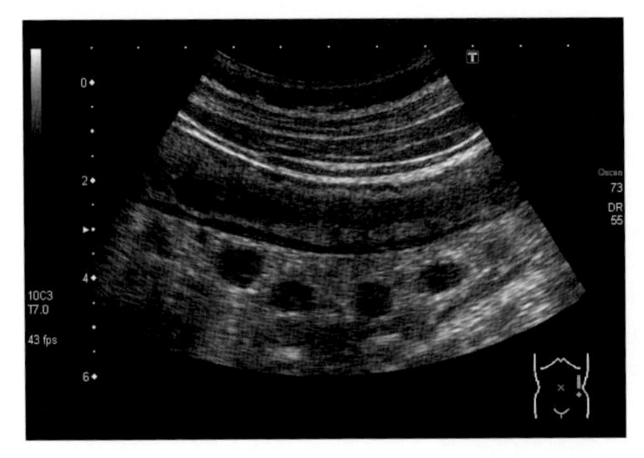

図14 潰瘍性大腸炎
27歳、M 下痢、粘血便を主訴に来院。下行結腸から直腸にかけて粘膜層・粘膜下層を中心に最大 10mmと壁肥厚し、周囲脂肪識の増強と累々としたリンパ節腫大を認める。

■ クローン病(Crohn‘s disease)

大腸および小腸、特に回盲部に多く、潰瘍などをともなう肉芽腫性炎症性病変で比較的若年にみられる原因不明の疾患である。潰瘍性大腸炎と同様に緩解と増悪を繰り返し、その過程で瘻孔や膿瘍が形成されることがある。全層性の極低エコーの壁肥厚像、長軸像で縦走潰瘍を反映した不連続な高エコー像など。

■ 虚血性大腸炎(ischemic colitis)

腹痛、下痢、下血を症状とした血行障害による疾患で左側結腸に好発する。一過性ではあるが、重症例では腸管の壊死にまで至る場合もある。第3層の低エコー性壁肥厚がみられる。

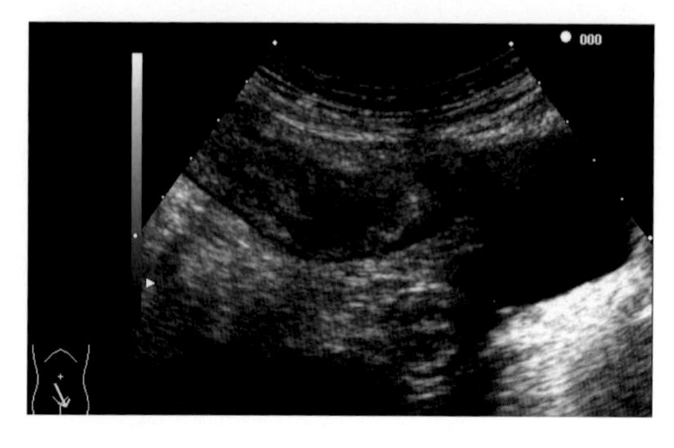

図15 虚血性大腸炎
持続する左下腹部痛、下痢、血便にて来院。下行結腸に限局したSM層の肥厚を認めた。

■ 感染性腸炎(infectious enterocolitis)

サルモネラ腸炎、ビブリオ腸炎、キャンピロバクター腸炎、0-157など。いずれも浮腫性の壁肥厚が超音波所見となるが、潜伏期間や症状、感染源、季節性などを参考にし（表1）、便培養による菌の同定が確診となる。

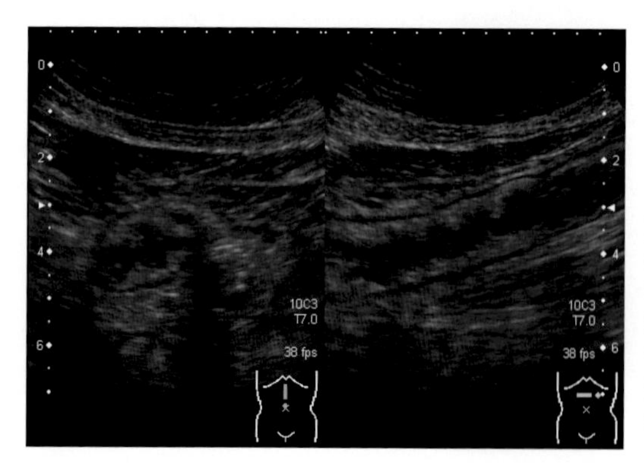

図16 キャンピロバクター腸炎
61歳、M
発熱、水様性下痢、腹痛を主訴に来院。回盲部から上行、横行結腸にかけてsmを主体にした壁肥厚を認めた。
便培養の結果、Campylobacter jejuniが検出された。

表１　代表的な感染性腸炎（症状、感染源、超音波所見）

ビブリオ（３～20時間）	嘔吐、下痢、粘血便、発熱	魚介類	回腸、右側大腸の拡張
サルモネラ（８～48時間）	嘔吐、下痢、血便、発熱	肉、乳製品など	主に回腸末端から右側大腸の壁肥厚
キャンピロバクター（２～７日）	腹痛、嘔吐、下痢、血便、発熱	鶏や牛肉など	

④ イレウス(ileus)

小腸や大腸が閉塞または通過障害を起こし、循環不全によって壊死を来す例もある。発生機序から機械的イレウス（閉塞する構造物や形状）と機能的イレウス（運動の障害）がある。

超音波検査において keyboard sign は特徴的所見であるが、蠕動運動、拡張、壁（ハウストラ、ケルクリング襞）の不明瞭化、to and fro（あちこち･･･残渣の往来）や腹水の有無を観察する。また、絞扼性イレウスでは腸管拡張が限局、to and fro はなく、ケルクリング襞は消失し腹水も他に比べて多いなどの特徴を持つ。

■ 単純性イレウス

機械的イレウスで循環障害をともなわないもの。術後の癒着性イレウスで小腸に多く、また大腸癌の存在によっても起こる。腹部単純エックス線写真ではニボー（鏡面像 nibeau)が代表的所見である。

■ 麻痺性イレウス

運動能の低下や麻痺によって起こる機能的イレウス。

■ 絞扼性イレウス

機械的イレウスで循環障害をともなうもの。壊死を起こし重篤となる可能性がある。

⑤ 腸重積(intussusception)

腸管が口側腸管内腔へめくれて入り込む（肛側腸管漿膜を覆いかぶさるような）状態で循環障害等によって重篤となる例もある。特に小児では回腸が盲腸に重積する例が多い。その他、上行結腸やＳ状結腸でも起こりやすい。短軸像で同心円状の構造を呈す multiple concentric ring sign(target sign)は腸重積の特徴的所見である。

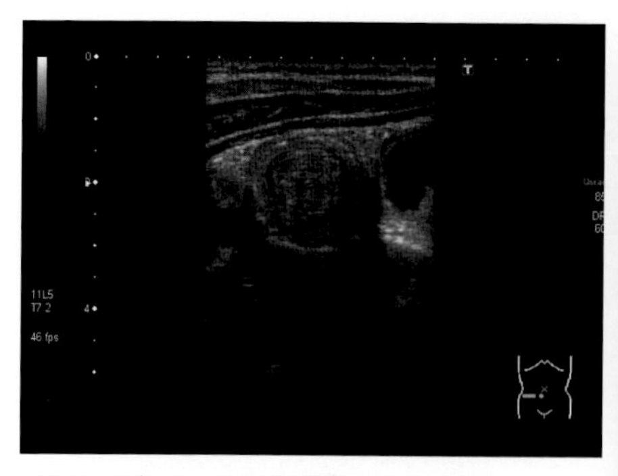

図17　7歳、M　嘔吐腹痛を主訴に来院
拡張した小腸を検索すると、図のように同心円状の構造を呈す multiple concentric ring sign (target sign)を認めた。結腸には所見なく、小腸-小腸間の腸重積である。右は腹部単純 XP

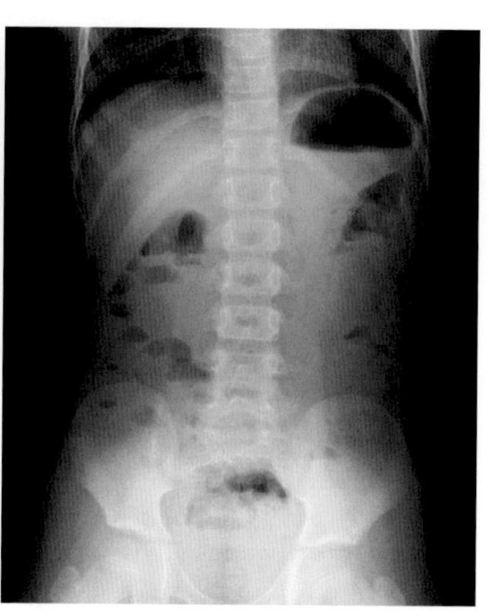

⑥ 大腸癌(colorectal cancer)

大腸癌の70%はS状結腸と直腸に好発し、多くが隆起型である。筋層に至った進行癌では肥厚した低エコーの前後壁間に消化管ガスや残渣物が高エコーを示すいわゆる偽腎徴候(pseudo-kidney sign) が特徴所見である。

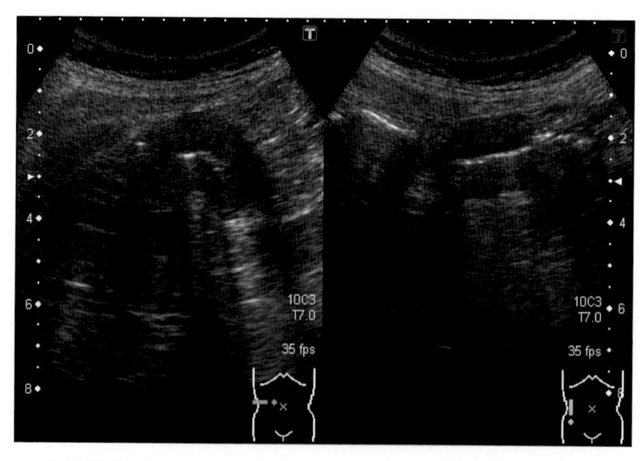

図18　上行結腸癌
79歳、F　便潜血(+)を指摘され来院。肝弯曲近傍の上行結腸に限局性壁肥厚所見を描出。病理組織診断では、tub1,pss,int,INFb,ly0,v1の上行結腸癌であった。

CHAPTER 14
腹腔、その他

腹腔、その他

1．腹水(ascitic fluid)

腹腔内には生理的に20～50mℓの腹水が存在するが、100mℓ以上の漿液が腹腔内に貯留した状態を腹水症 (ascites)という。成因から表1に示す漏出液と滲出液とがあり、細胞外液である血漿と間質液のバランス (膠質浸透圧、静脈圧、リンパ管圧、血管透過性による) が崩れた場合に発生する。また、排卵後や多量の水分の急速補給後にもみられることがある。

表1　腹水の性状

	漏出液	滲出液
成因	＜非炎症性＞ 門脈・肝静脈系の圧の亢進 低 Alb 血症による膠質浸透圧低下 二次性高アルドステロン症 抗利尿ホルモンの血中濃度上昇 近位尿細管でのイオン、水の再吸収亢進	＜腹腔内の炎症＞
原因疾患	循環障害(①門脈系:肝硬変、BANTI 症候群、亜急性肝炎、門脈血栓、腫瘍塞栓、②肝静脈系:肝静脈血栓症、収縮性心膜症、③下大静脈閉塞(Budd-Chiari 症候群)、④右心不全)、低蛋白血症(ネフローゼ症候群、蛋白漏出性胃腸症、低栄養、肝硬変、劇症肝炎亜急性型、亜急性肝炎)	血性腹水(癌性腹膜炎、子宮外妊娠、腹部大動脈瘤破裂)、乳び性腹水(悪性リンパ腫、膵炎、門脈閉塞、腹部外傷)、胆汁性腹水(急性胆嚢炎、肝生検後、胆道術後)、膿性腹水(急性化膿性腹膜炎)、粘液性腹水(腹膜仮性粘液腫)、尿性腹水(術後尿管腹腔瘻形成後)、人工透析後
存在部位	非限局	限局(小網腔・・・、モリソン窩)
比重	1.015 以下	1.018 以上
タンパク	2.5%以下 (リバルタ反応－)	4.0%以上(リバルタ反応＋)
繊維素	微量	多量
主な細胞	組織球、中皮細胞	多形核白血球(急性炎症)、リンパ球(慢性炎症)
US所見	無エコー	点状エコー、線状エコー

超音波により腹水を検索することは比較的容易で、存在した際は胆嚢壁を注視することも重要である。胆嚢壁が正常である場合は癌性腹膜炎または炎症性疾患、壁肥厚があり、低エコー帯(hypoechoic zone)を呈す場合は肝硬変やネフローゼ症候群などによる漏出性腹水を考える。

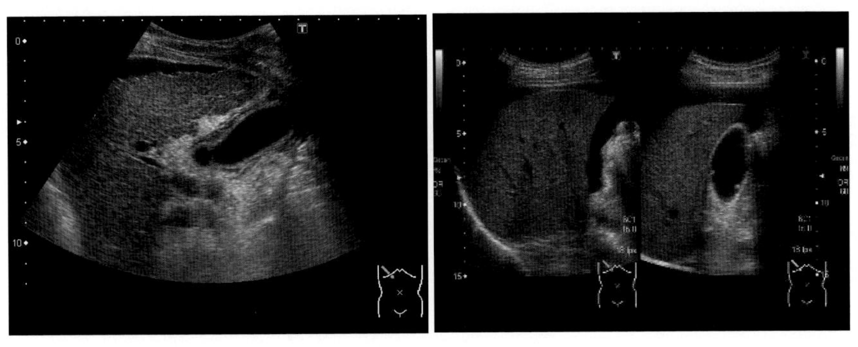

図１　腹水と胆嚢壁の変化
左はアルコール性肝硬変患者の低エコー帯（hypoechoic zone）を呈した胆嚢壁。右（分割）は膵癌患者の癌性腹膜炎による肥厚を認めない胆嚢壁。

【BREAK】 迅速簡易超音波検査法（focused abdominal sonography for trauma：FAST）
救急救命センターなどで、重篤傷病者のCT検査が可能かなどを迅速に判別するために心膜腔（心嚢）、モリソン窩、右胸腔（右肋間）、脾周囲、左胸腔（左肋間）、ダグラス窩（膀胱直腸窩）の順に液体貯留（腹腔内出血、心タンポナーデなど）の有無を超音波検査によって判断する方法。

２．大動脈

腹部大動脈は横隔膜大動脈裂孔から総腸骨動脈分岐部までの太さ2cm程度の動脈管である。大動脈裂孔から尾側にかけ下横隔動脈（対）、腹腔動脈、副腎動脈（対）、上腸間膜動脈、腎動脈（対）、性腺動脈（対）、下腸間膜動脈、この他４対の腰動脈が腎動脈の尾側から総腸骨動脈分岐部間で分枝する。

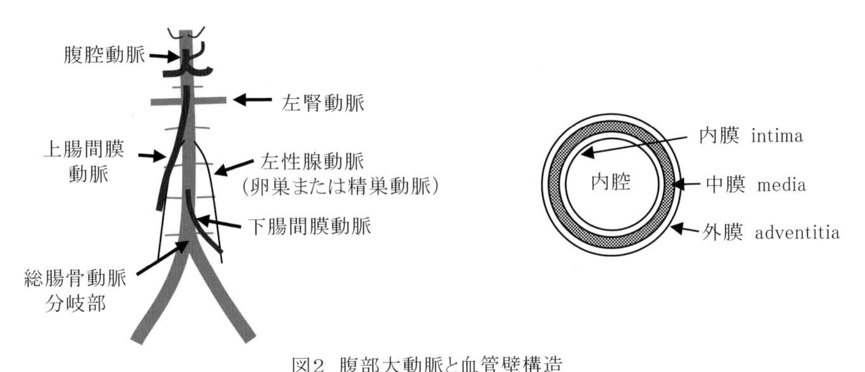

図2　腹部大動脈と血管壁構造

（１）腹部大動脈瘤（abdominal aortic aneurysm：AAA）

血管壁の脆弱な部分が圧力によってさらに薄くなり膨瘤化したもので、真性動脈瘤では正常径の1．5倍以上とされる。多くは腎動脈下から始まり腸骨動脈へと広がることが多い。破裂は6cm以上になると劇的に増加する。

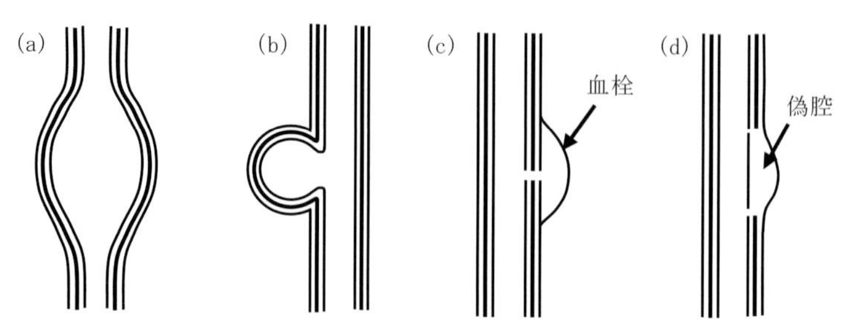

図3　大動脈瘤の分類
(a)真性動脈瘤：紡錘状に膨瘤、瘤部の内膜中膜外膜の構造は保持　(b)真性動脈瘤：破裂のリスクが高い嚢状動脈瘤　(c)仮性動脈瘤：動脈壁の破綻、血腫　(d)解離性動脈瘤：内膜の一部が破壊、中膜への血液流入、中膜破壊、偽腔形成

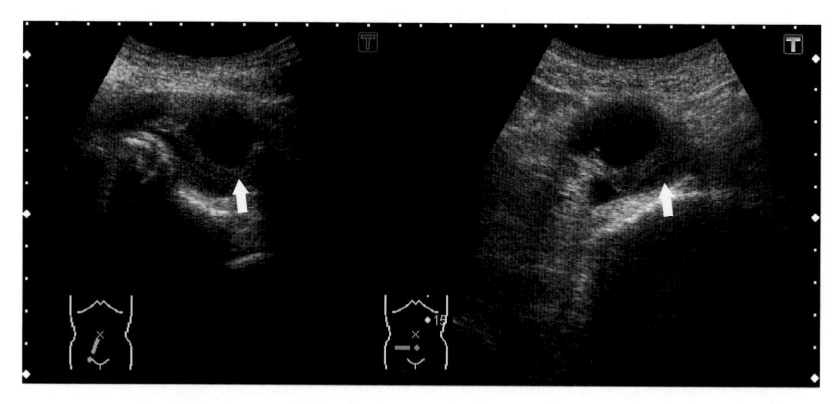

図4 右総腸骨動脈瘤
スクリーニング検査にて発見された真性動脈瘤。矢印は血栓。

（2） 大動脈解離(aortic dissection)

三層の中で、内膜の亀裂により中膜側に血液が流れ込み偽腔を形成、内膜が抹消側へと剥離する。このときの血管腔にある内膜は intimal flap として描出される。

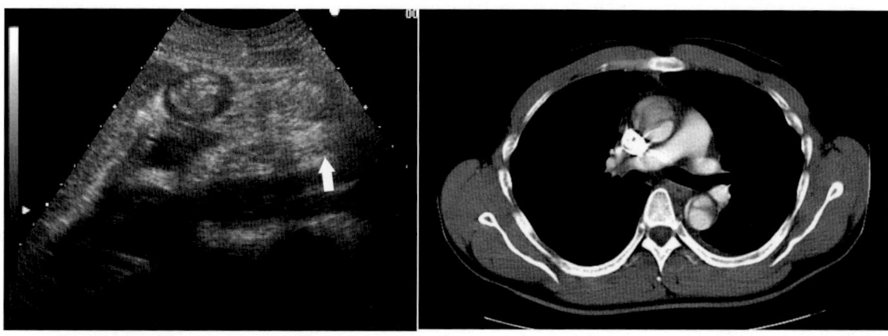

図5　大動脈解離
27歳、M　前胸部から背部にかけた激痛。腹部大動脈にflapが描出。大動脈弁輪部から総腸骨動脈にかけて解離していた(DeBakey分類Ⅰ型)。常染色体優性遺伝によるMarfan症候群にともなう大動脈弁輪拡張症(annulo-aortic ectasia：AAE)とそれにともなう大動脈弁閉鎖不全症(aortic regurgitation：AR)が潜在的に存在し、何らかの原因で急性大動脈解離が発症したと考えられた。

【BREAK】 解離の進展度分類(DeBakey分類)

Ⅰ型　解離が上行大動脈に始まり腹部大動脈に至るもの
Ⅱ型　上行大動脈に限局　(Stanford　A型)
Ⅲa型　下行大動脈に限局
Ⅲb型　下行大動脈から腹部大動脈に至るもの　(Stanford　B型)

3．リンパ節(lymph node)

（1） 生理・機能

リンパ系は間質液の一部がリンパ管に入り、胸管を経て左鎖骨下静脈と左内頸静脈が合流する静脈角の位置から大静脈に入る部分までをいう。

リンパ節はリンパ管に介在し、全身に分布する免疫系にとって重要な構造の一つである。リンパ節では病原微生物が除去されるが、リンパ液が最終的に血管に入るため、病原微生物がリンパ管を介して広がることをも意味する。

また、骨髄でつくられるBリンパ球（B－cell）の成熟の場でもある。

（2）解剖・位置・大きさ

リンパ節の大きさは様々で、顕微鏡的に小さいものから豆のように大きいものまである。形状は長楕円形やエンドウ豆形で、永久器官ではなく退化、新生する。頭部、手足では深層リンパ節より浅層リンパ節が多く、頸部では両者がほぼ同数である。躯幹部、腹部臓器では深層リンパ節がはるかに多い。

リンパ節は被膜を有し、皮質、髄質からなる。皮質はリンパ洞、リンパ小節により構成される。リンパ節は各々リンパ管により繋がり、被膜より輸入リンパ管が複数本入り、輸出リンパ管が出る。被膜がやや凹んだ部位をリンパ節門と呼び、リンパ節の栄養血管が出入りし、カラードプラで識別できる。

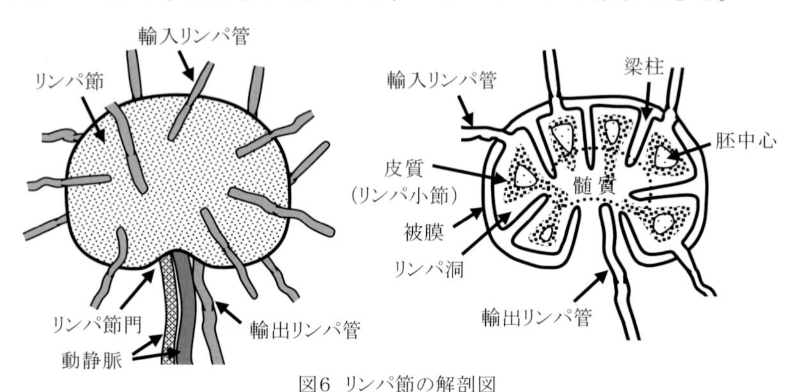

図6　リンパ節の解剖図

（3）基本走査

頸部リンパ節では高周波プローブを使用し、大きさ、形状、石灰化の有無、嚢胞性変化の有無、リンパ節門の構造の評価も可能である。しかし、腹部リンパ節では、高周波プローブが使用できない深層に位置し、音響窓も確保しにくく、頸部リンパ節同様の評価は困難であるが、リンパ節の腫脹を見落とさないようにしなければならない。腹部領域では所属リンパ節転移による腫脹はよく認められるが、消化管領域では炎症性疾患による腫脹も多く認められる。

日常的に描出しやすいリンパ節や、そうでないものなど、いくつかのポイントを見落とさない事が重要である。

■ 総肝動脈周囲リンパ節（8、12番リンパ節－図８）
肝機能障害のない患者でも肝左葉が音響窓となり総肝動脈をメルクマールとして他のリンパ節より腫脹が発見されやすい。慢性肝機能障害を有する群では高率にリンパ節を認め、有意に大きい。

■ 大動脈周囲リンパ節（図７）

胃癌や膵臓癌など様々な進行癌にみられる転移で、遠隔転移を認め、多臓器転移を認める事も多い。

■ 後腹膜リンパ節

大動脈周囲リンパ節同様に進行癌にみられ、外科的治療が困難な場合も多い。しかし、子宮体癌など骨盤腔領域の癌の場合、転移、悪性リンパ腫、後腹膜腫瘍などとの鑑別が重要で、治療方針にも影響する。

■ ウィルヒョウリンパ節

胸管の静脈流入部、左静脈角付近のリンパ節を呼び、転移の際に腫脹をきたし左鎖骨上部での触診が臨床上重要となる。このリンパ節に転移が認められる場合は、ほぼ全身への転移が考えられる。

■ 腋窩リンパ節

上肢、胸壁、乳房（乳腺）からのリンパ節をうけ、乳癌ではとくにセンチネルリンパ節への転移の有無が重要となる。超音波でのセンチネルリンパ節の同定は困難であるが、乳房の温存か切除かの治療方針に重要となる。この場合、術中迅速病理診断が最も有効な手段である。

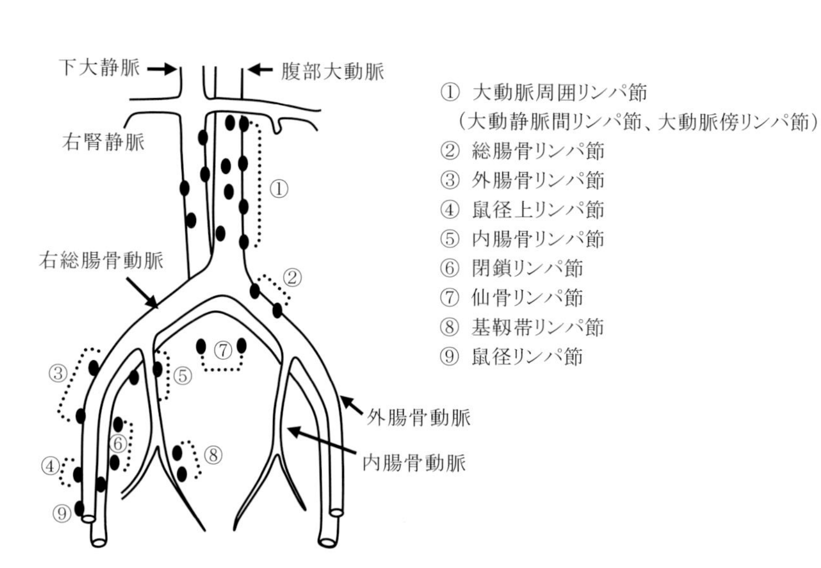

図7　腹部のリンパ節

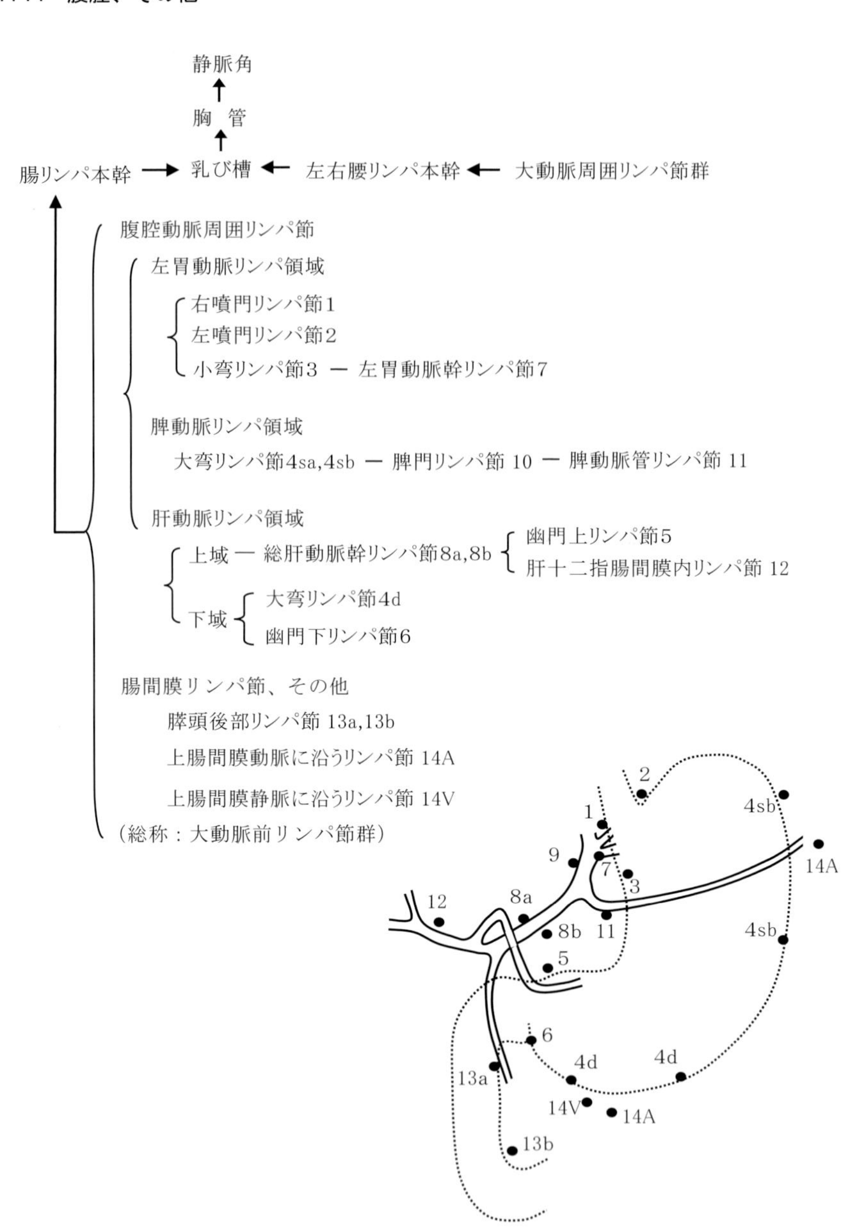
静脈角
胸　管
腸リンパ本幹
乳び槽
左右腰リンパ本幹
大動脈周囲リンパ節群
腹腔動脈周囲リンパ節
左胃動脈リンパ領域
右噴門リンパ節1
左噴門リンパ節2
小弯リンパ節3 ー 左胃動脈幹リンパ節7
脾動脈リンパ領域
大弯リンパ節4sa,4sb ー 脾門リンパ節 10 ー 脾動脈管リンパ節 11
肝動脈リンパ領域
上域 ー 総肝動脈幹リンパ節8a,8b
幽門上リンパ節5
肝十二指腸間膜内リンパ節 12
下域
大弯リンパ節4d
幽門下リンパ節6
腸間膜リンパ節、その他
膵頭後部リンパ節 13a,13b
上腸間膜動脈に沿うリンパ節 14A
上腸間膜静脈に沿うリンパ節 14V
(総称：大動脈前リンパ節群)
2
4sb
1
14A
9
7
3
12
8a
8b
11
4sb
5
6
4d
4d
13a
14V
14A
13b

図8　胃周囲のリンパ節から静脈角まで

（4）リンパ節疾患と超音波所見

① 反応性リンパ節過形成

リンパ節付近の炎症、感染症、全身性感染症、自己免疫性疾患、ウィルス感染症、原虫感染症

② 炎症性疾患

- ■ 単純性リンパ節炎
- ■ 化膿性リンパ節炎　（細菌感染症）
- ■ アレルギー性（好酸球性）リンパ節炎
- ■ 亜急性壊死性リンパ節炎
- ■ 結核性リンパ節炎
  石灰化が特異的にみられ、甲状腺癌リンパ節転移のものより粗大である。
- ■ 肉芽腫性リンパ節炎（真菌感染症、細菌感染症）

③ 腫瘍性疾患

- ■ 転移性腫瘍（癌腫）
  - 石灰化や嚢胞が特異的にみられる
  - 乳癌からのリンパ節転移では形状不整、辺縁粗雑、境界不明瞭なものが多い
  - 扁平上皮癌や甲状腺乳頭癌からの転移では嚢胞性変化が特異的
  - 早期では癌細胞が置き換わり、周囲との音響インピーダンスの差が増大し、健常リンパ節より境界明瞭にみえるものもある
  - 転移末期、リンパ節内で増殖した癌細胞が被膜を破り外部浸潤すると辺縁粗雑、境界不明瞭、境界部高エコー帯などがみられる
  - 高～中分化型扁平上皮癌は中心壊死を起こしやすいが、低～未分化型扁平上皮癌は中心壊死を起こしにくい
  - 化学治療後や放射線治療後のリンパ節は、治療によりリンパ節内の線維化により実質エコー輝度が上昇し、不均一になる
- ■ 原発性腫瘍（悪性リンパ腫）
  悪性リンパ腫では辺縁平滑、境界明瞭なものが多い

④ カラードプラによるリンパ節内血流評価

■ 腫瘍性リンパ節

- リンパ節の中心に血管が描出されないか、または乏しい
- リンパ節内の血管が偏位屈曲し、辺縁部にも血管構造が描出
- 中心壊死をおこし低酸素腫瘍細胞の増加

■ 非腫瘍性リンパ節

- リンパ門部からリンパ節中心部に栄養血管が描出され、リンパ節の長軸に沿って放射状対称に広がり、リンパ節辺縁部には血管を認めない

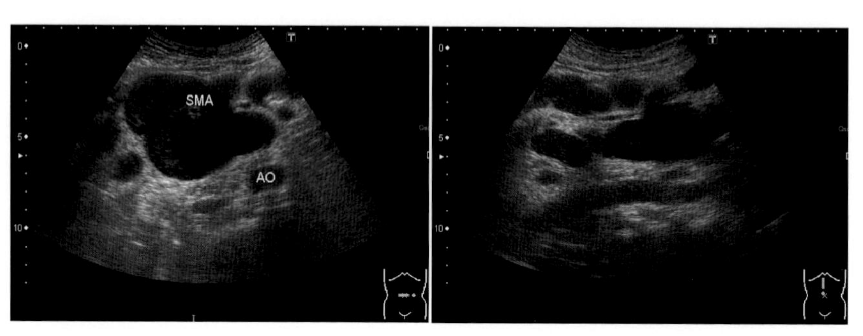

図9 悪性リンパ腫
腹部大動脈－上腸間膜動脈間に比較的大きい類円形の低エコー腫瘤が目につくが、その周辺にも低エコー腫瘤が散在し上腸間膜動脈を挟み込んでいる（サンドイッチサイン）。

【BREAK】

1. L/T 比

厚み（短径 transverse）が7mm（上深頸リンパ節は 10mm）以上で悪性を疑い注視するが、 厚み（短径 transverse）に対する長径（longitudinal）の比を L/T 比とし、2以下（より球形）を悪性として注視する。乳腺の D/W 比とは分子分母が逆であることに注意。

2. 頸部リンパ節の評価

頸部リンパ節はウィルヒョウリンパ節など臨床上重要な点を含む。これらは浅層にあるため超音波での検査が行いやすい。

腫脹は良性、悪性ともに認められるが、形態は異なる。超音波のみでの確定診断は確立されていないが、悪性のリンパ節ほど円形で、L/T比は小さく、辺縁不整、境界不明瞭、分葉状、石灰化、嚢胞性変化を示す傾向にある。しかし悪性でも扁平状を呈すことがあり、これらは原発組織を反映していることに起因する。ときに原発巣の推定も可能であるが、様々な所見と合わせて判断する事が重要である。

CHAPTER 15
検査の参考

検査の参考

1．ラボデータの見方

（1）肝機能関連項目

① GOT（glutamic oxaloacetic transaminase：アスパラギン酸アミノ基転移酵素）

肝細胞の炎症を示す項目でGPTやγ－GTPとともに肝臓の状態を把握するための項目。GOTとは、アミノ酸を作る働きを促す酵素で特に肝臓や心臓、骨格筋に多く存在する。よって肝に障害が生じると肝細胞が破壊され、GOTが血中に逸脱、血清中のGOT酵素活性が上昇する。ASTともいう。

② GPT（glutamic-pyruvic transaminase：アラニンアミノ基転移酵素）

GOTと同じく、肝臓の炎症を示す項目。GOTより肝疾患に対する感度、特異性が高いため肝障害時にはGOTより鋭敏に上昇する。また軽度の肝障害が持続しているときは、GOTが低値でもＧＰＴが上昇する場合がある。また、GOT、GPTともに高値な場合は急性肝炎、GOTがGPTより高値な場合は肝硬変や肝癌の疑いがある。ALTともいう。

③ γ-GTP（γ-glutamyl transpeptidase：ガンマーグルタミルトランスペプチダーゼ）

γ－GTPはアルコールに敏感に反応する酵素で、肝臓や腎臓、膵臓に多く存在する。肝臓や胆道に障害が起きると上昇するが、GOT、GPTが正常でγ－GTPだけが上昇している場合は、アルコール性肝炎である可能性が高い。また、GPTがGOTより高値な場合は慢性肝炎や脂肪肝の疑いがあり、アルコールを飲まないのにGPT、GOTさらにγ－GTPが高値な場合はウィルス性肝炎を疑う。

④ ALP（alkaline phosphatase）

リン酸化合物を分解する酵素で、肝臓や骨、小腸に多く含まれる。主に胆道がうっ滞して、胆汁が流れにくくなった場合に肝臓から分泌される。LAP、γ－GTPと共に胆管酵素と総称されGOT、GPTの上昇に比べて高値な場合は閉塞性黄疸の疑いがある。

⑤ LDH（lactate dehydrogenase：乳酸脱水素酵素）

ほとんどすべての臓器に存在する酵素であるため、高値な場合は肝炎や肝硬変、肝癌等の肝疾患のほか、急性心筋梗塞など心疾患、腎疾患の可能性もある。特に肝臓、心臓に多いので肝障害を疑う場合はGOT、GPTを組み合わせて考える必要がある。5種類のアイソエンザイムパターンが存在するが、肝臓はLD4.5を主成分としているためアイソエンザイム分析が利用される。

⑥ Ch-E（cholinesterase）

肝臓で生成される酵素であるため、肝疾患、特に肝実質障害により活性低下を起こす。ゆえに、び慢性肝疾患を反映する。

⑦ LAP（leucine aminopeptidase ）

細胞質、ミクロソーム、胎盤由来の3種類が存在する。検査法によっても検出される種類が変わるが、肝・胆道疾患に対する特異性が高い酵素である。

⑧ T—BIL（total bilirubin ：総ビリルビン量）

ビリルビンは肝臓で処理され排出されるが、肝臓に障害が起こると血中に増加し、黄疸になる。

⑨ 血小板

肝障害があると脾腫および脾機能亢進により低下する。また、血小板は骨髄で生成されるが、元となる巨核球を増殖させるトロンボポエチンが肝臓で生成されるため、肝障害があると低下するともいわれる。NASH（非アルコール性脂肪肝炎）では、著明な低下をおこす。

（２）膵機能関連項目

アミラーゼ･･･主に膵臓と唾液腺に含まれる酵素であるが､臨床的な膵炎の病態と尿・血中のアミラーゼ酵素とは必ずしも平行しない場合がある。血中アミラーゼは急性膵炎で発症後数時間に上昇し、12～24時間で最高値、その後速やかに下降して正常化する。臨床症状が軽快し、酵素逸脱の減少によりまた症状が悪化し、膵実質崩壊による酵素産生の減少により基準値以下に低下する。持続上昇では、膵嚢胞・慢性膵炎への移行が考えられる。

尿中アミラーゼには、唾液型（S型）と膵型（P型）が存在し、S:Pは4:6（血中は6:4）である。尿中アミラーゼ活性は膵炎発作後 1 週間増加。急性膵炎・慢性再発性膵炎では主にP型が増加する。

（３）脂質代謝関連項目

中性脂肪と総コレステロール等は、脂肪肝と関わりがあると考えられる。高脂血症は中性脂肪とコレステロールが増加した状態。低脂血症は重症肝疾患・甲状腺機能亢進・悪性腫瘍（癌、白血病、リンパ腫）などに合併する。

（４）腎機能関連項目

BUN、クレアチニンは腎の排出機能の低下により血中濃度が上昇する。BUN上昇の腎外因子としては消化管出血・高蛋白食など。低下の腎外因子としては、肝硬変、蛋白制限など。

（５）感染症関連項目

HBs抗原、HCV抗体陽性は肝細胞癌のリスクを高くする。

（6）腫瘍マーカー

項目名	高値を示す病態・癌など	基準値*	備考
AFP	肝細胞癌	10ng/mℓ以下	肝炎・妊娠後期・ヨークサック腫瘍・肝硬変でも高値
BCA225	乳癌、特に再発乳癌	160U/mℓ未満	術後の再発や治療の経過観察に有用
CEA	食道・胃・直腸癌、乳癌・卵巣癌	5.0ng/mℓ以下	良性疾患・ヘビースモーカーでも高値
CA15-3	乳癌、特に進行性乳癌・再発乳癌	27U/mℓ以下	
CA125	卵巣癌	35U/mℓ以下	子宮内膜症や性周期・妊娠によっても上昇
CA19-9	膵臓癌・胆道癌	37U/mℓ以下	
CA72-4	卵巣癌・乳癌・胃癌・大腸癌	6.9U/mℓ以下	卵巣、肝臓、腎臓の良性疾患の陽性率が低く癌に対する特異性高い
DUPAN-2	膵臓癌・胆道癌・肝臓癌	150U/mℓ以下	肝硬変・肝炎での陽性率高い
elastase1	膵臓癌	300ng/dℓ以下	肝臓から分泌される蛋白分解酵素。膵良性疾患でもその病勢に応じて測定値が増減
NCC-ST-439	膵臓癌・胆道癌・大腸癌・乳癌	7.0U/mℓ以下	多種類の腺癌で高値を示す
PAP	前立腺癌	3.0ng/mℓ以下	体内に広く分布するが前立腺で大量に合成
PSA	前立腺癌	4.0ng/mℓ以下	前立腺肥大でも高値を示す。
PIVKA-Ⅱ ビタミンk欠乏性蛋白-Ⅱ	肝細胞癌・肝硬変・慢性肝炎	40mAU/mℓ以下	肝炎、肝硬変でも高値を示す
SCC	各種扁平上皮癌	1.5ng/mℓ以下	腺癌、未分化癌での陽性率低い
SLX シアリルSSEA-1	腺癌	38U/mℓ以下	腺癌で特異性高い
γ-Sm γ-セミノプロテイン	前立腺癌	4.0ng/mℓ以下	前立腺肥大でも高値または上昇を示す

＊ 基準値は測定方法によっても異なる。

2．超音波検査に関連する用語・略語

用語 ・ 略語 ・ 英文名			日本名
AAA		abdominal aortic aneurysm	腹部大動脈瘤
Abd		abdomen	腹部
ACDK		acquired cystic disease　of kidney	多嚢胞性化萎縮腎
acute			急性の
ADM		adenomyomatosis	胆嚢腺筋腫症
ADPDK		autosomal dominant kidney polycystic disease	優性遺伝型嚢胞腎
advanced ca			進行癌
AGML		acute gastric mucosal lesion	急性胃粘膜病変
AH		acute hepatitis	急性肝炎
AH		adenomatous hyperplasia	腺腫様過形成
AML		angiomyolipoma	血管筋脂肪腫
Ao		aorta	大動脈
AoAW		anterior wall of aorta	大動脈前壁
AoPW		posterior wall of aorta	大動脈後壁
A-P shunt		arterio-portal　shunt	動脈門脈短絡
ARPKD		autosomal recessive kidney polycystic disease	劣性遺伝型嚢胞腎
artifact			偽像、虚像
AS		acoustic shadow	音響陰影
Axial			軸方向
BD		bile duct	胆管
	Bi	inferior bile duct	下部胆管
	Bm	middle bile duct	中部胆管
	Bs	superior bile duct	上部胆管
Borr		Borrmann(1～4)	ボールマン分類
BPH		benign prostatic hypertrophy	前立腺肥大
C		cecum	盲腸
Ca		cancer(carcinoma)	癌(腫)
calc		calcification	石灰化
CBD		common bile duct	総胆管
CCC		cholangiocellular carcinoma	胆管細胞癌
CD		cystic duct	胆嚢管
CDI		color Doppler imaging	カラードプラ法
Ce		celiac artery	腹腔動脈
CEC		central echo complex	腎中心部エコー像
CFM		color flow mapping	CDIと同義

用語 ・ 略語 ・ 英文名			日本名
CH		chronic hepatitis	慢性肝炎
CHA		common hepatic artery	総肝動脈
CHD		common hepatic duct	総肝管
CHI		contrast harmonic imaging	コントラストハーモニックイメージ
chronic			慢性の
CIA		common iliac artery	総腸骨動脈
CIS		carcinoma in situ	粘膜上皮内癌
Colon			結腸
	A/C	ascending colon	上行結腸
	D/C	descending colon	下行結腸
	S/C	sigmoid colon	S状結腸
	T/C	transverse colon	横行結腸
coronal			前額断
CWD		continuous wave Doppler	連続波ドプラ
D		duodenum	十二指腸
DR		dynamic range	ダイナミックレンジ
D/W ratio		depth/width ratio	縦/横比
early ca			早期癌
ECJ		esophagocardiac junction	食道胃接合部
EGJ		esophagogastric junction	食道胃接合部
endocrine tumor			内分泌腫瘍
endometrial echo			子宮内膜エコー
Eso		esophagus	食道
	Ce	cervical esophagus	頸部食道
	Ea	abdominal esophagus	腹部食道
	Ei	lower intrathoracic esophagus	胸部下部食道
	Im	middleintrathoracic esophagus	胸部中部食道
	Iu	upper intrathoracic esophagus	胸部上部食道
EUS		endoscopic ultrasonography	超音波内視鏡検査
exocrine tumor			外分泌腫瘍
FFT		fast Fourier transform	高速フーリエ変換
FL		fatty liver	脂肪肝
follicle			卵胞
FR		frame rate	コマ/秒
Gain			利得、増幅度
GB		gallbladder	胆嚢
	Gb	body of gallbladder	胆嚢体部

用語・略語・英文名			日本名
	Gf	fundus of gallbladder	胆嚢底部
	Gn	neck of gallbladder	胆嚢頸部
GDA	gastro duodenal artery		胃十二指腸動脈
GIST	gastrointestinal stromal tumor		消化管間葉系腫瘍
HA	hepatic artery		肝動脈
	LHA	left hepatic artery	左肝動脈
	RHA	right hepatic artery	右肝動脈
Hamartoma			過誤腫
HCC	hepatocellular carcinoma		肝細胞癌
HD	hepatic duct		肝管
hemangioma			血管腫
hue			色相
hump			こぶ
HV	hepatic vein		肝静脈
	LHV	left hepatic vein	左肝静脈
	MHV	middle hepatic vein	中肝静脈
	RHV	right hepatic vein	右肝静脈
ICC	Intraheptic cholangiocarcinoma		肝内胆管癌
IDUS	Intraductal ultrasonography		管腔内超音波検査
IHBD	intrahepatic bile duct		肝内胆管
IMA	inferior mesenteric artery		下腸間膜動脈
IMV	inferior mesenteric vein		下腸間膜静脈
IPMN	intraductal papillary-mucinous neoplasm		膵管内乳頭粘液性腫瘍
IPMTs	intraductal papillary-mucinous tumors		膵管内乳頭粘液性腫瘍
islet cell tumor			膵島細胞腫瘍
IVC	inferior vena cava		下大静脈
IVUS	intravascular ultrasonography		血管内超音波検査
K	kidney		腎臓
	L kid	left kidney	左腎
	R kid	right kidney	右腎
L	Liver		肝臓
LC	liver cirrhosis		肝硬変
leiomyoma			平滑筋腫
leiomyosarcoma			平滑筋肉腫
LGA	left gastric artery		左胃動脈
LGV	left gastric vein		左胃静脈
LN	lymph node		リンパ節

用語・略語・英文名			日本名
L/T ratio		longitudinal/transverse ratio	長径/短径(厚み)比
m		mucosa	粘膜層
malignant lymphoma			悪性リンパ腫
mass			かたまり、腫瘤、質量
MCN		mucinous cystic neoplasm	粘液性嚢胞腫瘍
MCTs		mucinous cystic tumors	粘液性嚢胞腫瘍
MI		mechanical index	機械的指標
mm		muscularis mucosae	粘膜筋板
MMG		mammography	乳腺X線撮影
mp		proper muscle、muscularis propria	固有筋層
NASH		non-alcoholic steatohepatitis	非アルコール性脂肪肝炎
OV		ovary	卵巣
P		pancreas	膵臓
	Pb	pancreas body	膵体部
	Ph	pancreas head	膵頭部
	Pt	pancreas tail	膵尾部
	up	uncinate pancreas	膵鉤状突起
PBC		primary bilialy cirrhosis	原発性胆汁性肝硬変
PD		pancreatic duct	膵管
	APD	accessory pancreatic duct (Santorini's duct)	副膵管
	MPD	main pancreatic duct (Wirsung's duct)	主膵管
PEE		posterior echo enhance	後方エコー増強
PEIT		percutaneous ethanol injection therapy	US下エタノール局注療法
PHA		proper hepatic artery	固有肝動脈
PI		pulsatility index	血管抵抗
PKD		polycystic kidney disease	多発性嚢胞腎(症)
PV		portal vein	門脈
	LPV	left portal vein	門脈左枝
	RPV	right portal vein	門脈右枝
	TP	transverse portion	門脈左枝横行部
	UP	umbilical portion	門脈左枝臍部
P-V shunt		portal-venous shunt	門脈静脈短絡
PWD		pulse wave Doppler	パルスドプラ法
R		rectum	直腸
RA		renal artery	腎動脈
	LRA	left renal artery	左腎動脈

用語　・　略語　・　英文名			日本名
	RRA	right renal artery	右腎動脈
RAS	Rokitansky-Aschoff sinus		ロキタンスキー・アショッフ洞
RCC	renalcell carcinoma		腎細胞癌
rhabdomyoma			横紋筋腫
rhabdomyosarcoma			横紋筋肉腫
RI	resistance index		血管抵抗
RV	renal vein		腎静脈
	LRV	left renal vein	左腎静脈
	RRV	right renal vein	右腎静脈
s	serosa		漿膜
S1	segment 1		左葉内側区、尾状葉
S2	segment 2		左葉外側上区
S3	segment 3		左葉外側下区
S4	segment 4		左葉内側区、方形葉
S5	segment 5		右葉前下区
S6	segment 6		右葉後下区
S7	segment 7		右葉後上区
S8	segment 8		右葉前上区
SA	splenic artery		脾動脈
sagittal			矢状断
sarcoma			肉腫
SCN	serous cystic neoplasm		漿液性嚢胞腫瘍
scirrhous carcinoma			硬（性）癌
seminal vesicle			精嚢腺
serous cystic tumors			漿液性嚢胞腫瘍
SI	spleen index		スプリーンインデックス
sm	submucosa		粘膜下組織
SMA	superior mesenteric artery		上腸間膜動脈
SMT	submucosal tumor		粘膜下腫瘍
SMV	superior mesenteric vein		上腸間膜静脈
SOL	space occupying lesion		占拠性病変
SP	spleen		脾臓
SPT（旧 SCT）	solid-pseudopapillary tumor （旧 solid and cystic tumor）		充実性気乳頭状腫瘍 （旧　嚢胞性膵腫瘍）
squamous ca			扁平上皮癌
ss	subserosa		漿膜下組織
SSS	subclavian steal syndrome		鎖骨下動脈盗血症候群
st	stone		石、結石

用語 ・ 略語 ・ 英文名			日本名
St	stomach		胃
	Sa	stomach antrum	胃前庭部
	Sb	stomach body	胃体部
	Sf	stomach fornix	胃底部(噴門部)
SV	splenic vein		脾静脈
TAE	transecatheter arterial embolization		経カテーテル肝動脈塞栓術
THI	tissue harmonic imaging		組織ハーモニックイメージ
TI	thermal index		熱的指標
	TIB	TI-bone	(深部)骨超音波温熱指標
	TIC	TI-cranio	頭蓋骨超音波音熱指標
	TIS	TI-soft tissue	軟組織超音波音熱指標
TP	transverse portion		門脈左枝横走部
TRUS	transrectal ultrasonography		経直腸的超音波検査法
UB	urinary bladder		膀胱
UP	umbilical portion		門脈左枝臍部
UPJ	ureteropelvic junction		腎盂尿管移行部
ureter			尿管
urethra			尿道
UT	uterus		子宮
	uterus body		子宮体部
	uterus cervix		子宮頸部
	uterus fundus		子宮底部

3．超音波検査に用いられる所見表現用語

名　称	解　説
acoustic shadow	音響陰影。結石やある種の腫瘍などの後方に出現する無エコー域。
anechoic area	無エコー域。エコーが全くみられない領域。
anterior wall echo	前面エコー。腫瘤などの前面からのエコー。
basket pattern	肝細胞癌に特徴的なカラードプラ所見。腫瘤周囲からの動脈が内部に『かご状』に描出される様子。
back echo enhancement	腫瘤等の後方でのエコー増強。
beak sign	鳥のくちばしに似ていることから虫垂や幽門狭窄の超音波像に用いられる。もともとは食道アカラシアや腎動脈造影などX線所見に用いられたもの。
bright　liver	高輝度肝。エコーレベルが上昇して hyperechoic となる。
bright loop pattern	内部が低エコーで腫瘤辺縁に marginal strong echo より厚い高エコー帯を有する所見で幅は一定でないことが多い。

名　称	解　説
	2cm以下の早期肝細胞癌にみられる
bull's eye sign (target sign)	幅広いハローを持ち中心部が比較的円形の高エコーを示す像で、転移性肝癌に多くみられる。内部が液状壊死である場合は無エコーを呈す。(bull's eyeはダーツの的の中心部)
chameleon sign	肝血管腫において体位変換により内部エコーパターンが変化する現象。
central echo complex (CEC)	腎中心部高エコー像。腎中心部の hyperechoic area、腎洞内の動静脈、腎盂腎杯、脂肪組織などにより構成される。
CL pattern	シーエルパターン。肝内エコーレベルの低下により門脈壁エコーレベルが上昇する。　急性肝炎などにみられる。
cluster sign	多数の結節が集まり、ひとかたまりの cluster 結節となった所見、転移性肝癌にみられる。
comet-like echo	コメット様エコー。小結石や微小嚢胞などの反射体により多重反射が生じ、その後方エコーが流れ星のように尾を引く現象。
corona	腫瘤周辺にみられる高エコー帯。乳癌などでは halo と呼ぶ。
cuff sign	膵体部背側から腹部大動脈に向けて腫瘤が浸潤している様子。(ズボンのすそ)
cystic pattern	嚢胞性パターン。内部からのエコーがみられないか極めて弱いエコーしかみられず、しばしば後方エコーの増強を伴い、嚢胞と考えられるパターン。
deep attenuation	深部エコー減衰。脂肪沈着が進むと肝の深い所で、エコー減衰のために暗く描出される度合いの表現方法。
disappearing sign	肝血管腫において腫瘤を圧迫することにより内部エコーパターンが変化する現象。
dromedary hump sign	左腎上外側突出像。脾臓による圧痕があり、それより下方に腫瘤様に突出がみられる(ひとこぶラクダのこぶ)。
echo-free space	エコーが全くみられない領域。
echogenic bile	内部エコーを有する胆嚢。胆汁うっ滞・胆嚢炎・胆砂などでみられる。
fatty boundless sign	脂肪肝のため肝臓と右腎や胆嚢などとの境界が不明瞭となる現象。masking sign。
FF pattern	肝内中央領域エコーレベル上昇、近位遠位領域エコーレベル低下や門脈壁エコーレベルの低下・不明瞭化、実質の粗糙化など。
flag sign	肝表面に凹凸がある時、突出部後方エコーレベルは低下、陥凹部後方エコーレベルは上昇する。旗がなびくように縦縞模様に描出される。肝硬変でみられる
focal fatty change	限局性脂肪沈着。肝内に限局的に脂肪が沈着、高エコー像として描出される。
focal spared area (focal spared region)	限局性低脂肪化域。脂肪肝で限局性低エコー領域が腫瘤様に描出される。
halo	肝臓腫瘍辺縁にみられる低エコー帯で ring sign とも呼ばれる。乳腺領域では腫瘤境界部にみられる高エコー帯。

名　称	解　説
hepato-renal contrast	肝腎コントラスト。肝臓・腎臓皮質エコーレベルの比較、正常肝では肝・腎皮質のエコーレベルの差はほとんどみられないが、脂肪肝では肝実質のエコーレベルが上昇するため、コントラストが認められる
hump sign	肝表面に限局性の突出、腫瘤の存在を意味する。肝細胞癌でみられる。
hyper (high) echoic area	高エコー域。周辺部より高いエコーレベルを示す領域。
hypo (low) echoic area	低エコー域。周辺部より低いエコーレベルを示す領域。
internal echo	内部エコー。腫瘤などの内部のエコーパターン。
irregular fatty infiltration of liver	まだら脂肪肝など脂肪沈着の分布や量の差により、肝実質エコーが高エコーと低エコーのまだらにみえる。
keyboard sign	拡張した小腸内の kerckring 襞が鍵盤状に似た像を呈する。腸閉塞でみられる。
lateral shadow	外側陰影。腫瘤側面より後方へ延びる音響陰影。
lateral wall echo	側面(方)エコー。腫瘤などの左右側面からのエコー。
marginal strong echo (hyperechoic rim)	海綿状血管腫でみられる環状高エコーで辺縁高エコー帯とも呼ばれる。
masking sign	脂肪肝のため肝臓と右腎や胆嚢などとの境界が不明瞭となる現象。fatty boundless sign。
mesh pattern	肝実質は粗糙で小さな小結節がび慢性に存在し、network pattern ほど明瞭でない網目状の構造を呈する。B型肝硬変でみられる。
Mickey Mouse sign	肝門部横断走査にて門脈本幹右よりを胆管、左よりを固有肝動脈が走行するため。門脈（顔）肝外胆管（右耳）肝動脈（左耳）の構成で Mickey Mouse の顔に似ていることで呼ばれている。
mixed pattern	混合パターン。腫瘤内部にエコーが認められる部分と、そうでない嚢胞性パターンが混在するもの。
mosaic pattern	腫瘍結節内に低エコーからなる隔壁構造がみられ、tumor in tumor を呈す。肝細胞癌にみられる。
multiple concentric ring sign	腸管が隣接する腸管に陥入し幾層にも重なり層状構造を呈す。短軸像で多数のリング状に描出されることにより呼ばれる。target sign とも呼ばれる。
network pattern	肝内門脈枝内に日本住血吸虫卵が石灰化しそれらを取り込む線維化、肝組織の脱落した部位の結合組織の増殖により、肝内が多数の網目状あるいは亀甲状の高エコー帯に描出される。
normal spared region	脂肪肝でみられる限局性低脂肪領域。spare は取り残しの意味。
nutcracker phenomenon	心窩部横走査で左腎静脈が腹部大動脈と上腸間膜動脈との間に挟まれて拡張する現象。腎静脈圧が上昇して血尿の原因となることがある。
parallel channel sign	肝内門脈枝と拡張した肝内胆管が平行してみえる所見。閉塞性黄疸症にみられる。

名　称	解　説
penetrating duct sign	膵管穿通徴候。膵腫瘤の内部を主膵管が貫通している状態。炎症性腫瘤を示唆する。
playboy bunny figure	肋骨弓下走査で中肝静脈と左肝静脈が拡張した像が playboy bunny に似ていることから呼ばれる。うっ血肝でみられる。
posterior echo enhancement	腫瘤等の後方でのエコー増強。
posterior wall echo	後面エコー。腫瘤などの後面からのエコー。
pseudo-kidney sign	消化管壁の全周性で高度な肥厚とその内容物などによって作られる像で、腎臓に似たエコー像を呈する。　進行性大腸癌や進行性胃癌にみられる。
pseudo-tumor sign	脂肪肝でみられる限局性低脂肪領域。
rolling stone sign	小さな結石が体位変換によって移動が認められる所見。
sandwich sign	腫大したリンパ節により周囲の血管を取り包んだ状態。悪性リンパ腫でみられる。
seven－eleven rule	肝外胆管７ｍｍ以下を正常、11ｍｍ以上を拡張とする。
shell sign	シェルサイン。胆石充満や陶器様胆嚢などで内腔が描出されないとき、貝殻（shell）に似た強いエコーが胆嚢窩に一致して描出される。
shotgun sign	肝外胆管の拡張を示すサイン。門脈とその腹側を走行する肝外胆管が、二連銃の様にみえる。閉塞性黄疸症、総胆管結石、胆摘後にみられる。
solid pattern	充実性パターン。腫瘤などの内部全域にエコーがみられるパターン。
sonolucent layer	胆嚢の炎症が高度な場合胆嚢壁が高・低・高の 3 層構造で描出される。（現 hypoechoic　zone）
spoke-wheel pattern	車軸状パターン。腫瘤中心部から放射状に広がる血流像。肝限局性結節性過形成（FNH）にみられる。
target sign	multiple concentric ring sign を参照
too many tubes sign	肝内の拡張した肝内胆管像。高度な閉塞性黄疸のときみられる。
triangle sign	胆嚢壁の一部が三角形状又は半月状に突出している状態。胆嚢体部の胆嚢腺筋腫症にみられる。
umbilication	肝辺縁にある転移性腫瘍内部が壊死することにより、臍状に陥凹しているように描出される所見。
vascular blurring	肝の脂肪沈着が進むと内部の脈管壁の不明瞭化を認める。脈管の不明瞭化現象。
wax and wane sign	肝血管腫において経時的に内部エコーパターンが変化する現象。
wheels within wheels	肝膿瘍などで腫瘤の中心部が高エコー（壊死組織）、その周りが低エコー（単・多核球浸潤）さらに外側が繊維化して、三層構造がみられる。
逆肝腎コントラスト	腎皮質エコーレベルが肝エコーレベルより上昇している。慢性腎不全やアミロイド腎などにみられる。

参考図書

- 胃癌研究会：胃癌取り扱い規約．金原出版，1995.5.10
- 市川平三郎、松江寛人：最新胃Ｘ線検査技術．金原出版，2000.3.6
- 藤森聞一、伊藤真次、永井寅男、宮崎栄策、望月政司：生理学．南山堂，1974.7.10
- 今西嘉男：臨床解剖学．金芳堂，1988.6.10
- 森秀明：スタンダード腹部超音波．診断と治療社，1997.11.10
- 辻本文雄：腹部超音波ハンドブック．ベクトル・コア，1994.12.24
- 辻本文雄:Atlas Series 腹部超音波テキスト上・下腹部　改定版．ベクトル・コア，1992.6.13
- 伊藤武雄、高坂登：ポケット超音波アトラス病態画像編．秀潤社，1989.5.25
- 南里和秀：コンパクト超音波シリーズ腹部アトラス症例編．ベクトル・コア，1995.3.10
- 和賀井敏夫、関根智紀：腹部アトラス（基本編）．ベクトル・コア，1996.7.10
- 日野原重明：解剖学・生理学．医学書院，1980.2.1
- 日本医師会：腹部超音波のＡＢＣ，1987.6.20
- 蜂屋順一、板井悠二：超音波診断とＣＴ画像．秀潤社，1993.7.20
- 久直史、大熊潔、陣崎雅弘：腹部超音波診断テキスト．秀潤社，1994.9.20
- 朝井均、坂口正剛：改訂第４版Ｑ＆Ａ腹部の超音波診断．日本医事新報社，1997.1.10
- 内野治人：病態生理よりみた内科学．金芳堂，1981.11.20
- Medical Practice 編集委員会：臨床検査ガイド．文光堂，1991.7.17
- 甲子乃人：コンパクト超音波シリーズ Vol6 超音波の基礎と装置．ベクトル・コア，1994.9.9
- 日本電子機械工業会：改訂医用超音波機器ハンドブック．コロナ社，1997.1.20
- 八木晋一、遠藤信行、平田經雄、伊藤紘一：超音波医学 TEXT 基礎超音波医学．医師薬出版株式会社，1998.4.30
- 宮本幸夫、古幡博：臨床画像 11 月増刊号．メジカルビュー社,2003.11.1
- 佐久間浩、桑島章：よくわかる超音波検査入門講座．株式会社永井書店，2006.8.20
- 竹原靖明：US スクリーニング．株式会社医学書院，2008.3.1

索引

す

せ

そ

た

U

W

Z

編　著

菅　　和雄（中央医療技術専門学校）

執　筆

関口　隆三（東邦大学医療センター大橋病院放射線科教授）

桐山　昌孝（セコメディック病院診療技術部臨床検査科技師長）
小原　和史（横須賀市立うわまち病院放射線科）

安納　博之（公益財団法人武蔵野健康づくり事業団）
石井　愛子（三楽病院）
今尾　　仁（中央医療技術専門学校）
佐々木真理子（成春会花輪クリニック）
渋井　靖代（生光会健康管理センター）
鈴木　雅裕（国立がん研究センター中央病院）
林　　弘明（エムテイビー株式会社）
藤井　雅代（東京臨海病院）

協　力

岡村　薫／奥平　一郎／金子　哲也／小林　啓作／田村　一示
竹下千賀子／辻野 幸代／中井 優子／西山 佳子／平畑 忍

超音波画像研究会　http://us-image.kenkyuukai.jp/

新版　わかる　音響の基礎と腹部エコーの実技　価格はカバーに表示してあります

2002年　3月10日　初版 第1刷 発行
2008年 10月 20日　新版 第1刷 発行
2015年　3月 25日　新版 第3刷 発行
2015年 12月 25日　新版 第4刷 発行

編　著　菅（すが）　和雄（かずお）©
発行人　古屋敷　信一
発行所　株式会社 医療科学社
〒113-0033　東京都文京区本郷 3 - 11 - 9
TEL 03(3818)9821　FAX 03(3818)9371

ISBN978-4-86003-474-0　（乱丁・落丁はお取り替えいたします）

2015年5月出版元の東洋書店廃業により、2015年12月より刊行の上記書籍は医療科学社が発行元となります。